现代影像学诊断技术与临床应用

朱光宇　主编

中国纺织出版社有限公司

图书在版编目（CIP）数据

现代影像学诊断技术与临床应用 / 朱光宇主编. --
北京：中国纺织出版社有限公司, 2022.11
ISBN 978-7-5180-9963-4

Ⅰ.①现…　Ⅱ.①朱…　Ⅲ.①影像诊断　Ⅳ.
①R445

中国版本图书馆CIP数据核字（2022）第195280号

责任编辑：樊雅莉　高文雅　责任校对：高　涵　责任印制：王艳丽

中国纺织出版社有限公司出版发行
地址：北京市朝阳区百子湾东里A407号楼　邮政编码：100124
销售电话：010—67004422　传真：010—87155801
http://www.c-textilep.com
中国纺织出版社天猫旗舰店
官方微博 http://weibo.com/2119887771
三河市宏盛印务有限公司印刷　各地新华书店经销
2022年11月第1版第1次印刷
开本：787×1092　1/16　印张：14
字数：305千字　定价：88.00元

编　委　会

前　言

　　医学影像学在临床上应用非常广泛，为疾病的认识提供了科学和直观的依据，能更好地配合临床疾病的诊断、治疗、疗效评估、分期等方面，为最终确诊疾病起到不可替代的作用。随着医学影像学新技术、新设备、新治疗方法的不断涌现，影像诊断已从单一依靠形态变化进行诊断发展为集形态、功能、代谢改变为一体的综合诊断体系，是现代医学临床工作不可缺少的助手。

　　本书共分五篇，首先介绍了影像学基础知识，然后重点介绍了目前医学影像学常用的各种检查和诊疗技术，包括 X 线、CT、MRI 及超声的临床诊断，系统介绍了各部位常见疾病的影像学检查方法、影像学表现、诊断与鉴别诊断等内容。全书选材新颖，内容简明，图文并茂，易于掌握，查阅方便，可供临床工作及教学参考。

　　在编写过程中，由于作者较多，写作方式和文笔风格不一，再加上时间有限，难免存在疏漏和不足之处，望广大读者予以批评、指正，以便再版时修正。

编　者
2022 年 9 月

目　录

第三篇　CT 临床诊断

第四篇　MRI 临床诊断

第五篇　超声临床诊断

第一篇

影像学基础知识

第一章

X 线成像基础知识

第一节 X 线基础知识

一、X 线的发现与产生

（一）X 线的发现

1895 年 11 月 8 日，德国物理学家威廉·康拉德·伦琴在研究阴极射线管气体放电现象时，发现了一种人眼看不见，但能穿透物体的射线，即 X 线，后人为纪念伦琴的这一发现，把 X 线称为伦琴射线。

（二）X 线的产生

X 线产生的必备条件有三个，即电子源、高速电子的产生和电子的骤然减速。

1. 电子源

X 线管阴极的灯丝通过电流加热，释放电子，这些电子在灯丝周围形成空间电荷，即为电子源。

2. 高速电子的产生

在 X 线管的阴、阳极间加以高电压，X 线管保持高度真空，使灯丝发射的电子以高速冲击阳极。

3. 电子的骤然减速

电子的骤然减速是 X 线管阳极靶面阻止的结果。阳极的作用：阻止高速电子，形成高压电路的网路。

二、X 线能谱

X 线的产生是高速电子和阳极靶物质的原子相互作用的过程中能量转换的结果。X 线的产生是利用了靶物质的三个特性，即核电场、轨道电子结合能和原子存在于最低能级的需要。诊断用的 X 线能谱有连续放射和特征放射。

（一）连续放射

连续放射又称轫致放射，是高速电子与靶物质原子核相互作用的结果。连续放射产生的X 线是一束波长不等的混合能谱射线，其 X 线光子的能量取决于电子接近核的情况、电子的能量和核电荷。

如果一个电子与原子核相撞，其全部动能丢失转换为 X 线光子，其最短波长（λmin）为：

$$\lambda min = hc/kVp = 1.24/kVp \ (nm)$$

可见，管电压越高，产生的 X 线波长越短。

（二）特征放射

特征放射又称标识放射，是高速电子击脱靶物质原子的内层轨道电子而产生的一种放射方式。

当 K 层电子被击脱时，K 层电子的空缺将由外层电子跃迁补充，外层电子能级高，内层能级低。高能级向低能级跃迁，多余的能量作为 X 线光子释放出来，产生 K 系特征放射。若是发生在 L 层，称 L 系特征放射。

特征放射的 X 线光子能量与冲击靶物质的电子能量无关，只服从于靶物质的原子特性。同种靶物质的 K 系特征放射波长为一定数值。管电压在 70 kVp 以上，钨靶才能产生特征 X 线。特征 X 线是叠加在连续 X 线谱内的。

三、X 线的基本特征

（一）穿透性

X 线具有很强的穿透力，能穿透一般可见光不能穿透的各种不同密度的物质。X 线的穿透力与 X 线管电压密切相关，电压越高，所产生的 X 线波长越短，穿透力也越强；反之，电压低，所产生的 X 线波长越长，其穿透力也弱。X 线的穿透力还与被照体的密度和厚度有关。X 线的穿透性是 X 线成像的基础。

（二）荧光效应

X 线作用于荧光物质，使波长短的 X 线转换成波长较长、肉眼可见的荧光，即荧光效应。荧光效应是进行透视检查的基础。

（三）感光效应

X 线能使涂有溴化银等感光物质的胶片感光，形成潜影，经显影、定影处理，产生了影像，即感光效应。感光效应是 X 线胶片成像的基础。

（四）电离效应

X 线进入人体，产生细胞电离作用，即电离效应。电离效应引起生物学方面的改变，即生物效应。电离效应和生物效应是放射防护学和放射治疗学的基础。

四、X 线的主要效应

X 线与物质相互作用的过程中，产生光电效应、康普顿效应、相干散射、电子对效应、光核反应等。

（一）光电效应

光电效应是 X 线与物质相互作用的主要形式之一，因光子击脱原子的内层轨道电子而产生。光电效应产生的概率受三个因素影响。

（1）光子必须有克服电子结合能的足够能量。

（2）光子能量与电子结合能必须接近相等才容易产生光电效应。

（3）轨道电子结合得越紧，越容易产生光电效应。

在诊断 X 线范围内，光电效应产生的概率为 70%。

光电效应在 X 线摄影中的意义：①不产生有效散射，对胶片不产生灰雾；②可增加 X 线对比度；③光子能量全部被吸收，患者接受的剂量相对较多。

（二）康普顿效应（或称散射效应）

康普顿效应是 X 线与物质相互作用的另一个主要形式。当一个光子击脱原子外层轨道电子时，入射光子就会偏转，以新的方向散射出去，光子能量的一部分作为反跳电子的动能，而绝大部分能量作为光子散射。在诊断 X 线范围内，康普顿效应产生的概率为 25%。

（三）相干散射（或称不变散射）

在诊断 X 线范围内，产生的概率最多为 5%。

（四）电子对效应

在原子核场或原子的电子场中，一个入射光子突然消失而转化为一对正、负电子，这就是电子对效应。要求入射光子能量要大于 1.02 MeV。在诊断 X 线范围内不发生。

（五）光核反应

光核反应在 X 线光能量为 17.5 MeV 以上时发生，它使原子核分裂，释放出能量。在诊断 X 线范围内不发生。

（朱光宇）

第二节　普通 X 线机基本结构

一、概述

X 线机的基本组成：X 线管、高压发生器及控制台等辅助装备。

X 线管是 X 线机的重要部件之一，其作用是将电能转化为 X 线。诊断用 X 线管经历了从最早的电子射线管、静止阳极 X 线管到旋转阳极 X 线管及特殊 X 线管等的技术发展过程。目前，X 线机应用较多的是旋转阳极 X 线管，CT 和 DSA 机应用较多的是特殊 X 线管。

高压发生器也是 X 线机的重要部件之一，其主要作用是为 X 线管两端提供高压，为 X 线管灯丝提供加热电流。高压发生器主要由高压变压器、灯丝变压器、高压整流器等构成。X 线机最初使用的高压发生器为工频高压发生器，随着电子技术的发展，目前工频高压发生器基本被中频或高频高压发生器取代。

除了 X 线管、高压发生器等关键部件外，X 线机还需要其他辅助装置协调工作，才能产生 X 线，用于临床成像和诊断。对于诊断用 X 线机，辅助装置包括 X 线管支持装置、遮线器、滤线器、滤过板、检查床、控制台等。

二、普通摄影 X 线机

普通摄影 X 线机的基本组成：X 线管、高压发生器、摄影控制台、摄影床、立式摄影架、滤线栅、遮线器等。

X线管的作用是发射X线。

高压发生器在X线管两端输送直流高压，为灯丝提供加热电流；控制台控制管电压、管电流和曝光时间。

三、普通X线透视

X线透视是利用人体各部分组织对X线的透过与吸收不同，在荧光屏或监视器上形成影像，以诊断体内器官和组织是否正常的一种临床检查方法。

早期X线透视的荧光屏物质多为硫化锌镉类，这类设备在荧光屏上产生的荧光影像亮度很弱，医生必须在暗室条件下观察。目前，透视用X线机均配备影像增强电视链系统，影像亮度及质量有了很大的提高，使透视检查由暗室操作变为明室操作，提高了诊断率，降低了X线剂量。专用于透视的X线机有淘汰趋势，一般都是透视和消化道摄影兼用。

根据临床诊断的需要，透视胃肠兼用X线透视机要求可在明室条件下进行透视，X线剂量小，影像清晰；影像亮度自动调整；控制操作灵活方便；带有自动遮线器及透视摄影限时器；可适时摄影等。

四、床旁移动式X线机与便携式X线机

床旁移动式X线机分为移动C形臂X线机和移动拍片机两类。移动C形臂X线机的发生器和控制部分集于一体，安装在可移动的车架上，X线管支架采用C形臂，能从各方位接近患者。在急诊室、手术室、骨科、心内科的透视诊断中得到广泛应用。移动拍片机高压发生器和控制装置集于一体，X线管安装于可在一定范围活动的立柱或横臂上，主要应用于床旁诊断。

移动C形臂X线机应用于外科临床，具有移动方便、体积小、X线谱宽、灵敏度高、输出量大等特点。其工作原理与影像增强器电视系统是一致的，只是其高压发生器输出功率与体积相对较小。

移动拍片机主要应用于床旁拍片，具有电源电压适应性好的特点，有些移动拍片机还自带蓄电池或电容，从而摆脱了对病房电源的依赖。

便携式X线机在20世纪90年代前较多应用于体检中，90年代后基本淘汰。

（一）移动C形臂X线机

移动C形臂X线机高压发生器多采用中频变压器、组合机头方式，其体积小，重量轻，在需要将机头置于手术台下或肢体之间时方便灵活。除具有透视功能外，还具有摄片功能，但其输出功率较小，一般在90 kV、40 mA以下。

C形臂的两端分别安装X线管和影像增强器组件，由于两者是通过C形臂圆心对置的，故C形臂处于任何状态，X线中心线都正对增强器的中心。

C形臂由安装在台车上的支架支持。支架可以携带C形臂做升降、前后移动、左右摆动和沿人体长轴向倾斜等动作，并能在支架支撑下绕患者长轴转动，各动作都有开闭锁功能。

（二）移动拍片机

移动拍片机系统对电源质量要求不高，一般采用电容充放电方式和逆变方式。曝光参数

控制与普通 X 线机相近。通常可达到高压 125 kV，功率 10～30 kW。

为适应流动性，系统安置在移动座车上。座车上设有立柱及横臂以支持 X 线管组件，工作时能在患者固定的情况下适应各种部位和位置的摄影需要，其功能也接近落地式。座车不仅要支持这些部件的较大重量，而且要活动灵活。

五、牙科 X 线机

牙科 X 线机是临床口腔科使用的专门 X 线设备，包括口腔牙齿 X 线机和口腔曲面全景 X 线机两类。

（一）口腔牙齿 X 线机

口腔牙齿 X 线机是把专门制作的牙片放入口腔中，使 X 线从面部射入口中，经牙龈及牙槽骨等组织到达牙片进行摄影的方法。这种机器输出功率小，常用组合机头方式，口腔牙齿 X 线机所用照射野范围很小，采用指向性强的遮线筒，直接对准受检部位。在患者体位固定后，仅移动机头就可对任意牙齿进行合理方向的投照。

口腔牙齿 X 线机的容量小，控制台很简单。管电压调节范围在 50～70 kV，管电流在 10～15 mA。使用范围固定，所用条件分为门齿、犬齿和臼齿，有的机器直接以这三种用途设钮选用条件；有的机器千伏值和毫安值都是固定的，不同牙齿的摄影只用时间调节。

（二）口腔曲面全景 X 线机

口腔曲面全景 X 线摄影是把呈曲面分布的颌部展开排列在一张 X 线片上的摄影方法。口腔曲面全景 X 线机是口腔曲面全景 X 线摄影专用设备。

1. 结构

口腔曲面全景 X 线机架由立柱、升降滑架、转动横臂等组成。

（1）立柱：支持全部组件上下移动和转动，以适应不同高度的患者。柱内有平衡砣，调节上述组件的平衡。也有电动升降式的，但活动范围较小。

（2）升降滑架：调节升降，其上装有转动系统和患者定位系统。转动横臂及其驱动装置都由滑架支持。

（3）转动横臂：转动横臂的一端支持 X 线管组合机头，窗口设缝隙遮线器，转动横臂的另一端安装胶片盒支架，片盒呈弧形，在片盒的前方有狭缝挡板。在横臂转动中，挡板缝隙始终与 X 线输出窗的缝隙遮线器形成的片状 X 线束相对应。片盒除在转动横臂携带下公转外，还有自转动作，其角速度与转动横臂的角速度相等。有的暗盒是平板形，它在曝光过程中按一定速度从曝光缝隙后方经过。其速度等于 X 线束扫过体层面的速度。

转动部分的结构决定了横臂转动时的轴位方式，口腔曲面全景 X 线机装置的改进也主要在横臂转动部分的结构方面。

2. 原理

O_1、O_2 为两个等圆，它们以相反方向等角速度转动。X 线以贯穿 O_1、O_2 方向辐射，则 O_1 圆上的 A 点在 O_2 圆上有投影点 B。虽然 X 线是锥形辐射，两点在一定范围内仍能保持同步运动，这样在该范围内 A 点在 O_2 圆上就有固定的投影点。而与 A 在同一直径上的其他点随着转动，其投影与 A 点不能保持同步，在 O_2 圆上也就没有固定的投影点。推广之，在两个圆同步转动中 O_1 圆上的每一个点，在一定范围内都会在 O_2 圆上有固定的投影点，即只有当该点移动到 A 点附近时，才会在 O_2 圆上有清晰的投影点。

这样，假设颌部基本呈半圆形，并置于 O_1 圆位置，把胶片弯曲成半圆形，置于 O_2 位置，X 线管固定不动，按箭头方向同步转动患者和胶片，就能在照片上得到颌部的展开像。在胶片与颌部之间设置铅板狭缝，使胶片只在转过狭缝期间曝光，与胶片同步转过狭缝的部位被投影，狭缝一般宽 6 ~ 10 mm。

3. 机器类型

（1）单轴转动方式：X 线管和胶片转动，使患者固定不动。患者颌部定位在 O_1 圆位置，X 线管和 X 线片支架固定在横臂两端，以对应于 O_2 的位置为轴心一起转动。在此同时，X 线胶片以相同角速度、相同时针向自转。这样构成了胶片颌部各部位的局部相对静止关系。

（2）三轴转动方式：下颌骨的曲度与正圆相去甚远。用上述设备拍摄的照片颌骨各部放大量不一致，有的部分还可能偏离体层清晰带范围，另外，投影方向不能处处与穿过部分平面垂直，有些部分可能变形较大，为此又发展了三轴转动方式，它的体层清晰带形状接近颌骨形状，投影变形失真概率较小。

（3）连续可变轴方式：三轴转动方式可以部分解决颌骨形状与圆不符的问题，但仍不能模仿颌骨的实际形状。现在又发展了连续可变轴转动方式，它的体层清晰带做得与人体颌部牙列的弧线一致，可以较少产生变形。

近年来，随着数字化 X 线机的发展，CR 和线扫描型数字 X 线机在口腔科中的应用也越来越广。

六、乳腺 X 线机

因乳腺是由腺体、间质组织、脂肪、血管、皮肤等 X 线吸收系数相近的组织构成，为显示出乳腺疾病，必须使用对软组织有高对比的专用 X 线设备摄影，即乳腺 X 线机，其主要结构如下所述。

1. X 线管靶面

传统乳腺 X 线机阳极靶面采用钼靶，DR 乳腺机 X 线管阳极靶面多采用双靶，即钼靶、钨靶。

2. 滤过材料

乳腺机的滤过板有钼、铑、铝三种不同的材质。根据不同的乳腺类型选取，更换方式有手动和自动两种。

靶和滤过板的不同组合，会使 X 线光谱发生变化，同时也会对像质和辐射产生很大影响，必须按照乳腺密度和厚度进行适当选择。

3. 探测器

数字乳腺机多为非晶硒平板探测器。

4. 加压装置

有至少四种类型的压迫板可供选择，如半圆形、长方形、正方形等。有压力表显示，可以自动或手动压迫。

七、专用 X 线成像附属装置

X 线机除了高压发生器、探测器等关键部件外，还需要其他装置才能使整个系统配合协调工作，实现最佳成像和临床诊断效果。传统诊断X线机的装置包括X线管支持装置、遮线器、滤线器、滤过板、点片装置、断层摄影装置、床台、机械部件等。数字化X线机的辅助装置还需有读片机、显示器、相关软件、操作控制系统、操作台等。除了核心控制系统及相关软件以外，这些装置有时还被称为X线机辅助装置。

（一）自动曝光控制系统

X线管电压、管电流和曝光时间是操作人员可以设置的重要曝光参数。自动曝光控制系统是在X线通过被照物体后，以达到胶片上所需的感光剂量（即胶片密度）来决定曝光时间，即胶片感光剂量满足后，自动终止曝光。所以，自动曝光控制系统实际上是一种间接的限时装置，即以X线的感光效果来控制曝光时间，所以也称为mAs限时器。

传统的自动曝光控制（AEC）有两种，即以荧光效应控制的光电管自动曝光和以X线对空气的电离室效应为基础的电离室自动曝光。它们的共同特点是：采用对X线敏感的检测器，把X线剂量转换成电流或电压，时间积分后的电压正比于所接受的X线剂量。当把积分电压与一个正比于图像密度的设定电压进行比较后，由一个门限检测器给出剂量到达设定值的曝光终止信号，以切断高压，就形成了自动曝光控制。

1. 光电管自动曝光控制系统

由影像增强器输出屏发出的可见光经分光采样送至光电倍增管，它的输出信号经放大后变为控制信号。这种控制信号正比于光电倍增管所接受的光强度，因而信号也正比于影像增强器所接收的X线剂量率。当它达到某一定值时，便由门限检测器给出曝光结束信号，切断高压，就形成了自动剂量控制。

2. 电离室自动曝光控制系统

电离室自动曝光控制系统利用的是电离室内气体电离的物理效应，使X线胶片在达到理想密度切断曝光。它比光电管自动光系统的应用范围广泛，在各种诊断X线机的摄影中几乎都可采用。

电离室的结构包括两个金属平行极，中间为气体。在两极间加上直流高压，空气作为绝缘介质不导电。当X线照射时，气体被X线电离成正负离子，在强电场作用下形成电离电流。利用这一物理特性，将电离室置于人体与检测器之间。在X线照射时，穿过人体的那部分X线将使电离室产生电离电流，此电流作为信号输入到控制系统。电离室输出的电流正比于所接受的X线剂量率，经过多级放大后，在积分器内进行时间积分。这种积分后的电压正比于电离室接受的X线剂量率与时间的乘积，积分电压经放大后送到门限检测器。当积分电压到达预设的门限时，X线剂量达到设定值，输出信号触动触发器，送出曝光结束信号，立即切断高压。

3. DR自动曝光控制

DR数字化成像时，由于其自身就是由无数个探测器所组成，因此完全可以利用自身探测器来进行曝光。工程上，往往在布满平面的探测器中选用具有代表位置的探测器进行加权平均从而进行自动调整。

（二）遮线器

遮线器是一种安装于X线管组件管套输出窗前方的机电型光学装置，利用可调空隙的铅板，遮去由窗口射出的不必要的原发射线，从而控制了射线束的大小，以便在能够满足X

线成像和诊断的前提下，尽量减小投照范围，避免不必要的剂量；并能吸收一些散乱射线，提高影像清晰度。此外，它还能指示投照中心和照射野的大小。

遮线器是X线摄影和防护上不可缺少的一种辅助设备，包括简易遮线器和活动遮线器。

1. 简易遮线器

简易遮线器有遮线板式遮线器和遮线筒式遮线器两种。遮线板式遮线器是在X线管套窗口附加安装一块开有一定大小的方形或圆形孔的铅板，铅板的开孔以X线中心线为对称中心。当进行投照时，在一定距离上即可得到与孔的大小相对应的照射野。一般一台X线机配有多块不同孔径的遮线板，并在上面标明相应距离的照射野大小，以供选择使用。遮线筒式遮线器的外形为一圆锥状金属筒，有的还衬有薄铅皮以增加遮线防护的效果。投照时，它主要是靠筒壁对X线的阻挡吸收来限制照射野的，因此照射野的大小可由遮线筒的长度和直径来决定。其照射野一般为圆形。

2. 活动遮线器

在功能上，活动遮线器可连续调节照射野的大小，满足任意距离上各种尺寸胶片的遮线要求，为现代X线机普遍采用。在结构上，早期的活动遮线器由两对能独立启闭的铅叶分两层相互垂直排列而成，每对铅页的活动是以X线中心线为对称中心，两对铅叶各自开闭，分别控制了照射野的长度和宽度，达到灵活调整照射野大小和形状的目的。为了进一步提高遮线效果，遮线器内部的结构从一组"#"形铅叶增加到两组，同一方位的上下两对铅叶能同步活动，但它们的活动幅度不同，其目的是使两对铅叶各自形成的照射野能始终保持一致。此外，在两组铅叶之间加有方筒，用以吸收遮线器内产生的散乱射线；在遮线器上还装有吸收软射线的滤过板，并根据需要可更换不同厚度的滤过板。

根据遮线器铅叶开闭的驱动方式，又可分为下列三种。

（1）手动遮线器：手动遮线器多用于摄影中。这种遮线器铅叶的开闭是通过手工调节来实现的。其内部结构除前述内容之外，尚设有照射野指示系统。采用指示灯泡模拟X线管的焦点，以可见光来代替X线，经由反射镜的反射，照射到床面上。反射后的可见光光路与X线穿透反射镜后的光路是一致的，因此它能够预先指示照射野的大小。多用于上球管摄影。

（2）电动遮线器：电动遮线器多用于透视检查中，便于远距离控制，是遥控透视机和胃肠机必不可少的组件。电动遮线器铅叶的开闭一般是由微型直流电机驱动的，适当控制直流电机的正转、反转及运转时间，可将照射野调整到所需要的尺寸。电动遮线器照射野的调节既有在遮线器上进行的，也有在床边的操作台上进行控制的，后者除了可做连续调节外，尚有各种固定大小的照射野选择按钮，按下这些选择按钮，电机即带动铅叶运动至所选的照射野后固定下来，以满足特定要求的摄影。电机的运转在铅叶关闭和最大张开位置设有限位开关，自动限位保护。

专用于透视的电动遮线器，尤其是在配用影像增强器的透视检查装置中，因需要随时调整照射野的大小，因此不需要照射野预示和灯光指示。由于影像增强器的输入屏为圆形，所以电动遮线器的照射野也应为圆形，遮线铅叶的结构一般采用叶瓣式，它在电机操纵下使照射野的直径可做连续变化。

（3）全自动遮线器：全自动遮线器与电动遮线器在结构上差异不大，不同的是全自动遮线器内部设有铅叶的状态检测装置。在功能上随着焦点到屏幕距离（焦—屏距）的改变，全自动遮线器具有自动保持其照射野大小的能力，多用于透视中。

（三）滤线器

X线照射于人体后，一部分射线在穿越人体的过程中会产生散射线，由于散射线的辐射方向是杂乱无章的，当它作用于X线胶片时，影响X线影像清晰度，因此必须予以清除。清除散射线的装置称为滤线器。

1. 滤线栅

滤线器的主要组成部分是滤线栅，它一般是用薄铅条与易透X线的填充物，发木条、塑料、纸片等交替排列起来，黏合成平面或圆弧状的结构。根据铅条的排列方式，滤线栅又分以下三种。

（1）平行式滤线栅：铅条平面都是互相平行排列的，这种滤线栅离辐射中心一定角度之外的原发X线也被滤线栅所吸收。因此平行式滤线栅在使用时要求有一定的焦—屏距，并使用小尺寸的胶片。

（2）聚焦式滤线栅：为了克服平行式滤线栅的缺陷而设计的。其铅条排列按一定规律倾斜，且都会聚到一条聚焦线上，只要X线管的焦点处于此聚焦线上，或在允许的一定调节范围之内，原发X线都能顺利通过滤线栅，而散射线却被大部分滤去。这种滤线栅要求X线管只能沿着铅条本身水平方向倾斜，而不能沿铅条长度的垂直方向倾斜，射线的中心线必须与滤线栅中心对准。

（3）"#"式滤线栅：由两组互相垂直的铅条排列而成，一般是一组垂直置于另一组之上。其优点是对两个方向上的散射线都予以滤除。但这种滤线栅并不常用，主要是由于它对X线管组件的投照角度及X线中心线的准确性要求较高；同时由于栅密度的增加，要求曝光条件提高也较多。

2. 固定滤线器与活动滤线器

（1）固定滤线器：在曝光过程中滤线栅始终静止不动。固定式滤线器适用于移动X线机中，作为一个单独部件，既可置于暗盒之上，又可固定在暗盒之内。除此之外，它尚能用于手术室，并可用于透视装置中。

固定滤线器用于摄影时，照片上会留有铅条阴影，在栅密度过低时会影响诊断效果；而若采用高栅密度的滤线栅，虽然可消除胶片上的阴影，但原发X线却衰减得较多。为克服上述缺点，一般采用活动滤线器。

（2）活动滤线器：在曝光时一直处于运动状态之中，它既能滤去散射线，通过原发射线，提高胶片对比度，又能使铅条在胶片上的投影因运动而被模糊掉。活动滤线器要求在曝光开始时就已处于一定的运动状态，而且滤线器的活动时间长于曝光时间。

活动滤线器由栅板、驱动机构、暗盒托盘和框架组成。所用滤线栅面积要满足最大尺寸的胶片横放或竖放使用。托盘用于夹持片盒，使之定位于滤线器中心。栅板驱动机构是滤线器的核心，驱动栅板按一定方式移动，在适当时间接通电路而曝光，并要求曝光在栅板移动速度最大的瞬间开始，栅板活动时间要长于曝光时间，曝光过程中栅板不能停顿。因驱动方式不同，活动滤线器分电机式和减幅振荡式两种。

1）电机式：栅板由小型电机驱动，常见的是凸轮电机式。滤线栅由小型电机带动的桃形凸轮驱动。滤线栅由弹簧牵拉，其边缘与凸轮相接触。摄影时，电动机在曝光前的电转动，带动凸轮旋转，凸轮通过碰撞栅板使之做往复运动，其速度均匀恒定。

2) 减幅振荡式：滤线栅板由四个簧片支持悬浮，当栅板受外力活动后，即在簧片支撑下做往复减幅振荡，直至最后停止，其振动时间可达 8 s 以上。根据其启动方式分为储能释放式和触动式。

3. 衡量滤线栅的技术参数

（1）半径：也称焦距（f），是指铅条聚焦线到栅板的垂直距离，一般有 80 cm、90 cm、100 cm 及 120 cm 等。

（2）栅比（R）：指铅条高度与铅条间隙之比，一般摄影用栅比为（1：5）～（1：8），高千伏摄影用（1：8）～（1：12）。比值大，滤线效果好，但对原发 X 线损失的概率也大。

（3）栅密度（N）：指单位距离内铅条的数量，常用栅密度为 24～43 L/cm。

4. 滤线器摄影台

使用活动滤线器摄片时，患者肢体不能直接置于滤线栅板上。常用的方式是滤线器安装在专用检查台面下方，用台面承担患者肢体重量，滤线器在台面下的轨道中，对准受检肢体进行摄片。滤线器摄影台通常是固定在地面上的，也有的做成移动式。

（1）卧式滤线器摄影检查台：分固定台面和活动台面两种。固定台面卧式滤线器摄影台，其外形恰似一张简单的平床，故也称为滤线器床。活动台面卧式滤线器摄影台，检查台台面能在长轴和横向移动一定距离，称为浮动台面。这种台面便于位置调整，减少患者的痛苦，提高了工作效率。

（2）立式滤线器摄影架：胸部 X 线摄影、颈椎正侧位摄影等部位摄影需要使用立位滤线器，其基本形式是滤线器加护板后竖直安放，并配有重砣平衡，可沿轨道做上下移动。有的滤线器本身可以翻转到水平位，并可在其间任何位置固定下来使用。还有的可使滤线器在本身平面旋转 ±180°，使用起来更灵活。

（3）移动式滤线器摄影台：把活动滤线器安放在专用台车上，滤线器可在水平位至直立位间转动，固定于任意角度使用。台车在地面上可以移动和固定，可以在机房内任何位置配合支架上的 X 线管使用，也可以配合到任意机器上组合使用。滤线器的高度由电动升降调节，所以这种摄影台也称为万能滤线器摄影台。

（四）诊视床

1. 基本结构

一般诊视床由床体、适时摄影装置及其平衡系统、动力及其传动系统三部分组成。

（1）床体：床体由底座、床身和床面组成，底座是床体的基础，床身是诊视床实现各种功能的主体。床面承担患者重量，并带动患者移动。

（2）适时摄影装置及其平衡系统：用于透视和点片。

（3）动力及其传动系统：一般诊视床有两套动力传动系统，一是床身回转动力及传动系统，多用单相或三相电动机，经变速由卧轮、卧杆或齿轮组传动；二是床面移动动力及传动系统，多用单相电动机，经变速由链条传动。

2. 基本功能

（1）床身上卧功能：为适应胃肠透视各种体位的需要，一般诊视床的床身能在直立（+90°）、水平（0°）和负角度（≤30°）范围内绕底座支轴回转，并能停于任一位置。在直立位、水平位和负角度最大位设有限位开关，床身到位后，自动停止运转。

（2）床面移动功能：大多数诊视床的床面能在一定范围内做升（伸）降（缩）移动。较好的诊视床，其床面还可左右移动，以作为点片装置移动范围的补充。坐床身处在水平位时，床面还可带动患者移出床身一定距离，至换片器上方做造影检查。

床面移动范围，一般诊视床向头端可伸出 50～100 cm，向足端可伸出 20～40 cm，在上述范围内可停于任一位置。在最大伸出位设有限位开关，床面到位后自动停止。

（3）适时摄影装置移动功能：该装置也称为点片装置，一般诊视床都采用床下设 X 线管、床上设点片装置的结构方式。点片装置应能与床下的 X 线管同步做上下左右移动，又能自身前后移动，并能对三维移动进行锁止。有些诊视床设有床下滤线器，不做透视时，点片装置可脱离与 X 线管的固定关系而移至一边，或点片装置立起推至一端，利用床上管进行普通摄影和滤线器摄影。

3. 摇篮床

摇篮床是一种功能较多、自动化程度高的遥控床，其结构多采用固定底座和 C 形滑槽，实现床身的垂直、水平和负角度回转。在 0°～90°时，回转速度为 90°/16 s；－90°～0°时为 90°/32 s。床面可绕其纵轴做 ±360°旋转，在水平位置时，可向头端伸出 50 cm，向脚端伸出 20 cm，横向可移动 25 cm。管头和影像增强器可绕患者转动 ±90°，因此对任意方向的投照定位极其方便。

摇篮床除具有遥控床的全部功能外，还有：①患者被固定在凹形床面上，随床面转动可做 360°～720°旋转，在患者自己不动的情况下可方便地进行各种体位的透视或点片摄影，这也是摇篮床名称的由来；②在患者不被转动的情况下，X 线管和点片架一起绕患者转动，以便对患者同一部位进行不同体位的观察。

4. 遥控床

遥控床是将影像增强器、X 线电视和诊视床合理组合，并实现全自动化的新型诊视床。遥控床主要应用于胃肠机。

（五）X 线管支持装置

1. X 线管支持装置功能

用于把 X 线管锁定在任意所需的位置和角度上，使 X 线管在一定的距离和角度上对胶片进行曝光。在 X 线摄影中，根据不同的被检部位，要求 X 线中心线以不同方向入射和以不同的焦—片距进行曝光。为了尽量避免移动患者，要求 X 线管能够上下、左右和前后三维移动，能绕 X 线管长轴和短轴转动，即要求 X 线管能有较大的移动范围和灵活的转动功能，并保证在 X 线曝光过程中 X 线管不移位、不颤动。而这些要求均由 X 线管支持装置来完成。

最简单的 X 线管支持装置由立柱、滑架和横臂等组成。X 线管头由管头夹固定在横臂上。横臂由滑架与立柱联结在一起。滑架能带动横臂在立柱上做上下移动。横臂本身能做伸缩移动。立柱沿轨道的移动范围一般在 3 m 以上，滑架升降范围在 2 m 左右，臂伸缩在 24 cm 以上。

2. X 线管支持装置类型

普通摄影用 X 线管支持装置分为立柱式、天轨悬吊式和 C 形臂式等。

立柱式结构简单，安装方便，使用最为广泛，多用于中、小型 X 线机的 X 线管的支持。按其结构又分为天地立柱式、双地轨道立柱式和摄影床轨道附着式。

天轨悬吊式主要用于大型固定 X 线设备，由固定天轨、移动横轨、伸缩吊架、横臂、控制盒和管件固定夹组成。这种结构的特点是充分利用空间，不占地面位置，有利于诊视床、X 线电视系统等设备配合，使工作人员的操作十分方便。由于 X 线管能在较大范围内做纵横、上下移动及转动，从而能满足 X 线摄影检查各种位置和方向的需要。但结构复杂，对安装的房间有一定的要求，安装较困难，价格贵，特殊需要时采用。

C 形臂式是为适应不同的 X 线特殊检查而设计的一种新型 X 线管支持装置，因其形状为 C 形而得名。C 形臂的一端装有 X 线管和遮线器，另一端则装有 X 线影像转换和记录系统，如 X 线影像增强器、电视摄像机、点片照相机和电影摄影机等。C 形臂可以与悬吊装置结合；也可以与专用底座结合，组成落地 C 形臂支持装置。C 形臂与台车、支架结合组成移动式 C 形臂。C 形臂在空间上可以做出各种运动，如沿其周向的运动以及将整个 C 形臂沿着水平方向旋转等。

（六）医用液晶硅显示器

1. 医用液晶硅影像显示器（LCOS）的构造

液晶材料涂于 CMOS 硅芯片表层。芯片包含了控制电路，并在表层涂有反射层。在芯片外部或者内圈设置有隔离器以保持盒厚的均匀性。盒厚只有 1 μm 左右。取向层可以确保液晶分子取向一致。由于液晶须通过一部分电流，因而在晶体上部加设了一个次级透明电极。玻璃基板用以保护液晶和稳定液晶的位置。

LCOS 面板的结构有些类似 TFT LCD，同样是在上下二层基板中间撒布，目的是用来加以隔绝后，再填充液晶于基板间形成光阀，借由电路的开关以推动液晶分子的旋转，从而决定画面的明与暗。LCOS 面板的上基板是 ITO 导电玻璃，下基板则是硅晶圆 CMOS 基板，LCOS 面板最大的特色在于下基板的材质是单晶硅，因此拥有良好的电子迁移率，而且单晶硅可形成较细的线路，与现有的 HTPS LCD 及 DLP 投影面板相较，LCOS 是比较容易达成高解析度的投影技术。

2. 医用液晶硅影像显示器（LCOS）工作原理

在 LCOS 微显示器中所采用的是扭曲向列相液晶材料。当电流到达液晶体时，液晶分子的扭曲程度会发生变化。根据这个原理，光束要首先通过一个起偏器以使光波传播保持特定的偏振方向，然后在液晶介质中光的偏振方向随着液晶分子扭曲方向的变化而变化，接着光束又经过 LCOS 反射表面的定向反射，然后再穿过一个检偏器。

（朱光宇）

第三节　X 线防护

一、X 线对人体的辐射损伤

在 X 线应用于医学的早期，由于人们对 X 线的危害认识不足，致使一些从事 X 线工作者和接受 X 线诊断或治疗的患者受到 X 线的损伤，之后人们逐渐认识到 X 线对人体的危害性，加强了相应的预防措施。

（一）X 线对生物体的作用机制

X 线对生物体的作用是一个非常复杂的过程，机体从辐射能量吸收到引起损伤有一个原发和继发反应过程。首先从原子水平的激发或电离开始，继而引起分子水平的破坏（如蛋白质分子、DNA 链断裂和酶的破坏等），又进一步引起细胞水平、组织器官乃至整体水平的损伤；遭受损伤的细胞、组织、器官继而引起机体继发性的损伤，使机体组织发生一系列生物化学的变化，如代谢紊乱，功能失调，以及病理形态等方面的改变。

（二）影响电离辐射生物效应的因素

放射损伤受多种复杂因素的影响，如受照剂量、剂量率、照射面积和部位、受照个体与组织细胞对放射敏感性及射线的能量等。

1. 照射剂量

小照射剂量对人体一般不会造成什么损伤，随着剂量的增加，会出现不同程度的损伤。

2. 剂量率

剂量率即单位时间内机体接受的照射剂量。一般总剂量相同时，剂量率越大，生物效应越显著，但当剂量率达到一定程度时，生物效应与剂量率之间便失去比例关系。

3. 分次照射

一定量的辐射剂量一次或分次照射，会引起不同程度的生物效应。相同剂量的同种射线，分次重复照射的生物效应远较一次照射的生物效应低，其原因与机体的代偿和修复过程有关。分次越多，各次照射间隔的时间越长，生物效应也就越小。

4. 照射部位与面积

身体各部位对射线的敏感性不同，在照射剂量和剂量率相同的情况下，全身损伤程度以照射腹部最严重，其次是盆腔、头部和胸部。对一定的照射剂量，生物效应随照射面积的扩大而增强，全身照射比局部照射的危害大得多，如以 5 Gy 剂量做全身照射时可发生重度骨髓型急性放射病，常引起患者死亡，而同样剂量照射面积为 $3 \sim 5 \ cm^2$，临床上可完全不出现放射病的症状。

5. 受照个体与组织细胞的放射敏感性

在哺乳动物中，胎儿及幼年动物较成年者敏感。在人的个体发育不同阶段中，放射敏感性从胎儿、幼年、少年、青年至成年依次降低，老年人敏感性又增高。个体放射敏感性并非一成不变，机体的内部环境与外界因素都可以改变其敏感性。缺氧、低温环境可使耐受性增高；而营养不良、蛋白质和维生素缺乏、饥饿、剧烈运动和过劳、妊娠或月经期又可使机体对射线的耐受性降低。

身体组织的放射敏感性随细胞或组织的不同而不同。一般的规律是：分裂旺盛的细胞，代谢旺盛的细胞，以及比别的细胞需要更多营养的细胞，对射线更为敏感。胚胎及幼稚的细胞较成熟的细胞敏感。

6. 射线的能量

对 X 线来说，其能量不同，产生的生物效应也不同。低能 X 线造成皮肤红斑的照射量小于高能 X 线，低能 X 线主要被皮肤所吸收。

（三）外照射放射病

外照射急性放射病是指人体一次或短时间（数日）内，在事故照射、应急照射、医疗照射及核战争等情况下受到大剂量照射引起的全身性疾病。根据不同受照剂量出现非随机性损害的临床特点和基本病理改变，分为骨髓型、肠型和脑型三种类型，其病程一般分为初期、假愈期、极期和恢复期四个阶段。

外照射慢性放射病是指放射工作人员在较长时间内连续或间断受到超剂量当量限值的外照射，达到一定累积剂量后引起的以造血组织损伤为主，并伴有其他系统改变的全身性疾病。

慢性放射性皮肤损伤指局部皮肤长期受到超过剂量当量限值的照射，年累积剂量当量一般大于 15 Sv 局部照射所形成的累积性的伤害。经常发生于从事放射性工作的人员，或由于急性放射性皮肤损伤的迁延所致。

急性放射性皮肤损伤是身体局部受到一次或短时间（数日）内多次大剂量照射所引起的皮肤损伤。

放射性皮肤癌是在射线所致的角化过度或长期不愈的放射性溃疡基础上恶变而成的。四肢多为鳞状上皮细胞癌，面颈部多为基底细胞癌。

（四）电离辐射的远后效应

电离辐射的远后效应是指受照后几个月、几年，甚至数十年发生的效应。远后效应可以显现在受照者本人身上，也可显现在后代身上，前者称为躯体效应，后者称为遗传效应。

二、X 线防护的目的

X 线防护的目的就是防止有害的确定性效应发生，并限制随机性效应的发生率，使所接受的辐射剂量降低到可以接受的水平，同时消除各种不必要的照射。

防止确定性效应的发生，就需要制定相应的当量剂量限值，以保证在终身或全部工作期间内受到这样的辐射也不会达到阈值剂量。限制随机性效应应使一切具有正当理由的 X 线检查保持在合理的最低水平，并不得超过为防止确定性效应所制定的有效剂量和当量剂量限值。

三、X 线防护的原则

X 线防护的基本三项原则是：X 线检查的正当化、X 线防护实现最优化、个人受照剂量限值。

1. X 线检查的正当化

所谓正当化是指所进行的 X 线检查是必要的，其所带来的潜在性危害和从中得到的诊断利益相比是可以接受的，即所得的利益明显大于可能带来的危害，这样的 X 线检查就是正当的。

2. X 线防护的最优化

最优化是指为减少辐射危害而采取防护措施时，在考虑社会、经济、技术措施等因素的条件下，用最小的代价，获得最大的净利益，使一切必要的接受剂量保持在合理可以达到的尽可能低的水平。防护设施应设计合理的方案和采用防护效果好、价格便宜、稳定性好、便于施工的材料。对一切正当的 X 线检查，应选用最适宜的检查方法和最佳的摄影条件，使检查既能获得准确的结果，又能合理降低受检者的受照剂量。

3. 个人受照剂量限值

在满足 X 线检查正当化和防护最优化的同时，不一定能对每一个人提供合适的防护，还必须采取多种防护措施，使受照者接受剂量不超过相应的限值，以减少对工作人员、受检者和公众的辐射危害。个人受照剂量限值用来限制个人的躯体效应和可能产生的遗传效应。

四、X线防护的措施

X线防护的基本措施有三种。

1. 时间防护

人体受到X线照射的累积吸收剂量与受照射的时间呈正比，照射时间越长，个人累积剂量就越大。在不影响工作的情况下，尽量减少曝光时间，采用自动化、标准化操作，提高操作技术的熟练程度，缩短在辐射场所的停留时间来减少受照剂量。

2. 距离防护

X线对周围空间产生的剂量率随距离增加而减少。X线束似点状源，剂量率与距离的平方呈反比，即距离增加一倍，照射率减少到原来的1/4。因此，人体离X线源越远，照射量率越低，在相同时间内受到的照射量也越小。

3. 屏蔽防护

屏蔽防护是利用射线通过物质时的减弱规律，在X线源和接触人员之间设置一种或数种能吸收X线的物体，以消除或减弱X线对接触人员的危害。屏蔽效果与X线的强度和能量、屏蔽材料的性质及其厚度有关。常用的屏蔽方法有铅隔离式控制室、铅橡皮围裙和手套等。

五、X线个人受照剂量监测

（一）X线防护标准

随着对X线辐射危害研究的逐步深入，X线防护标准一直在不断地修改。早期ICRP采用红斑剂量作为度量辐射单位。红斑剂量就是引起皮肤明显发红所需的辐射剂量，其值随辐射种类、能量、剂量率及受照部位而变化，大约为6 Sv。接着引用了耐受剂量的概念，其值为每天2 mSv，这个数值相当于1个月内的累积剂量，为红斑剂量的1%。随后ICRP逐步把耐受剂量的概念发展为最大容许剂量、剂量极限和剂量限值等概念，并把最大容许剂量由每天2 mSv下降至每周3 mSv。ICRP还特别建议工作人员在30岁以前所接受的累积剂量不得超过0.5 Sv，全身照射时最大容许剂量为每周1 mSv，职业性放射工作人员全身均匀照射的年剂量限值为50 mSv，职业性放射工作人员全身均匀照射的年有效剂量限值为20 mSv。

我国电离辐射防护基本标准迄今经历了《放射性工作卫生防护暂行规定》《放射防护规定》《放射卫生防护基本标准》和《中华人民共和国辐射防护规定》《电离辐射防护与辐射源安全基本标准》的发展变化。

（二）剂量限值

现行放射防护基本标准，即《电离辐射防护与辐射源安全基本标准》，等效采用了国际原子能机构（IAEA）制定新的国际基本安全标准（IBSS）格式和剂量限值。

剂量限值包括有效剂量限值和当量剂量限值，有效剂量限值是限制随机性效应的发生率，当量剂量限值是防止确定性效应的发生。

1. 职业照射的剂量限值

（1）职业性放射工作人员：接受照射的连续5年的年平均有效剂量不超过20 mSv，且5

年中任何 1 年不得超过 50 mSv。

（2）孕妇：腹部表面的剂量限值不超过 2 mSv，在怀孕 8～15 周期间，严重智力障碍的危险度为 0.4/Sv。

2. 公众照射的剂量限值

（1）公众成员：特殊情况下，如果连续 5 年的年平均剂量不超过 1 mSv，则某一年的有效剂量可提高到 5 mSv。

（2）慰问者及探视人员：剂量限值不超过 5 mSv，儿童受照剂量不超过 1 mSv。

（秦海燕）

第二章

CT 成像基础知识

第一节 CT 扫描机的基本结构

CT 扫描机主要由硬件结构和软件结构两大部分组成。硬件结构按其所起的作用分为数据采集系统、图像处理系统和图像显示与存储三部分。按硬件框架分为扫描机架系统、检查床和控制台三部分。数据采集系统包括 X 线管、X 线发生器、准直器和滤过器、探测器、前置放大器、对数放大器、模数转换器、接口电路等。图像处理系统由电子计算机、磁盘机（包括硬盘机和软盘机、光盘等）、数模转换器、接口电路、图像显示器、图像存储器等组成。整个系统由中央处理系统控制操纵，加上检查床便构成一台完整的 CT 机。CT 扫描机采用三相五线供电，高压发生器需三相电源，其他部位是单向供电。CT 扫描机各部外壳必须可靠接地。

一、扫描机架

扫描机架是中心设有扫描孔的机械结构。扫描孔径一般在 65～75 cm，现代部分 CT 扫描机的孔径已达 85 cm，可适应各类体型患者检查。其内部由固定（机架部分）和转动两大部分组成：前者有旋转控制和驱动，滑环系统的碳刷、冷却系统、机架倾斜和层面指示及机架、检查床控制电路等；后者主要包括 X 线管、准直器和滤过器、探测器、前置放大器、采样控制部件、X 线发生器和逆变器、低压滑环等。扫描架面板左右两侧均设有控制开关和紧急开关，以方便操作。扫描机架还可根据诊断的需要进行 ±20°或 ±30°的倾斜。

在电路设计上扫描机架与检查床联动，相互控制，连锁保护，保证在检查、移动过程中扫描机架不与检查床发生碰撞。为了防止因故障而损坏电气和机械部件，机架电路中设有保护电路和误差指示电路，一旦某一运动部分出现故障，立即切断相应的供电电源。扫描架的运动包括机架的旋转、倾斜角度、几何放大、控制光栅开口的大小、扫描床上、下、前、后运动首先由计算机发出运动指令，由控制电路控制电机的运转，通过减速机构，完成上述各种运动。为了使运动速度稳定，电机轴装有测速发电机，输出信号反馈至控制电路。

（一）CT X 线管

X 线管是产生 X 线的器件。CT 机上使用的 X 线管与一般 X 线机上使用的 X 线管结构基本相同，也有固定阳极 X 线管和旋转阳极 X 线管两种。安装时固定阳极管的长轴与探测器平行，旋转阳极 X 线管的长轴则与探测器垂直。

固定阳极 X 线管主要用于第一、第二代 CT 机中，由于第一、第二代 CT 机的扫描方式是直线平移加旋转，扫描时间长，产热多，须采用油冷或水冷方式强制冷却管球。X 线管两端电压和管电流要求稳定，以确保采样数据准确。

旋转阳极 X 线管主要用在第三、第四代 CT 机上。由于扫描时间短，要求管电流较大，一般为 100～600 mA，分连续发射和脉冲发射两种，多采用脉冲发射方式。脉冲的持续时间决定了每次投影的测量时间，而每转一周的脉冲数决定了投影数。

脉冲发射的优点：①可以使投影数与被测物体的要求相匹配，并可以通过控制射线脉冲持续时间来调节对清晰度产生不良影响的测量路径；②可以在脉冲间歇时间内自动地进行每个测量通道的零点校准，因此可以避免由于测量电子原件工作点的漂移造成的信号误差；③其他条件相同的情况下，信号强度高，与连续工作方式相比，有较好的信噪比，特别是在物体直径大时能获得噪声小的图像；④可以利用适当的发生器来切换从一个脉冲到另一个脉冲的 X 线管电压，这样可以在测量系统旋转一周时绘制出两幅不同能量的图像，有效地应用双谱线法摄制出几何学上完全相同的双谱线图像；⑤可以减少球管产热量和降低患者的照射量。

CT 球管焦点大小约为 1，高速旋转阳极管焦点小，约为 0.6。阳极转速为 3 600 r/min 或 10 000 r/min 左右。

由于 CT 对 X 线管的功率要求较高，相比传统 X 线成像，CT 成像过程中 X 线发生的时间要长很多，特别是在螺旋 CT 中，长时间 X 线发生造成阳极上大量热积累，所以就要求 X 线管具有高的热容量和散热效率。因此，CT 用 X 线管多采用油循环加风冷却的双重冷却方式，CT X 线管的热容量较普通 X 线管高很多，目前 CT 用 X 线管的热容量可高达 8 MHU，而名为"飞焦点"的电子束控金属 X 线管更号称是 0 MHU 的 X 线管，实际这种 X 线管的散热率高达 4.7 MHU/min，即使在最大负荷条件下，电子束控金属球管仍可以在 20 分钟以内冷却下来，以表示这种 X 线管不受热容量的制约。它采用螺纹轴承阳极靶，在自身和机架双重高速旋转下能保持最佳的稳定性，螺纹轴承中空，冷却油进入阳极靶核心而形成"透心凉"直接油冷技术，液态金属润滑，延长球管使用寿命。这一设计为提高球管热容量、加快扫描速度、降低运营成本奠定了基础。

目前，有些公司设计应用两个 X 线球管和两套探测器构成双源 CT，双源 CT 的球管和探测器系统与 64 层 CT 相同，但两套采集系统同置于扫描机架内，球管之间相隔的距离为 90°。一套扫描系统的 FOV 为 50 cm，另一套扫描系统主要用于中心视野扫描的 FOV 为 26 cm。两套 X 线发生器系统由一个一体化的高压发生器控制，并可分别调节两套系统的千伏值和毫安秒。

双源 CT 的两个球管既可同时工作，也可分别使用。当心脏成像、双能减影和全身大范围扫描时，可采用两个球管同时工作，而一般的扫描也可只用一组球管探测器系统工作。

双源 CT 的另一个性能特点是可利用两个 X 线球管发射不同的能量（即设置不同的千伏值，如 140 千伏值和 80 千伏值）。两种不同的能量对不同的物体其衰减不相同，如骨骼和对比剂在 80 千伏值时，骨骼的 CT 值为 670 HU，对比剂为 296 HU；当能量提高为 140 千伏值时，骨骼的 CT 值降低为 450 HU，而对比剂降低为 144 HU。利用两种不同的能量，根据目前临床实验的初步结果，它的临床意义主要表现在三个方面：①对血管和骨骼进行直接减影；②可对某些组织如肿瘤组织进行特征性识别；③对人体的体液成分进行识别，故又称

"能量 CT"。

1. CT 球管焦点的控制方法

目前，对球管焦点的控制技术归纳起来有以下 3 种控制方法。

（1）采用动态双焦点技术设计，基本原理是 X 线管的阴极采用两种相同的灯丝，在曝光前进行选择，曝光时交替使用，变换速率约 1.0 毫秒。

（2）球管外的偏转线圈产生磁场偏转真空腔内带负电的电子流，在曝光过程中对焦点进行调整——飞焦点（FFS），再由积分电路控制电子流在真空的投影方向，在曝光过程中进行控制，导致电子的瞬时偏移，使高压发生时电子的撞击分别落在阳极靶面的不同位置。

（3）某公司推出的新型的 EBT -球管或电子束控金属球管的阳极能够得到直接冷却，所有的旋转轴承位于金属真空部件外，配合"飞焦点"技术，称为"零兆球管"，英文名称为"straton tube"。

2. 动态双焦点与飞焦点的区别

需要指出的是，关于动态双焦点和飞焦点技术，其基本原理完全不一样。

（1）动态双焦点指 X 线球管大小灯丝的选择。

（2）动态双焦点需要在 X 线曝光前选择。

（3）飞焦点是在动态双焦点的基础上研发出来的。

（4）飞焦点利用偏转线圈对电子流进行控制。

（5）飞焦点是曝光过程中的控制技术。

（二）高压 X 线发生器

在滑环技术出现之前，高压发生器独立于机架系统，发生器与 X 线管之间的电信号联系由高压电缆完成。当 X 线管绕人体旋转时，电缆也一起折曲、缠绕，使扫描速度受到限制，且容易出现电路及机械故障。采用滑环技术的螺旋 CT 机，克服了上述缺陷，特别是现在采用的高频逆变高压发生器，输出波形平稳，体积小，重量轻，可将高压发生器安装在扫描机架内，使扫描系统更加紧凑化。

X 线发生器的功率：目前，高档 CT 机一般在 50 ~ 100 kW，中档 CT 机一般在 35 ~ 45 kW，低档 CT 机一般在 20 ~ 30 kW，CT 机的可调管电压一般在 80 ~ 140 千伏值。

CT 机对高压的稳定性要求很高。因为高压值的变化直接反映 X 线能量的变化，而 X 线能量与吸收值的关系极为敏感（在光电效应区域，吸收值与能量的三次方呈正比），是决定人体组织对 X 线衰减系数 μ 的关键值。因此，在 CT 的高压系统中均需采用高精度的反馈稳压措施。常用中频、高频高压系统和高压次级调整管系统控制。

高压次级调整管控制原理如图 2-1 所示，三相 380 V 电源经主电源变压器调整后输入到三相高压变压器初级，初级采用星形接法。次级分两组，一组是三角形接法，一组是星形接法。三角形接法一组输出经三相桥式整流后产生 + 80 kV，星形接法的一组输出经三相桥式整流后产生 - 80 kV。正、负高压经四极管控制后分别加至球管正、负极上，高压可达 160 kV。

高压系统设有过电压、过电流、过载、过热等稳定保护措施，以保证 X 线输出稳定。现代高档 CT 高压发生器多采用干式高压变压器。

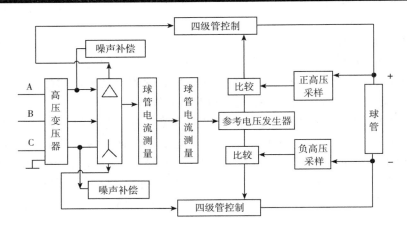

图 2-1　高压次级调整控制方框图

（三）X 线准直器与 X 线滤过器

1. X 线准直器

X 线准直器是用于限定 X 线束形状的器件，其作用有三点：限定成像的空间范围（限定体层层厚）、降低患者的表面辐射剂量、减少进入探测器的散射线。准直器在 CT 中有两种：一种是 X 线管侧准直器，又叫前准直器，它的作用是控制 X 线束在人体长轴平行方向上的宽度，从而控制扫描层厚度；另一种是探测器侧准直器，又叫后准直器，它的狭缝分别对准每一个探测器，使探测器只接收垂直入射探测器的射线，尽量减少来自成像平面之外方向的散射线的干扰。为了在剂量不增加的前提下，有效地利用 X 线，探测器孔径宽度要略大于后准直器宽度。前后两组准直器必须精确地对准，否则会产生条形伪影。有些 CT 设备没有安装后准直器，利用探测器自身的厚度作为后准直器，这种应用在多层螺旋 CT 中最常见。

准直器是一种辐射衰减物质，用以限制到达探测器组件的 X 线角度分布。它的作用是空间定位，即只允许某一空间范围的射线进入探测器，而其他部分的射线则被吸收而不能进入探测器。准直器的材料要求是对 X 线吸收强、易加工、经济，一般采用铅或含有少量锑、铋的铅合金等。

准直器的形状为狭缝状，利用步进电机控制狭缝的宽度。传统 X 线 CT 的层厚是由狭缝宽度决定的，常见的层厚有 1 mm、2 mm、5 mm、8 mm、10 mm 等。当选定成像的层厚时，步进电机带动狭缝运动到特定的宽度，使扇形 X 线束成为选定的厚度。多排 CT 的 X 线束为锥形。

2. X 线滤过器

用于吸收低能 X 线，使其变为能量分布均匀的硬射线束的器件，它的作用是：①吸收低能 X 线（软射线），这些低能射线无益于 CT 图像的形成；②使 X 线束通过滤过器和均匀圆形成像物体后，变成能量分布均匀的硬射线束；③减少患者射线受照量。缺少滤过器或滤过器不良，易出现射线硬化束伪影，表现为在头颅扫描时出现颅骨的假皮质现象。

由于人体断面近似于椭圆形，扇形波束照射时，中心射线穿透厚度大，边缘射线穿透厚度小，中心与边缘信号强度相差较大。为了减少信号强度差，增设滤过器，形状设计为楔形

或 "BOWTIE" 形。早期的 CT 滤过器是一个方形、中间成弧形凹陷的水箱。目前的滤过器是类似于领结形（或盆状）的高密度物质，常使用聚四氟乙烯（特氟纶）为材料，该材料原子序数低，密度高而均匀。这些特制的滤过器和 X 线球管的固有滤过共同担负对 X 线的滤过作用。CT 系统中扫描野是可以改变的，此时滤过器的尺寸也要相应改变。

（四）探测器

CT 探测器是一种将 X 线能量转换为电信号的装置，它由许多性能相同的小探测器单元排列而成，每个探测器对应着一束 X 线，如果有 N 个探测器单元，那么一次就可同时获得 N 个投影数据。就目前而言，N≥512。

1. 探测器的性能

探测器的重要性能是它们的检测效率、稳定性、响应时间、准确性和线性、一致性、动态范围及对 X 线硬度的依赖性。

（1）检测效率：是指探测器从 X 线束吸收能量的百分比。理想情况下探测器检测效率应该尽可能接近 100%，几乎全部 X 线束将被截获并转化为重建图像的数据。影响探测器检测效率的因素有两个：几何效率和吸收效率。

1）几何效率（也称俘获效率，η_g）：几何效率是指获得受检体透射 X 线的能力，是由每个探测器的孔径和相关的探测器所占总空间的比来决定的。这个空间包括探测器本身的宽度（ω）、静止的准直器或一个探测器与相邻探测器之间的间隔（d）。

射入间隔的辐射不能被探测器吸收，因而无助于图像的形成。理想的情况是探测器所占的范围要比间隔大很多。

2）吸收效率（η_α）：吸收效率是指 X 线光子进入探测器而被吸收转换的百分比，主要与探测器的类型、探测器的表面层厚度和自身厚度、组成探测器物质的原子序数、密度有关，还与 X 线光子的能量有关。

3）总检测效率（η）：探测器的总检测效率是几何效率和吸收效率的乘积。

实际的探测器总检测效率在 50%～90%。探测器的检测效率越高，在一定图像质量水平的前提下患者接受的 X 线剂量越少。

（2）稳定性：是指探测器的重复性和还原性。探测器需经常进行校准以保证其稳定性。在第一、第二代扫描机中，每次平移运行结束后都要校准探测器。第三代扫描机每天仅校准一次。当第三代扫描机探测器的响应偏离正常情况时，环状的伪影将在该体层扫描图像中产生。第四代扫描机在每一次旋转期间对探测器校正两次，第一次校准是沿着运动扇形射束的前缘，第二次是沿着后缘。

（3）响应时间：是指探测器接受、记录和输出一个信号所需的时间。一个探测器应瞬时地响应一个信号，然后迅速地输出该信号并为响应下一个信号做好准备。对于闪烁探测器，信号通过以后，闪烁物质的余辉将使前一个读数的剩余存储影响后一个读数，为了避免余辉造成的畸变及假象，需要仔细选择闪烁物质并进行相应的校正。

（4）准确性和线性：由于人体软组织及病理变化所致衰减系数的变化是很小的，因此，穿过人体的线束强度也只引起很小的变化。如果探测器对衰减系数的测量不够准确，测量中的小误差可能被误认为是信号的变化，造成图像上的伪影。

另外，对于探测器，还要求其线性地转换信号，即入射 X 线与探测器的输出呈正比关系，这样才能够快速准确地获得成像数据。

（5）一致性：除第一代 CT 外，CT 均采用多探测器，为了得到可以对比的检测数据，要求每两探测器之间具有一致性，即对于相同的 X 线输入，两探测器的输出应相同，因为探测器的不一致所获得的检测数据，不能够正确地表示出 X 线与成像物体之间的对应关系，造成重建图像中的伪影。

（6）动态范围及对 X 线硬度的依赖性：指探测器能够测量识别的最大信号与最小信号之比，通常可达 106：1，同时还要求探测器对 X 线硬度的依赖性要小。

2. 探测器的种类

CT 探测器类型有两种：一种是气体探测器，气体常用高压氙气，故称氙气探测器；另一种是荧光固体探测器，可分为闪烁探测器和稀土（贵金属）陶瓷探测器。

（1）气体探测器：气体探测器是利用化学性能稳定的惰性气体在 X 线电离辐射的作用下产生电离的原理进行探测，由惰性气体和气体电离室构成。通过测量电离电流的大小来测量出入射 X 线的强度。

气体探测器的上下夹面由绝缘体构成，封装在充满气体的容器之中。电极用薄钨片构成，多组电极将气体容器分割成多个小室，每个小室成为一个电离室，电离室之间相互连通，整个容器中充满惰性气体，每一组电极上加直流加速电压。当 X 线入射至电离室时，X 线使气体电离，电离产生的离子和自由电子在加速电压作用下形成电流，并由各个中心收集电极引线连接到相应的前置放大器，通过前置放大器放大后送入数据采集系统。电离电流会产生高温，因而隔板和收集电极均采用钨片。隔板与 X 线入射方向一致，起到后准直器的作用，它可防止由被测人体产生的散射线进入电离室。气体探测器的光子转换效率（即吸收效率）比固体探测器要低，采用高压氙气可以提高一些，因此气体探测器多为氙气探测器，氙气压力高达 20～30 个大气压。但由于钨片机械强度限制，不能采用太高的压力，这就限制了转换效率的提高。由于其几何效率高于固体探测器，因而实际上这两种探测器的总检测效率大致是相近的。气体探测器中各个探测器的电离室是相互连通的一个整体，处于同一气压、密度、纯度、温度条件下，从而有较好的一致性。

尽管 CT 的高压发生器采用了稳压措施，但 X 线管辐射的 X 线强度仍有一定的变化，这将影响 CT 图像。因此在 X 线出口处装有参考探测器，用于测量入射人体前的原始 X 线强度的变化，以修正探测器的测量结果。

在扫描和数据采集过程中，保证探测器系统的稳定性是非常重要的。为防止探测器零位漂移，在扫描过程中需对探测器的变化进行校正，使在每个 X 线脉冲到来之前所有的探测器输出皆为零。此外，定期还应对系统漂移进行校正，保证探测器在全部动态范围内保持线性和稳定性。

气体探测器从工作方式上可分为比例计数型和电离室型，两者的组成结构基本相同，但在电极两端所加的电场强弱不同，使电离室的工作区域不同。

比例计数型工作在两极电压较高的比例区间（如图中的 E_2 和 E_3 之间），此时，随着电场强度的增加，输出电流基本按照线性比例增加。电离室型则工作在两电极电压相对较低的饱和区间（如图中 E_1 和 E_2 之间），此时电场强度的变化对于输出电流的影响不大。不论工作在哪个区间，输出电流都与入射 X 线强度成比例。在饱和区工作时受外加电场强度变化的影响较小，但是输出电流相对较小；而在比例区工作时输出电流相对加大，因而探测灵敏度得到提高，但会受到外加电场强度不稳定性的影响而产生探测失真。

气体探测器的优点是稳定性高、一致性好、响应时间短、没有余辉问题以及价格便宜，缺点是需恒温来保证气压的稳定、检测效率相对较低以及需要高 mAs 来获得足够强的信号，且易受外界电场、震动干扰产生伪影，有饱和现象。

（2）闪烁探测器：闪烁探测器是利用射线能使某些物质产生闪烁荧光的特性来探测射线的装置。这类物质称为闪烁晶体，其基本作用是将 X 线能量转换成为可见荧光能量。在闪烁晶体后面采用光电倍增管或者光电二极管等光电转换器件将此可见荧光转换成电流信号，这一电流信号即为采集到的投影数据信号。闪烁晶体与光电转换器件一起组成完整的探测器，称为闪烁探测器。由于此种探测器的探测效率高，分辨时间短，既能探测带电粒子，又能探测中性粒子，既能探测粒子的强度，又能测量它们的能量，鉴别它们的性质，所以，闪烁探测器在 CT 扫描机中得到了广泛应用。闪烁探测器有时也称为固体探测器。

最早用的钨酸镉（$CdWO_4$）晶体是 20 世纪 70 年代使用的产品，目前在 CT 中已较少应用。这种闪烁晶体的优点是造价低、吸收率较高，缺点是余辉效应较强及不易超小分割。

使用最普遍的闪烁晶体是铊激活碘化钠晶体。这种晶体的密度适中，对 γ 射线和 X 线有较大的阻止作用，它的透明度和发光度都很高。但碘化钠晶体有一个致命的缺点就是极易潮解。晶体一旦潮解后，探测效率和能量分辨力均急剧下降，以致完全不能使用，碘化钠晶体被密封在一个铝制外壳内。

另一适用的闪烁晶体是铊激活碘化铯晶体。其主要优点是在空气中不易潮解，故不需封装。但它的发光效率仅为 NaI（Tl）的 30% ~ 40%，而且价格昂贵，因此远不及 NaI（Tl）应用普遍。

在上述两种闪烁晶体内常加入少量的铊（Tl），因为铊受 X 线照射时发出可见光，可提高转换效率。但加铊的缺点是会产生时间较长的残光，有时会对信息的收集产生干扰。

闪烁晶体在使用和保存时，应避免强光照射，否则会严重影响其性能。若因强光照射致使晶体变色，可用长期避光的方法褪色，晶体的性能可得到恢复。

闪烁探测器的优点主要是探测效率比较高，使用光电二极管与闪烁晶体匹配时能将探测器制作得比较小，提高空间分辨力和几何效率以及所用 X 线剂量相对较低，不受外界电场干扰，无饱和现象，受温度影响相对气体较小。缺点就是余辉较大，一致性相对气体检测器而言较差。

（3）稀土（贵金属）陶瓷探测器：稀土陶瓷探测器用掺杂稀土金属的透明光学陶瓷来替代传统的闪烁晶体，与光电二极管配合来构成探测器。其特点是 X 线吸收率可达 99%、光电转换率高、与光电二极管的响应范围匹配好、更低余辉及更高的稳定性，并且容易进行较小分割，因此容易与光电二极管配合制作成密集检测器阵列，目前多层螺旋 CT 多采用这种探测器。

3. 各类探测器的特性比较

气体探测器和闪烁探测器在现代的 CT 装置中都有选用。目前应用最普遍的是稀土（贵金属）陶瓷探测器。选用哪种探测器要看偏重于哪方面的特性去考虑。

（1）温度特性：惰性气体探测器的信号强度与温度的关系极大，有的系统必须用调节加热或冷却的办法来稳定探测器的温度。而闪烁探测器的信号强度与温度的关系较小。

（2）噪声：气体探测器中有噪声和干扰源，这在闪烁探测器中是没有的，其原因在于电离室电压波动或者电离室内绝缘体产生漏电流。另外，隔板极薄又容易出现颤动噪声，也就是说 CT 装置在运行时哪怕是极小的颤动，都可能在气体探测器中产生噪声。

（3）饱和现象：闪烁探测器的线性范围较大，即在特性曲线的范围内输出信号与 X 线强度呈正比，超出 CT 要求五个数量级。但是，气体探测器在这么大的信号范围里就有可能出现饱和现象。为了避免这种情况的出现，必须仔细设计探测器系统，如间隔的距离、气体压力及工作电压等。

（4）散射线准直：闪烁探测器可以与一个散射线准直器组合在一起，气体探测器一般不用附加的散射线准直器，而是利用电离室隔板同时作为散射线准直器，但效果不如专用的准直器好。此外，气体探测器本身产生的散射线比闪烁探测器要多，散射线源主要来自很厚的输入窗铝板和窗口到电极板的气体层。

（5）剂量利用率：CT 设备中应用的闪烁晶体一般厚度为 5 mm，实际吸收的 X 线可达 100%，将 X 线转变为光信号的吸收效率可达 99%。闪烁探测器中没有技术上必需的、吸收射线较多的盲层。但在气体探测器中，从输入窗口到电极板之间的气体层却吸收射线而不产生信号。此外，也因射入的一部分量子没有被利用而直接穿过了气体探测器，引起气体探测器的射线损失，但只要通过增加压强和加深电离室，可以将这种效应控制在允许的范围里。由于很小的泄漏就会降低压强，导致吸收能力的减弱，所以在机械制造时要格外仔细以防止气体损失。

4. 多排探测器

多采用稀土（贵金属）陶瓷探测器制作成多排探测器，它是多层 CT 必需的器件，一周扫描可以同时获得多层 CT 图像。

多层螺旋 CT 探测器是由两种新型的闪烁晶体材料偶合光电二极管做成，它们分别是钨酸钙和高纯度的稀土氧化物陶瓷。稀土氧化陶瓷实际上是掺杂了一些像钇、钆之类金属元素的超快速氧化陶瓷（UFC），其采用光学方法使这些材料和光电二极管结合在一起。钨酸钙的 X 线吸收效率是 99%，动态范围为 106 ：1；氧化稀土陶瓷的吸收效率也是 99%，而发光能力却是钨酸钙的 3 倍。

某些公司号称的"宝石"探测器由宝石材料加稀土陶瓷组成，采用纳米技术切割成微小晶体制成多排探测器，它与光电二极管匹配性极佳，转换效率极高，与大容量 X 线球管和超高速计算机构成所谓"宝石 CT"。

多排探测器可分为等宽阵列与非等宽阵列，又称固定阵列与自适应阵列。目前已有的多排探测器的排数因生产厂家的不同而有很大的区别，可分别进行两层、四层、八层、十六层、三十二层及六十四层成像等。多层图像与多排探测器之间不是一一对应的关系，通常来讲，检测器的排数应比产生图像的层数多，但采用先进的 X 线发生技术也可用较少排探测器获得较多层图像的效果，如飞焦点技术的应用，可以利用三十二排探测器采用特殊的采集技术实现六十四层图像的成像。

（五）数据处理与接口装置

数据处理主要由前置放大器、对数放大器、积分器、多路转换器、模/数转换器（ADC）、接口电路等构成。其作用是将探测器输出的微弱电信号经放大后，再经 ADC 转换为计算机能够识别的数字信号，并经接口电路将此数字信号输入计算机。数据处理装置的设计因 X 线发生装置的工作方式（连续或脉冲）不同而不同，它与扫描的几何方式相适应。

1. 前置放大器

从探测器接收到的信号首先要经过对数压缩，以使后面的电路只需工作在一个窄的范围内。固体探测器和气体探测器的输出阻抗是很高的，输出信号又很小，必须使用高输入阻抗的前置放大器进行放大和阻抗变换。前置放大器被良好地屏蔽并置于探测器的旁边，安置在旋转机架上。

2. 对数放大器

考虑X线的吸收系数与检测到的X线强度之间存在对数关系，因此设置了对数放大器，使其输出信号正比于X线强度的对数。

3. 积分器

在CT扫描过程中测量的是每个角度下的X线光子的总和，因此每次采集（在脉冲工作时就是每个脉冲）的信号要积分起来以计算光子的总和，一般在对数放大器后接积分器。

在脉冲式X线系统中，积分器的功能是给出一个输出电压，此电压代表在脉冲期间内接收到的信号的积累。在保持期间内，积分器将此电压经过多路转换器移至ADC。

4. 多路转换器

各路积分器输出信号经多路转换器变成一路，使用共同的ADC转变为数字信号，由于CT信号变化动态范围很大，要求ADC的位数达16 bit以上。数据处理装置除处理探测器阵列的信号外，还处理来自参考探测器的信号。

5. ADC

它是将连续模拟时域信号转变为离散的数字序列。ADC有多种，最常用的有双积分式ADC和逐次逼近式ADC。

（1）双积分式ADC：它又称为斜率ADC，它的抗干扰能力比较强，但较逐次逼近式ADC转换量大，速度较慢。

1）积分器：由集成运放和RC积分环组成，是转换器的核心部分，输入端（Vin）接开关，输出端接比较器的输入端。

2）比较器：在积分器之后，比较器的输出信号接至控制门的一个输入端，作为关门和开门信号。

3）计数器：担负计数任务，以便把与输入电压平均值呈正比的时间间隔变成脉冲的个数保存下来，供显示用。

4）控制门：具有标准周期的时钟脉冲源，接在控制门的一个输入端，作测量时间间隔的标准时间，门的另一端接比较器的输出端，以便由比较器的输出信号控制门的打开和开关。

A. 采样阶段：转换开始时，开关与输入点接通，输入端Vin在一个固定时间内对积分电容充电，积分器开始积分。

B. 比较阶段：当时间到时，控制门把开关转到基准电压上，电容器开始放电，放电期间计数脉冲的多少反映了放电时间的长短，从而决定了Vin大小，输入电压大则放电时间长。当比较器判定放电完毕时，便输出信号令计数停止，此后积分进入休整状态，等待下一次测量。

（2）逐次逼近式ADC：将一待转换的模拟输入信号Vin与一个推测信号V_1相比较，根据推测信号是大于还是小于输入信号来决定减小还是增大该推测信号，以便向模拟输入信号逼近。推测信号由 ADC 的输出获得，当推测信号与模拟输入信号相等时，向 ADC 输入的数字即为对应的模拟输入的数字。

其推测的算法是：它使二进制计数器中的二进制数的每一位从最高位起依次置 1。每接一位时，都要进行测试。若模拟输入信号 Vin 小于推测信号 V_1，则比较器的输出为零，并使该位置为零，否则比较器的输出为 1，并使该位保持 1。无论哪种情况，均应继续比较下一位，直到最末位为止。此时在 ADC 的数字输入即为对应予模拟输入信号的数字量，将此数字量输出，即完成其 A/D 转换过程。

（3）ADC 的主要指标。

1）转换速度：模拟信号首先要在时间上进行采样，将连续的信号用按一定时间间隔采样的离散值来表示。采样定理告诉我们，当采样的频率高于连续时间信号（模拟信号）最高频率 2 倍以上时，用采样得到的离散时间序列可以完全恢复原来的连续时间信号而不损失任何信息。当采样频率不够高时，信号频率大于二分之一采样频率的成分会折叠到低频端，而造成混淆。一般在 ADC 之前的模拟预处理设备中装有抗混淆滤波器，这是两个低通滤波器，可滤去信号中不需要的高频成分，使信号频率降低，利于采集。采样频率就是 ADC 的变换频率，频率高则转换速度快。CT 用 ADC 的转换速度已达微秒级。特高频率 ADC 在研发中。

2）变换精度和动态范围：实际上物理的接收设备由于动态范围和噪声的限制，所接收到的模拟量只有有限的动态范围。而整数数字量的变化是离散的，它的最小变化量是二进制数字，位数越多，能表示的数字量的变化范围越大。例如，一个 2 位二进制数只能表示 0 ~ 3 四种状态，而一个 10 位二进制数可表示 0 ~ 1 023 共 1 024 种状态，动态范围是 210 = 1 024。ADC 的精度和动态范围可用它转换成的二进制数字的位数来表示。目前最高可达 24 bit。

一般来说，ADC 的精度（位数）应与所转换的模拟信号的信噪比动态范围相适应。有时为了压缩信号动态范围，减少 ADC 的位数，在模拟预处理装置中有增益控制器或对数变换器。

众所周知，计算机只能接受数字量进行运算，而运算的结果也只能以数字量输出，然而在实际系统中会大量遇到从时间到数值都连续变化的物理量。这种连续变化的物理量，我们称为模拟量，如温度、压力、流量、位移、电压、电流等，都是属于这种模拟量。显然，模拟量要输入计算机，首先要经过模拟量到数字量的转化（简称 A/D 转换），计算机才能接受。同样，如果计算机的控制对象是模拟量，则必须把计算机输出的数字量转换成模拟量（简称 D/A 转换），才能用于控制。所以 A/D 转换器和 D/A 转换器在计算机控制系统中是联系外界和计算机的重要部件。它们都需要借助接口电路完成联系。

在 CT 扫描机中，探测器接收 X 线后输出相应的 X 线强度的模拟信息，此信息必须被转换为能被数字电路识别并进行处理的数字信号。A/D 转换器就是实现模拟信号到数字信号的转换，对探测器采集的模拟信息采样并积分，探测器接受 X 线强度不同，积分结果也不同。A/D 转换器是 CT 机数据采集系统（DAS）的主要组成部分，它把数字化后的数据传送到数据总线，通过数据缓冲板逐一缓冲后传送至阵列处理机。同时，还把参考探测器的信号译码后送到主控计算机。

6. 接口电路

其基本功能是实现将ADC得到的数据通过时序控制的方式，按照一定的规律传递到计算机和图像重建系统。由于数据量很大，而计算机系统的数据传输只能达到最高64位，不可能一次把全部数据都传输过去，无规律的数据传输又会造成图像重建时的数据混乱，因此，接口电器负责传输规则数据，使数据处理装置输出的数据有条不紊地传输到计算机和图像重建系统。为降低CT数据噪声、加快传播速度，现在CT数据的传输大多已由电缆传输变为光纤传输。

（六）机架冷却系统

CT扫描机的X线球管和其他电器原件在运行过程产生大量热量，为保证各电器元件的正常工作，需将这些热量及时传递至外界。CT的冷却系统一般有水冷却、空气冷却和水、气冷却三种，各个公司在各种型号的CT机中分别采用其中的一种，并且这三种冷却系统各有优缺点。例如，水冷却效果好，但是装置复杂、结构庞大，需一定的安装空间和经常性地维护；水冷却效果差，其他一些方面也正好与水冷却相反；而水、气冷却则介于两者之间。低档CT扫描机多采用空气冷却，中、高档CT机多采用水冷却或水、气冷却方式。

二、检查床

扫描床由床面和底座构成，它的运动一般由两个电机控制：一个是床身升降电机；另一个是床面水平移动电机。为了保证扫描位置的精确，无论是垂直方向床身的升降还是水平方向床面的移动都应平稳。

扫描床升降采用"马架"结构、斜体蜗杆结构等，上端连接床面，下端连接底座。床面可降低到450 mm，方便各类患者上下。其最低高度、进头高度及进体高度、最高高度的控制都是通过安装在底座上的行程开关实现的。另外，在绕线轮上有一根尼龙线，它可带动编码器用来测量扫描床的高度，并在操作面板上显示。由单相交流伺服电机（水平电机）带动同步齿型皮带驱动床面的水平移动。在水平电机旁边设有一个光电编码器，测量床面水平移动的相对位置。床面移动可由计算机控制、面板控制盒和手拖动三种方式使床面水平移动。手动/自动方式的转换由扫描床尾部下面的一个手动离合器完成。

有的CT机在检查床上配有冠状位头托架，可对头部进行冠状位扫描，如鞍区病变的检查；坐位架，可进行胸部、腹部、肾等器官的纵向扫描；腰部扫描垫，可使腰骶椎扫描检查的定位更加准确。

1. 扫描床定位

床面移动定位的精度直接决定切片位置的准确性，定位设计精度不大于0.1 mm。

定位系统的具体工作过程是：在计算机系统设置床面位置后，发出指令，使水平电机驱动床面水平移动，到达指定位置后，光电编码器发出到位信号，使计算机系统发出指令，让单相交流伺服电机失电、停转。从而实现高精度、闭环的床面水平移动控制。

2. 床面板

床面板由碳素纤维制成。因为碳素纤维具有高强度、重量轻、且对X线衰减小等特点。检查床面板比较长，达2 200～2 400 mm，床面水平移动的最大距离为1 800 mm，有的检查床设有辅助加长移动功能，床面移动可达2 000 mm，床台上设有限位开关和紧急开关，以保证床面在正常的范围内移动。扫描架上方的数码显示板可显示扫描床的高度、床面的水平位置和扫描架的前后倾斜角度。在电路设计上则相互联动和保护。

床高度指示：显示范围大多为 0 ~ 550 mm 或 450 ~ 1 000 mm。

床水平运行指示和精度：0 ~ 1 800 mm 或 0 ~ 2 000 mm；显示误差 < ±5 mm。自动移动精度误差 < ±0.25 mm。

三、控制台

控制台（柜）包含数据重建系统和图像显示系统结构，包括主计算机、阵列计算机、数模转换器（D/A 转换器）、接口电路、图像显示和存储器及负责整个设备各部之间的通讯、联系和控制单元，担负整个扫描过程控制、图像的重建和显示。

（一）计算机与图像重建系统

1. 计算机系统在 CT 中的功能

（1）控制整个 CT 系统的运行：当操作者选用适当的扫描参数及启动扫描之后，CT 就在计算机的控制下运行。计算机协调并安排扫描期间内发生的各种事件的顺序和时间，其中包括 X 线管和探测器在适当时刻的开和关、传递数据及接收初始参数，执行扫描床及机架的操作并监视这些操作，以保证使所有的数据相符合。

（2）图像重建：一幅 CT 图像的重建需要数百万次的数学运算，这些数学运算由计算机完成。完成图像重建功能的单元称为快速重建单元。

（3）图像处理：每一幅图像由众多像素组成，每个像素具有一个数值，这些数值将转换为灰度编码。计算机必须能操纵、分析、修改这些数值，以提供更有用的可见信息。这包括：放大倍数，测量区域或距离，标识轮廓及两个图像的比较，从 CT 图像中建立直方图、剖面图等。

（4）故障诊断及分析：目前，许多 CT 已可实现简单故障的自动诊断，并给出诊断结果，有些 CT 还能够实现与维修中心的远程网络故障诊断，维修中心可通过网络直接对设备故障进行诊断。

2. 计算机基本组成与特点

计算机系统和图像重建随着计算机技术的发展而快速发展，从早期的小型计算机系统，发展到现在的快速微型计算机系统，其发展的根本是计算机的数据处理能力和速度的大幅提高。

（1）CT 计算机的基本组成。

1）控制部分：主要完成扫描控制和数据采集控制等。

2）图像重建单元：主要完成图像的重建运算。

3）图像显示：主要完成图像数据的缓存与图像的显示。

4）数据存储：主要完成原始数据和图像数据的存储。

（2）CT 计算机系统应具有的特点。

1）具有足够大的内存空间，能够满足大量原始数据处理、操作与管理程序运行的存储空间需求。

2）具有大容量运算能力，能够完成大数据量的卷积运算和反投影运算，以及图像的后处理运算。

3）运算精度要高，对采集到的投影数据的处理应有较高的精度，以保证重建图像的质量。

4）速度快，能够快速重建图像，满足图像的实时性要求。

5）控制效率高，能够高效地完成对成像过程各个环节的控制，因此在控制中多采用并行控制方式。

6）具有一定的通用性，能够较好地与外围设备如激光相机、RIS 系统、PACS 系统等进行通讯。

7）具有较高的性价比。

3. 图像重建单元

图像重建单元又称快速重建单元，采用专用计算机—阵列处理机（AP）来执行图像重建和处理的任务。阵列处理机与主计算机相连，其本身不能独立工作，在主计算机的控制下，进行图像重建和处理。

图像重建阵列处理机由多个微处理器组成，并按一定顺序并行工作，互不干扰，每一个微处理器都有自己的运算器、指令存储器和数据存储器等，并按照同样的工作原则，完成图像重建的一部分工作，再通过重建控制器将各部分总和在一起构成完整的重建结果，并将结果统一存入图像存储器中。

在 FRU 的输出端还有 D/A 转换器，它把最终得到的数字信号变为能驱动图像显示终端的模拟信号。由于显像管的荧光屏亮度变化的范围不太大，一般在 64 ~ 256 灰阶深度，所以 D/A 转换器一般用 6 ~ 8 bit。高档机达到 12 ~ 14 bit。

4. 计算机控制单元

计算机控制主要是针对扫描进行控制，由计算机分别进行扫描架、患者床、X 线发生器和数据采集系统等的控制。

现代 CT 中的计算机体系结构采用多通道处理技术，其目的是为了提高处理速度和运算能力。具体的有串行处理方式、并行处理方式和分布式处理方式。CT 扫描机最终采用何种工作方式取决于它的制造者。

（1）串行处理方式：把每条指令分为若干个顺序的操作，每个操作分别由不同的处理器实施。这样可以同时执行若干条指令，对每个处理器来说，每条指令中的同类操作像流水线一样被连续加工处理。这样可以提高计算机工作速度和提高各个处理器的使用效率，易于模块化。

（2）并行处理方式：采用此种方式多由三台多任务计算机通过系统总线耦合成一系统，分别形成了扫描处理器、显示处理器和文件处理器，易于规范化。

（3）分布式处理方式：分布式处理系统在结构上由若干台独立的处理器构成，各台处理器可分别处理同一程序的各个子程序，也可以按功能分别处理一道程序的各个阶段。每台处理器都有自己的局部存储器，因而能独立承担分配给它的任务，这些处理器在逻辑上和物理上是连在一起的，可在统一操作系统控制下工作，相互间可以通信。系统具有动态分配任务的能力，能自动进行任务调度和资源分配。其优点是：①可靠性高，其中一台处理器失效，对总系统影响不大；②灵活性高，由于系统模块化，便于扩充和更换部件；③经济性好，可以用价格便宜的微处理器，便于推广。

计算机控制中的关键一部分是对扫描过程进行控制，由计算机分别对扫描架、患者床、X 线发生器和数据采集系统的工作过程和时序进行控制。

集中控制方式是由系统总线来的所有控制信号用控制电缆输入给控制电路，再由控制电路分配给控制对象，这种控制方式全部由中央控制计算机操作，使控制计算机工作量大，不灵活。

若改用分散控制方式，这时控制计算机只需串行通讯线与控制微处理器进行联络和给出控制命令，以下的全部工作均可由微处理器承担，这不仅减轻了中央控制计算机负担，而且控制调整方便、灵活，可在不影响控制计算机正常工作的条件下，对扫描控制进行调试和参量重新设置。

控制计算机是作为微处理器的上行机进行集中管理和控制，现在 CT 成像装置普遍采用这种控制方式。

（二）图像显示与存储装置

1. 监视器（显示器）

监视器的作用是：通过键盘与计算机对话（包括患者资料的输入、扫描过程的监控等）和扫描结果图像的显示。

监视器有黑白和彩色两种，通常显示图像都采用高分辨力的黑白显示器，文字部分的显示有时采用彩色的监视器。

监视器的性能指标主要是显示分辨力，一般以点阵和线表示。另外，与显示分辨力有关的是重建后图像的显示矩阵、像素大小和灰阶位深等。数字图像以二维像素矩阵的方式存储，每个像素点将其 CT 值转换为灰阶来显示图像，CT 值与灰阶的对应由其窗宽和窗位的选择来决定。一幅典型 CT 图像像素矩阵为 512×512，灰阶深度为 $8 \sim 12$ bit，如灰阶深度为 n bit，则图像灰度显示范围在 $0 \sim (2^{n-1})$，灰阶深度越大，显示的灰度范围越宽。显示器的分辨力应大于图像矩阵。

2. 存储器

CT 的存储装置由硬磁盘、软盘、光盘、PACS 系统等组成，它们的功能是存储图像与数据、保存操作系统及故障诊断软件等。

在硬件的设置上，硬盘、光盘等是分列的。通常一次扫描后，由数据采集系统采集的原始数据先存储于硬盘的缓冲区，待扫描完成后，经重建处理后的图像，再存入硬盘的图像存储区。随着网络技术的发展，也可将 CT 图像数据存储于 PACS 系统和云服务器。

大多 CT 扫描机设有工作站，早期称独立诊断台，其主要功能是进行图像的后处理，实际上它就是一台高配置的计算机，装有各种图像后处理专用软件。通常通过网络系统从主控制台获得图像数据，再进行后处理、诊断、存储、传输和拷贝。工作站硬件的档次决定其性能，软件的优劣决定其实现的功能。

（秦海燕）

第二节　CT 扫描机的软件结构

CT 扫描机必须同时利用计算机的硬件和软件，才能发挥作用。而 CT 机中软件最主要的功能就是把探测器收集到的投影资料用来进行图像重建。随着 CT 技术的不断发展和提高，CT 软件越来越丰富，自动化程度也大大提高，操作使用也越来越简便。CT 扫描机的软件可分为基本功能软件和特殊功能软件两类。

一、基本功能软件

基本功能软件是各型 CT 机均具备的扫描功能、图像处理功能、照相和图像储存功能、故障诊断功能、外设传送等的软件。各功能软件采用模块化设计，相对独立，它们之间的关系协调及调用由一个管理程序来完成。

（一）管理程序和各独立软件的联系方式

1. 人机对话方式

由操作者通过控制台或终端输入信息或命令，操作者可以用键盘对话，也可以用触摸监视器屏幕来对话。管理程序接到这些指令，便调用相应的功能软件。

2. 条件联系方式

某个程序在运行过程中发出一个命令信息，可以要求管理程序调度相应的软件进行工作。

3. 返回处理方式

某个程序在执行过程中发生错误，则返送信息给管理程序，由其统一处理。

这些独立的软件包括预校正、平片扫描、轴位扫描、图像处理、故障诊断、外设传送等。

（二）常用基本软件的功能

1. 校正预热程序

在 CT 中存有一组各项性能指标的标准值，每天开机后首先要对某些性能指标进行校正（自动），以保证 CT 机各部分能正常工作及影像质量。X 线管为高压器件，为了防止冷高压对 X 线管的损伤，以及 X 线量输出准确，当长时间未做任何扫描（一般设定 4 小时），还应对 X 线管进行预热，通常要求温度达到 10% 以上时才能正常工作。

2. 患者信息登记程序

为了便于管理，每个患者的扫描资料均建立为一个文件，扫描前要对患者的相关资料进行登记，包括编号、姓名、年龄等资料。

3. CT 扫描程序

根据解剖部位不同，扫描程序有各种不同的模式，如头部、胸部、体部及脊柱等，不同模式的扫描参数及图像重建的计算方法预先已设定好，一般无须做重新设置，可直接进入相应的扫描程序即可完成扫描。现代 CT 系统具有很好的人机对话功能，可以根据需要随时修改各个部位扫描程序中的参数、扫描方式及图像重建计算方法等项内容。如有必要，操作员只需进入相应的子程序功能模块，就可以非常方便地完成修改任务。轴位扫描是 CT 扫描的常规方式。

4. 测量分析程序

主要功能是测量感兴趣区 CT 值、病灶大小等。

5. 多层面重组程序

在轴位图像的基础上，可进行矢状面、冠状面及斜矢状面等多平面重组，有利于观察病灶与周围解剖结构的关系。

6. 故障诊断及分析

当 CT 设备出现错误操作或故障时给出提示。

二、特殊功能软件

特殊功能软件多种多样，而且在不断增加，其不断的改进和更新取代了扫描方式的发展，成为当今 CT 发展的重要标志。

1. 动态扫描

其功能是通过动态扫描获得组织内造影剂的时间密度曲线，用作动态研究，从而可提供更多的诊断和鉴别诊断的信息。

2. 快速连续扫描

其功能是在选取了必要的扫描技术参数后，整个扫描过程自动逐层进行，直到全部预置的扫描结束后，再逐一处理和显示图像。由于计算机的发展，现代 CT 可达到实时重建。

3. 定位扫描

其功能是可准确地标定出欲扫描的区域和范围。

4. 目标扫描

其功能是仅对感兴趣区的层面实施扫描，而对其他感兴趣区以外的层面，则采取较大的层厚、层距或间隔扫描。

5. 平滑过滤

其功能是使所有相邻的不同组织界面得到平滑过滤，产生平均的 CT 值，有效地提高相邻区域间的对比。

6. 三维图像重建

其功能是在薄层连续重叠扫描的基础上可重建出三维立体图像，常简称 3D-CT，较常规二维 CT 有更高的定位价值。

（1）多平面重建（MPR）：可得到任意平面的两维图像，多方位观察。

（2）最大密度投影（MIP）：显示血管造影、骨骼等高密度影像。

（3）最小密度投影：显示气管、肺、结肠等低密度图像。

（4）表面阴影（SSD）显示：用于颌面部、骨盆、脊柱等解剖复杂部位的表面三维整体显示，立体感强，有利于定位。

（5）容积再现（VR）：应用全部体素的 CT 值，通过功能转换软件，进行表面遮盖技术并与旋转相结合，加上不同的编码与不同的透明技术，使表面与深部结构同时立体显示。常用于支气管、纵隔、肋骨和血管的成像，图像清晰、逼真。

（6）仿真内镜（VE）显示：仿支气管镜、胃镜等，但易产生伪影。

7. 高分辨 CT

其主要功能是对肺部弥漫性间质性病变以及结节病变的检查与分析。

8. 定量骨密度测定

其功能是可对骨矿物质含量进行定量测定，为老年病学的重点研究课题之一，它可定量测定身体各部分的小梁骨和皮质骨的三维单位内骨矿物含量（mg/cm^2）。其方法较多，如单光子吸收法和双光子吸收法等，单光子定量测量精度好，通常用于临床诊断及随诊；双光子定量可消除脂肪对测量值的影响，准确度高，多用于科研工作中。

9. 氙气增强 CT 扫描软件

其功能是用氙气作增强剂来测量脑血流量。

10. 心电门控扫描软件

用于心脏 CT 增强扫描。

11. 放疗立体定位软件

一般列为选配件。用于放疗精确定位。

（王大龙）

第三节 螺旋 CT 与移动式 CT 结构

一、螺旋 CT 结构

在连续旋转型滑环式 CT 扫描技术的基础上而产生的螺旋 CT 扫描技术，是 20 世纪 90 年代初以来 CT 技术发展的又一个新的里程碑。它的最大优点是提高了扫描速度，并且采集的数据是一定范围内人体的容积数据，可进行任意的重建，提高了图像的质量和改变重建图像的方式。螺旋 CT 扫描技术是建立在滑环技术的基础上。有了滑环技术，X 线管才能围绕机架单方向旋转。螺旋扫描是在一次数据采集过程中 X 线管和探测器不停地向一个方向旋转（第 4 代 CT 机只是 X 线管旋转），检查床也同时向前推进，整个扫描的轨迹呈螺旋形。在扫描的同时探测器采集数据，当采集了足够数据后便可以重建图像，也可以把数据存储起来待扫描结束后再重建。由于在螺旋扫描时对一个特定层面来说，X 线管和探测器的旋转起始点和终止点不是在同一位置，因此对该层面会缺少一些数据，这就要用数学内插法来插入数据。这对图像质量必然会有不同程度的影响，因此各公司都在这方面寻求改善的方法，开发了一些不同的算法如 180°、360°线性插入法和非线性插入法等。

（一）螺距

在扫描过程中 X 线管每旋转一圈检查床推进的距离不一定要和层厚相等，检查床推进距离可以等于、大于或小于层厚。螺距的定义是扫描旋转架旋转一周检查床运行的距离与射线束宽度的比值。它是一个无量纲的单位，可用公式表示：

$$螺距（P）=\frac{s（mm/R）}{W（mm）}$$

式中 s 是扫描旋转架旋转一周床运动的距离，W 是射线束的宽度，R 是扫描旋转架旋转的周数。

床推进距离和层厚一致时螺距为 1∶1（或简称螺距为 1），床推进距离大于层厚则螺距大于 1，反之则小于 1。螺距如大于 1 则采集的数据量减少，因而图像的质量又会差一些。它的优点是在同样的时间内或同样的 X 线管旋转圈数下，其扫描的覆盖长度会相对地长些。如用螺距为 1.5 进行扫描，其覆盖面将会比螺距为 1 的长 50%。

国际电工委员会（IEC）对于螺距的定义：螺距=进床速度（扫描一周）/X 光准直器宽度（扫描层厚 X 层数）。

在多层螺旋机器中，无论螺距的定义如何，球管旋转一周，进床距离等于总的准直宽度，其含义就是两个相邻 X 线束之间首尾衔接，既无 X 线的重叠，也没有间隔，相当于单层螺旋的螺距 1 的含义。进床距离如果大于总的准直宽度，两束 X 线间存在间隔，图像质量肯定下降，不如进床距离小于或等于总准直宽度的图像。

（二）螺距的选择

在进行螺旋 CT 扫描时，可结合临床的需要，选择不同的床速和层厚的比值，以满足临床的不同需要，达到理想的应用效果。加大螺距可使辐射剂量减少，缩短扫描时间，探测器接收的信息减少，此时由于单位时间内的射线覆盖率降低，图像的质量也随之有所下降；反之，其作用正好相反。在螺旋 CT 扫描中，床运行方向（Z 轴）扫描的覆盖率或纵向分辨力与螺距有关。另外，床速和层厚的选择，还要根据机器的情况和临床诊断的需要作相应的调节，如可选择层厚 10 mm、床速 10 mm/s 和层厚 5 mm、床速 5 mm/s，以及层厚 10 mm、床速 20 mm/s 和层厚 5 mm、床速 10 mm/s，其螺距相同，结果也基本一样。临床检查中常用的螺距有：0.5、1.0、1.5 和 2.0 等。目前，有的机器一次采集的覆盖长度已可达 150 cm，并且可以不降低扫描条件（mAs、kV）以保证图像的质量。假如 X 线管的热容量、发生器功率不够大，则随扫描时间的延长扫描的毫安值将会逐步降低，有的机器在螺旋扫描时设置的扫描条件比轴位时要低，为的也是保证有足够的螺旋扫描长度。多数螺旋扫描为了准确地采集容积数据，所以在扫描中患者均需闭气。而一般患者闭气的时间不可能很长，所以过长的一次采集时间并无多大的实际临床意义。现在一些螺旋扫描 CT 机为了适应临床的需要均具有多种螺旋扫描的模式，如往复扫描、倾斜扫描、螺旋扫描和轴位扫描混合模式等。采用往复扫描对肝脏增强时的双期显影很有用处。还有用垂直扫描在重建时重建在倾斜面的图像，避免了机架的倾斜。螺旋扫描采集的容积数据也可以存储在硬盘上，以便根据诊断的需要改变某些参数进行后期的重建处理。由于螺旋扫描的速度很快，因而一般闭一口气便可以完成一个部位脏器的扫描。但是对于长范围扫描则需要设置两次采集间的休息和（或）几个计划间的休息，这些设置是否恰当和扫描的效果均是直接相关的。有了螺旋扫描为某些新的检查功能和方法如 CTA、CTE、SSD、容积显示重建、CT 透视、造影剂跟踪技术等提供了条件，大大地扩大了 CT 检查的内容。

螺旋 CT 扫描又可分为长螺旋和短螺旋、单螺旋和多螺旋等。单次螺旋 CT 扫描，应用于快速 CT 检查、急诊和胸部 CT 普查很理想。多次螺旋 CT 扫描，是为了在扫描中需要改变扫描条件而设计的，主要应用于头部、颈部的 CT 扫描。多方向螺旋 CT 扫描，可用于获得多相位造影增强的图像。螺旋放大 CT 扫描，应用于颞骨、脊椎、肺和肢体的放大重建。

此外，由于螺旋扫描采集的是某一器官的容积数据，因此在重建时可以采用任意的重建距离来进行重建而获得相应的图像幅数。重建距离越小所获得的图像数目将越多。重建距离如小于层厚，则每幅图像之间将有重叠。这种改变重建距离的方法有利于将小的病灶重建在扫描层的中央，并且减轻了部分容积效应，从而提高了图像质量。另外，由于图像数量的增加也能改善三维重组图像的效果，但是重建距离并不能改变扫描层厚，扫描层厚完全取决于安装在 X 线管前面准直器的开口大小，这在扫描前选择参数时已决定，所以层厚在扫描后是不能再改变的。螺旋扫描时重建距离与轴位扫描时扫描间距（层距）的概念是不同的，后者是指扫描时床移动的距离。螺旋扫描除螺距和重建距离外还有一个新的概念就是采集。在轴位扫描时 X 线管每转一圈是一次采集，但是螺旋扫描的一次采集是指 X 线旋转一次而不是一圈，也就是从开始旋转直到停止旋转为止。一次采集能够转多少圈则取决于 X 线管的热容量、散热系数、扫描条件、X 线管基础温度等。一次采集的圈数也反映了扫描的覆盖长度，但不等于覆盖长度；覆盖长度还与螺距和层厚有关，是三者的乘积。各个公司为了延长扫描的覆盖长度，力求加大 X 线管的热容量、散热系数及 X 线发生器的功率。

（三）螺旋 CT 的内插法

我们知道，在进行常规 CT 全扫描时形成的是一个完整的闭合圆环，而螺旋 CT 扫描的圆形闭合环则有偏差。也就是说，X 线管和探测器的旋转起始点与终止点不是在同一位置。在螺旋 CT 扫描中，平面投影数据是通过螺旋 CT 扫描的原始数据内插合成，经滤过处理后投影重建成像，选择何种原始数据的内插方式则是螺旋 CT 扫描成像的关键问题。

螺旋 CT 有许多内插方式，因线性内插简单易用、效果好而被广泛采用。线性内插方式又分为：①全扫描法，是 360° 收集原始投影数据，在卷积和反投影前不作修正，是最简单的内插算法；②不完全扫描法和半扫描法，分别是 360° 和 180° 加一个扇形角，它们的原始投影数据在靠近扫描的开始部分和结束部分采用不完全加权，通过靠近扫描中间部分的加强加权投影来补偿；③内插全扫描法，它的 360° 平面投影数据，通过临近同方向的原始投影数据线性内插获取，故重建所涉及的原始数据达 720° 范围；④内插半扫描法，它是利用多余的扇形束原始数据，在原始数据附近的相反方向内插，可将数据采集角范围减少到 360° 加两个扇形角；⑤外插半扫描法，它没有内插半扫描法那种投影射线的位置必须不同于重建平面的情况，若相对的射线来自于平面的相同位置，外插半扫描法估计这个相应的投影值，否则，内插则按照内插半扫描法进行。在实际应用中，内插半扫描法和外插半扫描法较好，原始数据利用率高，平面合成可靠，能获得满意的重建图像。

螺旋 CT 的扫描参数如层厚、床的移动速度或螺距及图像重建的内插方式均可影响图像质量。图像质量可以由多项标准进行衡量，如层面敏感度剖面（SSP）、时间分辨力和空间分辨力及噪声等。在此简单介绍螺旋 CT 特有的 SSP 概念及其相关影响因素。

在常规 CT 扫描中，X 线管旋转 360° 获得物体在不同角度的数据，然后重建成物体内部的二维分布图像。而螺旋扫描只能得到沿 Z 轴上（床运动的方向上）的任一点的一部分数据，因为床是不断移动的。扫描起始点是距扫描终止点最远的点，数据的中断引起了不一致性，从而产生明显的伪影。为了解决数据的不一致性，必须使用数学插值法对所有重建平面进行内插处理。

内插方式主要有两种：360° 线性内插和 180° 线性内插。较少应用的高功能内插有单边叶法和双边叶法。

SSP 相当于一个二维的解剖方块，在常规轴位像上近似长方形，而在螺旋扫描像上似钟形曲线，其底部较宽。

SSP 可以用线形图表示，也可以用数据测量进行量化。SSP 测量有两种方法：最大半峰高（FWHM）以及 1/10 峰高（FWTM）。FWTM 代表剖面的基底部宽底。最为常用的是 FWHM，代表剖面的层厚大小。

常规轴位扫描时床面不移动，即螺距 = 0。当螺旋扫描螺距 = 1.0 时，180° 性内插的 FWHM 接近常规扫描，SSP 增宽不明显。单边叶法和双边叶法两种内插方式属于高功能方式 SSP 几乎无改变，但重建时间延长，故目前一般不采用 180° 线性内插法。

螺距大小对 SSP 的影响：随螺距增大，SSP 增宽。螺距从 1.0 增大到 1.5 时，SSP 增宽较小；而当螺距增大到 2.0 时，SSP 增宽非常明显。

轴位扫描的 SSP 几乎呈长方形，螺旋扫描则呈钟形，内插方式 360° 线性较 180° 线性 SSP 增宽明显，单边叶法和双边叶法内插方式 SSP 增宽不明显。当螺距从 1.0 增大到 1.5 时，SSP 也增宽，但不同内插方式随螺距增大对 SSP 增宽的影响不一致。

常规 CT 扫描图像上，SSP 完全取决于层厚大小，而螺旋 CT 扫描至少受三个因素的影响，即层厚、螺距和图像重建内插方式。

由于螺旋扫描图像是通过沿 Z 轴方向运动的一宽束 X 线做 360°旋转获得的数据重建而形成的，故而图像厚度的界定十分复杂。由线束宽度、床速和螺旋内插方式决定的"最终影像厚度"称为有效层厚。床速越大，沿 Z 轴方向的数学内插程度加大，有效层面也就增加。

我们知道，由螺旋扫描获得的一系列数据可以在任一点重建，但一味缩小层面间隔而得到许多图像不仅浪费时间和精力，且意义不大。实际工作中和理论上都认为，床速的一半作为重建间隔可获得高清晰度的三维图像，过小的重建间隔会增加伪影（据重建条件和扫描区域而定）。在任何情况下，小间隔重建对于重建图像的厚度无影响。在床速大于层厚的高螺旋扫描中，选择重建间隔时应考虑有效层厚。

层厚对 SSP 影响最大。缩小层厚，可缩小 SSP，提高分辨力，但穿过物体到达检测器的光子量减少，图像噪声增加。螺距是决定 SSP 大小的另一因素，螺旋 CT 机的螺距设置范围一般为 1.0～2.0，螺距增加，SSP 也增宽，但不影响图像噪声。180°内插重建方式是从两个 180°的螺旋扫描的容积资料中综合成横断面的图像，这种方法所取资料少，SSP 缩小，容积效应也相应缩小，沿 Z 轴方向的图像模糊度减小，故空间分辨力提高。另外，由于所取资料（或信息）少，光子量也少，噪声相应增加。而 360°内插法是从两个 360°曝光资料中综合成横断图像，SSP 加大，容积效应增加，沿 Z 轴方向的图像模糊度增加，空间分辨力下降；另外，因光子量增加，噪声下降。

（四）螺旋 CT 的特点

螺旋 CT 扫描技术与传统 CT 扫描不同之处：X 线管由以往的往复运动变成向一个方向旋转，同时检查床（患者）以均匀速度平移推进（前进或后退）中连续采集体积数据进行图像重建，整个扫描轨迹呈螺旋形轨迹。因此，螺旋扫描技术不再是对人体某一层面采集数据，而是围绕患者螺旋式地采集数据。常规扫描与螺旋扫描技术的根本区别：前者得到的是二维信息，而后者得到的是三维信息，故螺旋扫描方式又称为容积扫描技术。

由于螺旋扫描采集的是体积数据，不会有层与层之间的遗漏，并可进行较薄层的扫描，获得没有重组成分的真正三维重建图像，并可视需要在所扫描的体积内，对任意剖面和位置进行重建。可根据 CT 算法的不同在重建的三维图像中把某一部分组织或器官从图像中去掉，对三维重建提供了更有利的条件，从而提高了三维重建图像质量。三维数据的采集使 CT 的血管成像（CTA）成为可能，它具有没有运动、吞咽、呼吸和血流伪影，可识别钙化斑片等 MRA 所不及的特点。有报道用 CTA 来检查肾动脉狭窄、血管瘤及内支架、移植血管等情况。

螺旋式扫描技术对 CT 设备的各部分硬件提出了更高的要求，除必须采用滑环技术外，为保证在体积扫描时连续工作，X 线管的热容量和散热量成了影响其工作的重要参数。许多厂家和公司均在这方面努力，例如，飞利浦公司采用液态金属作为润滑剂的螺旋沟纹中空阳极柄的大容量 CT 球管，其热容量高达 8 MHU，使用寿命大幅度提高；GE 公司采用航天散热涂料来增加阳极的散热率；西门子公司则采用飞焦点技术以增加信息采集量，提高图像质量。类似的大容量而结构各异的 CT 球管已有多家公司拥有，最高热容量可达 8 MHU 以上，其散热效率也可达 1 MHU/min。这就为螺旋 CT 技术的发展提供了可靠的保证。

为了满足高速扫描，除要求 X 线管的容量大幅度提高外，为保证在 1 秒扫描时间获得高质量的图像，必须有高性能的探测器及 DAS 系统，以保证低对比度分辨力。

由于系统长时间连续采集数据，对计算机、AP 均提出了更高的要求。各公司推出的 CT 机不少采取了新的计算机，并多为微处理机，字长大多为 64 位以上，运算速度也大大提高。很多机种采用了多台微机并行工作，实现了扫描、重建、处理、存盘、照相和传输等同时进行，使扫描周期缩短及患者流通量大幅度提高。

与常规 CT 扫描相比，螺旋 CT 扫描的主要优点如下。

（1）整个器官或一个部位可在一次闭气下完成容积扫描，提高扫描速度，不会产生病灶的遗漏，提高病变发现率。

（2）可变的重建扫描层面，可任意地、回顾性重建，无层间隔大小的约束和重建次数的限制。

（3）容积扫描，可行多层面及三维重建，提高了多方位和三维重建图像的质量。

（4）因单位时间内提高了扫描速度，使造影剂的利用率大大提高，可在造影剂最高峰时成像。

螺旋 CT 扫描技术的主要缺点：层厚响应曲线增宽，使纵向分辨力下降；数据存储量增加，图像处理时间延长。

二、移动式 CT 结构

常规的 CT 机都是固定安装的，无法移动。为了适应一些危重患者的检查需要，出现了移动式 CT 机。它的主要特点是扫描机架和检查床都可以移动，重量较轻。

（一）移动式 CT 机应用原理

移动式 CT 机应用原理同非螺旋 CT 扫描机，只不过体积较小、可移动，它主要由扫描机架、检查床和控制台三部分组成，每一个单元都装有滑轮可移动。其安装要求不高，值得一提的是，它可采用单相交流电源，任何墙上电源足以能使 CT 机启动，断电后还能利用机器自带的蓄电池继续扫描约 25 层。

（二）移动式 CT 机结构特点

1. 机架

移动式 CT 机的机架内安装了所有成像所需的重要部件，包括 X 线管、发生器和探测器等。机架的孔径 60 cm，倾斜角度是 -25°～ +30°，最大 FOV 是 46 cm，该机架的特点是在检查床和机架固定时，机架还能纵向平移 35 cm，能适应不能移动患者头部检查的需要。

2. X 线管

X 线管是低功率的，阳极靶面直径 102～108 mm，倾斜角 12°，产生的 X 线光谱比较适合脑部 CT 成像。X 线管的热容量和散热率分别是 600 kHU-1 MHU 和 125～200 kHU/min。发生器是输出功率为 6 kW 的高频发生器，根据需要可提升到 18 kW。探测器是固体探测器，数量为 400 个，测量通道为 16 个，扫描数据的采用射频传送。移动式 CT 机基本属于第三代 CT 机，X 线管和探测器系统同步旋转，在 360°扫描范围内都能采集扫描数据，由于采用了非同步扫描方法，探测器的数量减少了约一半。

3. 检查床

检查床下部装有滑轮，并且能和机架对接固定。床面板是用碳素纤维做成，使 X 线易于穿透。床面高度的调节范围是 645～1 030 mm，床纵向移动速度为 15 mm/s，移动范围为 1 300 mm，床面最大承重 160 kg，最大承重时的床面移动速度为 10 mm/s，载重 140 kg 时，床移动的精确性是 ±0.25 mm/s。

4. 控制台

装有滑轮的控制台，通过电缆与扫描机架相连。操作台的主机是小型计算机，操作系统是 UNIX。另外，操作台还包括一个显示器、对话扩音设备、摄影机接口、网络设备和存储设备。监视器是 17 英寸彩显，矩阵 512×512，256 级灰阶。图像存储有系统硬盘和光盘，系统硬盘的容量是 1 GB，约可存储 1 200 幅 5 122 图像，系统硬盘可扩展容量，或可选用 2.3CB 的 8 mm 磁带，图像除可摄影存储外，也可通过网络传输，因为主机系统是 DICOM 兼容的。操作系统中预存了 100 个不同部位的扫描程序，可简化操作程序，还可做几种常见的图像处理如放大重建、多平面显示、镜像、直方图等。

5. 有关技术参数

扫描的层厚选择有 2 mm、3 mm、5 mm 和 10 mm，扫描时间分别是 2 秒、4 秒和 6 秒。扫描千伏峰值分别是 120 或 130，毫安值有 10、20、30、40、45 和 50 六档可供选择。扫描采样频率为 1 440 帧/秒，扫描重建时间为 5 秒。容积扫描（螺旋扫描）时，机架旋转一周时间为 2 秒，即 2 秒获得一层螺旋扫描数据，最大连续扫描旋转 25～35 周，床速可选范围为 2、3、5、10 和 20 毫米/周，重建层厚为 2 mm、3 mm、5 mm、7 mm 和 10 mm。

（三）移动式 CT 机的应用特点

移动式 CT 机大大方便了一些危重或手术中患者的检查需要。如该机可搬运至手术室，无论在手术前、手术中或手术后都可以方便地使用 CT 扫描做病情的监测，或在 CT 扫描的帮助下，做神经外科方面颅脑的手术。移动式 CT 也可以搬运至急救中心或重症监护病房等给危重患者做各类 CT 检查，对创伤性的、不宜搬动的危重患者，移动式 CT 尤其适用。

（王大龙）

第三章

磁共振成像基础知识

第一节　磁共振成像设备的基本结构

磁共振成像（MRI）设备是由产生磁场的磁体系统、产生梯度磁场的梯度系统、用于射频脉冲发射和信号接收的射频系统、进行系统控制和数据处理的计算机和图像处理系统等组成。磁共振成像设备有多种分类方式，根据主磁场产生方法的不同可分为永磁型、常导型和超导型等；根据成像范围大小可分为局部（头、乳腺、关节等）型和全身型；根据不同用途可分为专用型（如心脏专用机、神经系统专用机、介入专用机等）和通用型两种；根据主强度大小分可分为低场、中场和高场 MRI 系统。另外 MRI 成像系统还有相应的附属设备，如磁屏蔽、射频屏蔽、氧监测器、冷水机组、空调及超导磁体的低温保障设施等（图3-1）。

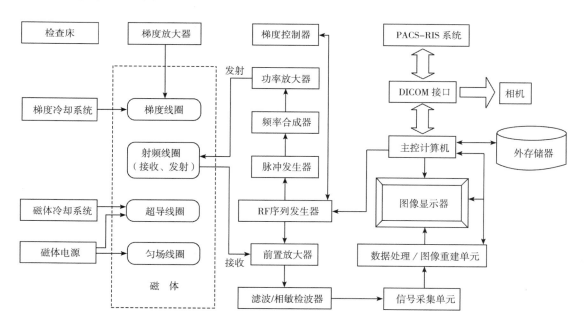

图3-1　MRI 设备结构及功能组件

一、磁体系统

磁体系统是 MRI 设备的重要组成部分，它是产生均匀、稳定主磁场的硬件设施，其性能直接影响最终图像质量。

（一）磁体的性能指标

磁体的性能指标包括磁场强度、磁场均匀性、磁场稳定性、磁体有效孔径及边缘场的空间范围等。

1. 磁场强度

MRI 设备在磁体内产生均匀、稳定的磁场称为主磁场或静磁场，MRI 设备的磁场强度即为该磁场的大小，单位为特斯拉（Tesla，T），1 特斯拉等于 10 000 高斯。磁场强度越高，图像的信噪比越高，图像质量越好，但人体对射频能量的吸收增加，同时增加主磁场强度使设备成本增加。目前大多数 MRI 设备的磁场强度在 0.2~3.0 T，FDA 允许用于临床的最高场强为 3.0 T、4.7 T、7 T、9 T 等，超高场 MRI 设备目前只能用于科学研究。

2. 磁场均匀性

磁场均匀性是指在特定容积内磁场的同一性，即穿过单位面积的磁力线是否相同，特定容积通常采用与磁体中心相同、具有一定直径的球形空间，DSV 常用 10 cm、20 cm、30 cm、40 cm、45 cm 和 50 cm 为直径的球体。在 MRI 设备中，磁场均匀性是以主磁场的百万分之几为单位定量表示，如对于 1.0 T 的磁场在 40 cm DSV 范围内测量的磁场偏差为 0.02 G，则其磁场均匀性为 2ppm。所取测量 DSV 大小相同时，ppm 值越小表明磁场均匀性越好，通常 DSV 越大，磁场均匀性越低。

梯度磁场强度必须大于其磁场偏差，否则将会扭曲定位信号，降低图像质量。磁场均匀性差，会造成化学位移增加、信号丢失及空间定位畸变，图像质量也会低。磁场均匀性是衡量 MRI 设备性能高低的关键指标之一。

磁场均匀性的测量方法通常有点对点法、平方根法及容积平方根法。点对点法即成像范围内两点之间磁场强度的最大偏差 ΔB 与标称磁场强度 B_0 之比，即（$B_{max}-B_{min}$）/B_0；平方根法是成像范围内测量波峰的半高宽度；容积平方根法是在每个测量容积上选择 24 平面，每平面上 20 点采样进行测量。

磁场均匀性由磁体本身的设计和具体外部环境决定。磁场均匀性并非固定不变，一个磁体在安装调试后，由于外部环境及磁体稳定性的影响，其均匀性会改变，因此，必须定期进行匀场。

3. 磁场稳定性

磁场稳定性是衡量磁场漂移程度的指标，它与磁体类型和设计质量有关，受磁体附近铁磁性物质、环境温度、磁体电源稳定性、匀场电源漂移等因素的影响，稳定性下降，意味着单位时间内磁场的变化率增高，在一定程度上也会影响图像质量。

磁场稳定性分为时间稳定性和热稳定性两种。时间稳定性指磁场随时间而变化的程度，热稳定性指磁场随温度而变化的程度。磁场的漂移通常以一小时或数小时作为限度，通常超导型磁体的稳定性小于 0.1ppm/h，磁体电源或匀场电源波动时，会使磁场的时间稳定性变差。永磁型磁体和常导型磁体的热稳定性比较差，因而对环境温度的要求很高。超导型磁体的时间稳定性和热稳定性都比较高。

4. 磁体有效孔径

磁体有效孔径指梯度线圈、匀场线圈、射频体线圈和内护板等均安装完毕后柱形空间的有效内径。对于全身 MRI 设备，磁体有效孔径以足够容纳受检者人体为宜，通常内径必须大于 60 cm。MRI 设备孔径过小容易使被检者产生压抑感，孔径大可使患者感到舒适。然而，增加磁体的孔径使磁场均匀性下降，近年来随着磁体技术的发展，大孔径 MRI 设备（有效孔径达到 70 cm）已经进入市场，有利于特殊体形患者、儿童及"幽闭恐惧症"患者接受检查。

5. 边缘场空间范围

磁体边缘场指主磁场延伸到磁体外部向各个方向散布的杂散磁场，也称杂散磁场、逸散磁场。边缘场延伸的空间范围与磁场强度和磁体结构有关。随着空间位置与磁体距离的增大，边缘场的场强逐渐降低（与距离的立方呈反比）。边缘场是以磁体原点为中心向周围空间发散的，具有一定的对称性。常用等高斯线的三视图（俯视图、前视图、侧视图）形象地表示边缘场的分布，即由一簇接近于椭圆的同心闭环曲线表示的杂散磁场分布，图中每一椭圆上的点都有相同的场强（用高斯表示），故称为等高斯线。由于不同场强磁体的杂散磁场强弱不同，对应的等高斯线也就不同，一般用 5 高斯（0.5 mT）线作为标准。在 MRI 设备的场所设计阶段，等高斯线是经常使用的指标之一。边缘场可能对在它范围内的电子仪器产生干扰，这些电子仪器也通过边缘场对内部磁场的均匀性产生破坏作用。因此，要求边缘场越小越好，通常采用磁屏蔽的方法减小边缘场。

除了上面所提到的几项磁体性能指标外，磁体重量、磁体长度、制冷剂（液氦）的挥发率和磁体低温容器（杜瓦）的容积等因素也是超导型磁体的重要指标。

（二）磁体的分类

磁共振成像磁体可分为永磁型磁体、常导型磁体和超导型磁体三种。

1. 永磁型磁体

永磁型磁体是最早应用于全身磁共振成像的磁体，由具有铁磁性的永磁材料构成，简称永磁体。用于构造磁体的永磁材料主要有铝镍钴、铁氧体和稀土钴三种类型。我国有丰富的稀土元素，也能大量生产高性能的稀土永磁材料，这些材料可作为生产永磁体的原料资源，目前，永磁体使用的主流材料是稀土钕铁硼。

永磁体一般由多块永磁材料堆积（拼接）而成。磁铁块的排列既要构成一定的成像空间，又要达到尽可能高的磁场均匀度。另外，磁体的两个极片须用导磁材料连接起来，以提供磁力线的返回通路，从而减少磁体周围的杂散磁场。永磁体的结构主要有两种，即环形偶极结构（图 3-2A）和轭形框架结构（图 3-2B）。环形偶极结构通常由八个大永磁体块组成，孔径内的磁场是横向；轭形框架结构由铁磁性材料框架和永磁体块（磁极）组成一个 H 形空间，框架本身同时为磁通量提供回路。永磁体的极靴决定磁场分布的形状和磁场的均匀性，轭形框架结构比环形偶极结构更笨重，但边缘场的延伸范围小，便于安装和匀场。将轭形磁体的框架去掉一边，就成为目前永磁体最常用的开放式磁体，它是由 C 型铁轭、上下极靴及磁体基座组成。

永磁体两极面之间的距离就是磁体孔径，其值越小磁场越强，而太小又不能容纳受检者。在磁体孔径一定的前提下，提高磁场强度的唯一办法就是增加磁铁用量，这样会受到磁体重量的限制，因此，磁体设计者必须在场强、孔径和磁体重量三者之间折中进行选择。目前永磁体的场强一般不超过 0.45 T。

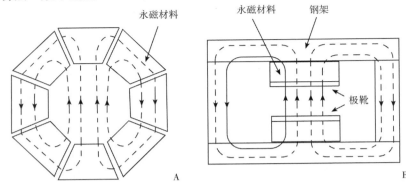

图 3-2　永磁体的结构

A. 环形偶极结构；B. 轭形框架结构

永磁材料对温度变化非常敏感（1 100ppm/℃），因此永磁型磁体的热稳定性差，其磁场稳定性是所有磁体中最差的。通常磁体本身温度设置略高，要求在（30±0.1）℃（不同厂家磁体温度要求不同），通过温度控制单元维持磁体恒温，用来测量磁体温度的位置设置在上下极板及上下极靴上，当温度低时通过加热单元对磁体加温，该控制单元是不间断地工作以确保磁场强度及均匀性，使磁体性能更加稳定，减少了用户为保持环境温度而配置高性能空调的费用。

永磁型磁体缺点为场强较低，图像的信噪比较低，很多高级临床应用软件及功能成像在该类 MRI 设备中无法实现；其磁场的均匀性较差，原因是用于拼接磁体的每块材料的性能不可能完全一致，且受磁极平面加工精度及磁极本身的边缘效应（磁极轴线与边缘磁场的不均匀性）的影响；此外，该类磁体的重量均在数十吨以上，对安装地面的承重也提出了较高的要求。

永磁型磁体的优点是结构简单并以开放式为主、设备造价低、运行成本低、边缘场空间范围小、对环境影响小及安装费用少等。另外，永磁型 MRI 设备对运动、金属伪影相对不敏感，磁敏感效应及化学位移伪影少，高场 MRI 设备的部分软件功能向低场设备移植，尤其是磁共振介入治疗技术，为永磁型 MRI 设备开拓新的用武之地。

2. 常导型磁体

常导型磁体也称为阻抗型磁体，其原理是电磁效应，即载流导线周围存在磁场，磁场强度与导体中的电流强度、导线形状和磁介质性质有关。从理论上讲，将载流导体沿圆柱表面绕成无限长螺线管，螺线管内形成高度均匀的磁场；另外，将载流导体紧密排列在一个球形表面上形成均匀分布的电流密度，球面内部的磁场是高度均匀的。由于 MRI 磁体只能采用有限的几何尺寸且必须有供受检者出入的空间，所以实际磁体线圈只能采用与理想结构近似的形式。常导型磁体线圈是由铜或铝导线绕制而成，由于绕制线圈的金属导线有一定的电阻率，故又称为阻抗型磁体。

无限长螺线管的近似结构是有限长螺线管，它靠圆柱对称的几何形状建立螺线管内部的均匀磁场。均匀磁场只能建立在螺线管中一个长度有限的区域，增加螺线管两端导线的匝数可以扩大这个均匀区域的范围，也可以在螺线两端与它同轴各附设一个半径稍大的薄线圈，利用这两个辅助线圈电流的磁场抵消螺线管中心两侧磁场随轴向位置的变化。

球形磁体线圈最简单的近似形式是霍尔姆兹线圈，它是一对半径相等的同轴线圈，轴向距离等于线圈的半径，两个线圈中通过大小相等且方向相同的恒定电流，则在线圈中心一个小体积范围建立均匀磁场，扩大均匀磁场范围的途径是在同一轴线上增加线圈对数目。双线圈对结构是将四个线圈同轴排列在一个球形表面内，中间两个线圈的半径比两边两个线圈的半径大，依次类推。目前，常导型磁体是根据球形表面均匀分布电流密度理论而设计的。

常导型磁体的线圈由高导电性的金属导线或薄片绕制而成，如铜或铝，通常采用铝或铜薄片做线圈，每个线圈绕几千层。常导磁场的均匀度受到线圈大小和定位精度的影响，线圈越大，磁场均匀性越高，但常导型磁体为了减小功耗，线网均做得不大，限制了磁场的均匀度；多个线圈的位置、平行度、同轴度也会有误差，当线圈通电后，彼此的磁场相互作用，可能使线圈位置发生变化，也会影响磁场均匀性。影响常导型磁体磁场稳定的因素主要是线圈电流，如果电源供应的电流波动，即会引起磁场的波动，通常要求磁体电源输出稳定电流，再者环境因素变化，如温度变化或线圈之间的作用力引起线圈绕组或位置的变化，对磁场稳定性也有影响。

常导型磁体的优点是结构简单、造价低廉，磁场强度最大可达 0.4 T，均匀度可满足 MRI 的基本要求，属于低场磁体，该磁体性价比较高，其成像功能已经满足临床基本需求，维修相对简便，适用于一些较偏远、电力供应充足的地区。其缺点是工作磁场偏低，磁场均匀性及稳定性较差，高级临床应用软件及功能成像在该磁体上无法实现，且励磁后要经过一段时间等待磁场稳定，需要专用电源及冷却系统，运行和维护费用高，限制了常导型磁体的推广应用，该类磁体目前在市场上逐渐消退，被永磁体替代。

3. 超导型磁体

超导型磁体线圈的设计原理与常导型磁体基本相同，但超导型磁体的线圈是采用超导导线绕制而成，故称为超导型磁体。这种磁体场强高，磁场稳定性及均匀性较高，MRI 设备中 0.5 T 以上的磁体场强均采用超导型磁体。

（1）超导性及超导体：超导性是指在超低温下某些导体电阻为零，导电性超过常温的优良导电现象。具有超导性的物质为超导体。超导体中的电子在临界温度下组成电子对而不再是自由电子，电子和晶格之间没有能量传递，它在晶格中的运动不受任何阻力，因此导体的电阻完全消失。超导体出现超导性的最高温度叫临界温度，通常超导材料的临界温度非常低，如水银的临界温度为 4 K，锡的临界温度为 3.7 K，铌钛合金的临界温度为 9.2 K 左右。超导体在外加磁场达到一定数值时其超导性被破坏，通常将导致超导性破坏的磁场值称为超导体的临界磁场。超导体在一定温度和磁场下通过的电流超出某一数值时其超导性被破坏，这个电流称为超导体的临界电流。超导材料最成功的应用是绕制各种强磁场磁体，所有高磁场 MRI 设备均采用超导型磁体。

（2）超导型磁体的构成：超导型磁体的内部结构有超导线圈、低温恒温器、绝热层、磁体的冷却系统、底座、输液管口、气体出口、紧急制动开关及电流引线等部分组成。

目前超导线圈材料采用机械强度较高、韧性较好的铌钛合金（Nb-Ti），它是以铌（Nb）为基的二元或三元合金组成的 β 相固溶体，其中铌占 44% ~50%，其临界温度为 9.2 K，临界场强为 10 T，临界温度为 9.2 K，临界电流密度为 3×10^3 A/mm^2，铌钛合金具有优良的超导电性和加工性能。超导线圈是铌钛合金的多芯复合超导线埋在铜基内，一方面，铜基起支撑作用，另一方面，在发生失超时，电流从铜基上流过，使电能迅速释放，保护超导线圈，并使磁场变化率减小到安全范围以内。

超导型磁体与常导型磁体一样是由超导线圈中通过电流产生磁场，有两种设计形式，一种是以四个或六个线圈为基础，另一种是采用螺线管线圈为基础。四线圈结构是将线圈缠绕在一个经过精加工的圆柱体上（常用铝），在圆柱体的外表面开槽用来绕制聚集成束状的铌钛合金导线，由于线圈之间存在较大的相互作用力，需要增加固定装置，这将增加散热及真空杜瓦的设计困难。

超导线圈的低温环境由低温恒温器保障，低温恒温器是超真空、超低温环境下工作的环状容器，内部依次为液氦杜瓦和冷屏，其内外分别用高效能绝热材料包裹，为减少漏热，容器内部各部件间的连接和紧固均采用绝热性能高的玻璃钢和环氧树脂材料。外界热量是通过传导、对流或辐射传输进磁体的，其中辐射途径传输的热量最大，通常为减少液氦的蒸发，装配有磁体的冷却系统，它由冷头、气管、压缩机及水冷机构成。冷头在磁体顶部，通过绝热膨胀原理带走磁体内的热量，气管内的纯氦气（纯度在 99.999% 以上）在膨胀过程中吸收磁体内部的热量，再利用外部压缩机对氦气进行制冷，压缩机中的热量由水冷机带走，新型磁体均采用 4 K 冷头，且在磁体内有液氦液化装置，通常冷头正常工作时，液氦挥发率基本为零，如果冷却系统工作异常，液氦挥发率成倍增长（1.5～2 L/h）。低温恒温器上有液氦的加注口、排气孔及超导线圈励磁退磁、液面显示和失超开关等引线，这些引线用高绝热材料支持和封固起来进入恒温器，它们向恒温器的热传导被降到最低限度。

（3）超导环境的建立：超导线圈的工作温度为 4.2 K（-268.8℃），即一个大气压下液氦的温度，MRI 磁体超导环境的建立通常需要以下步骤。①抽真空，超导型磁体真空绝热层是其重要保冷屏障，其性能主要由它的真空度决定，磁体安装完毕后，首先需用高精度、高效能的真空泵（通常用等离子真空泵）抽真空，还需准备真空表、检漏仪、连接管道等。超导型磁体内的真空度要求达到 10^{-7}～10^{-6} mbar，才能保证超导磁体的真空绝热性能；②磁体预冷，磁体预冷是指用制冷剂将杜瓦容器内的温度降至其工作温度的过程。通常磁体预冷过程分为两步，首先用温度略高的液氮导入杜瓦容器，使液氮能在磁体内存留，此时磁体内温度达到了 77 K（-196℃），再用有一定压力的高纯度氦气将磁体内的液氮顶出；其次再将液氦输入杜瓦容器内，直到液氦能在磁体内存留，此时磁体内部温度达到 4.2 K；③灌装液氦，磁体经过预冷，杜瓦容器内的温度已降至 4.2 K，而超导线圈稳定工作的条件是必须浸泡在液氦中，因此，还要在杜瓦容器中灌满液氦，一般将液氦充灌至整个容量的 95%～98%。以上步骤均在工厂内完成，到达用户现场的磁体一般为冷磁体。

（4）励磁：励磁又叫充磁，是指超导型磁体系统在磁体电源的控制下向超导线圈逐渐施加电流，从而建立预定磁场的过程。励磁完成后，超导线圈将在不消耗能量的情况下提供强大的、高稳定性的均匀磁场。

对于超导型磁体，成功励磁的条件是建立稳定的超导环境及有一套完善的励磁控制系统，该系统一般由电流引线、励磁电流控制电路、励磁电流检测器、紧急失超开关和超导开关等单元组成。另外，一个高精度的专用励磁电源是不可缺少的，这种电源是低压大电流的稳流电源，应具有高精度、大功率、高稳定性、电源的波纹较小等特点。电源还须附加保护磁体的自动切断装置，在励磁、退磁过程中及突然停电时，保护超导线圈和电源本身。不同厂家的磁体对励磁要求不同，励磁时间也不尽相同，但电流的输入遵循从小到大、分段控制的原则，因而磁场也是逐步建立的，通常整个励磁过程长达几个小时。

超导型磁体线圈的稳定电流强度不仅取决于磁体场强的大小，而且与线圈的结构有关。因此，场强相同的不同磁体，其稳定电流往往是不相同的，即使是同一型号的磁体，线圈电流也因有无自屏蔽而有所不同。

超导型磁体励磁时，电流到达预定数值就要适时切断供电电源，去磁（退磁）时又要迅速地将磁体贮存的磁量泄去，实现这一特殊功能的是磁体开关，它是磁体供电装置的重要组成部分。磁体对外可接三对引线，即磁体电源线、感应电压检测线和加热器引线。其中磁体电源线和电压感应检测线是励磁专用线，励磁结束后就卸掉，平时只有加热器与磁体电源系统中的磁体急停开关相连。

（5）失超及其处理：失超是超导体因某种原因突然失去超导性而进入正常态的过程。超导体是在极高的电流强度下工作的，又处于超低温环境，因而比较容易发生失超。失超的基本过程是电磁能量转换为热能的过程，磁能在线圈绕组周围的传播是不均匀的，因而从微观上讲失超总是从一点开始，并通过热传导方式向外扩散焦耳热，温度的升高使线圈局部转为正常态，线圈局部电阻的出现，加热了超导线圈，使磁体电流下降为零。失超是一个不可逆的过程，磁场能量将迅速耗散，线圈中产生的焦耳热引起液氦急剧蒸发，低温氦气从失超管中猛烈向外喷发，超导线圈的失超部分可出现几千伏的高电压引起强大的电弧，可能烧焦线圈的绝缘或熔化超导体，甚至损坏整个超导线圈。失超和磁体的去磁（或退磁）是两个完全不同的概念，去磁只是通过磁体电源慢慢泄去其贮存的巨大能量（一个 1.5 T 的磁体在励磁后所储存的磁场能量高达 5 MJ），使线圈内电流逐渐减小为零，但线圈仍处于超导态；失超后不仅磁场消失，而且线圈失去超导性。

造成磁体失超的原因很多：①磁体本身结构和线圈因素造成的失超，正常运行的磁体偶尔出现的失超和励磁过程中出现的失超均是这类原因造成的；②磁体超低温环境破坏造成的失超，如磁体杜瓦容器中的液氦液面降到一定限度则可能发生失超，磁体真空隔温层破坏等；③人为因素造成的失超，励磁时充磁电流超过额定值，使磁场建立过快时易造成失超，磁体补充液氦时方法不当也极易引起失超（如输液压力过大或输液速度过快），误操作紧急失超开关造成"意外"失超等；④其他不可抗拒的因素造成的失超，如地震、雷电、撞击等均可造成失超。

为避免失超，失超的预防和保护系统是十分重要的，通过传感器及探测器实时监控磁体状态，建立励磁时及实现超导后的失超保护等防范措施。①超导合金纤维导线埋在铜基中，铜基在磁通量突变时对超导线起分流作用及限制热量的产生，并使热量不向超导体的其他部分蔓延，另外，要从工艺上保证超导线的焊接点引入的电阻极小。由于磁通量突变产生的热量绝大部分被铜基传导给液氦，液氦蒸发使热量散失而不致引起很大的升温，在励磁时磁通量突变最大，消耗液氦最多，应及时补充。②励磁时的失超保护十分重要，它是由失超探测器、机械式直流快速断路器及泄能电阻器组成，当失超探测器发现失超发生时，启动断路器将励磁电源和磁体超导线圈绕组隔离开，并将磁体超导线圈绕组里的电流切换到泄流电阻器放电，在短时间里将其能量释放掉。③建立磁体监控和保护措施，实时监控测量磁体线圈温度、应力、液氦液位、真空度、流量、杜瓦容器压力等参数值的变化。

失超带来的问题主要是过压、过热等。一旦发生失超，磁体中的制冷剂会挥发一空，因此，对于用户来说，首先要尽快更换有关管道口的保险膜，以免空气进入磁体低温容器后形成冰块，此后可对磁体进行全面检查，以找出失超原因，如果磁体尚未破坏，就要按本节所述方法，重新建立超导环境并给磁体励磁。

（6）超导型磁体的其他组件如下。①失超管是超导磁体不可缺少的部分之一，其作用是将磁体内产生的氦气排到室外。日常情况下只将磁体内产生的少量氦气排出，一旦失超，磁体容器中近千升的液氦变为氦气（通常每升液氦气化为 1.25 m^3 氦气）将从失超管喷出。如果失超管设计尺寸不足、铺设路径不合理、不通畅，甚至堵塞，磁体因内部压力快速增高而被损坏的可能性将增大。②紧急失超开关又称为磁体急停开关，是人为强制主动失超的控制开关，装于磁体间或控制室内靠近门口的墙上，其作用是在紧急状态下迅速使主磁场削减为零。该开关仅用于地震、火灾和危及受检者生命等突发事件时使用。出于安全考虑，可在失超按钮上加装隔离罩。需要严格控制进出磁体间的人员对该开关的非正常操作。

超导型磁体的场强可以超过任意一种磁体，其场强在 0.5～12 T，目前应用于临床的最高场强为 3.0 T，其他高场强 MRI 设备均用于科学实验。超导型磁体优点为高场强、高稳定性、高均匀性、不消耗电能以及容易达到系统所要求的孔径，所得图像的信噪比高，图像质量好，特殊功能成像及超快速成像只能在超导高场强的 MRI 设备中完成。但是超导线圈须浸泡在密封的液氦杜瓦中方能工作，增加了磁体制造的复杂性，运行、安装及维护的费用相对较高，随着磁场强度的升高，其边缘场范围较大。

（三）匀场

受磁体设计、制造工艺及磁体周围环境（如磁体的屏蔽物、磁体附近固定或可移动的铁磁性物体等）影响，任何磁体都不可能在整个成像范围内的磁场完全一致。将消除磁场非均匀性的过程称为匀场。匀场是通过机械或电流调节建立与磁场的非均匀分量相反的磁场，将其抵消。常用匀场方法有被动匀场和主动匀场两种。

1. 被动匀场

被动匀场是指在磁体孔洞内壁上贴补专用的小铁片（也称为匀场片），以提高磁场均匀性的方法，由于该匀场过程中不使用有源元件，故又称为无源匀场。匀场所用的小铁片一般用磁化率很高的软磁材料，根据磁场测量的结果确定小铁片的几何尺寸、数量及贴补位置。

超导型磁体的被动匀场过程是：磁体励磁→测量场强数据→计算匀场参数→去磁→在相关位置贴补不同尺寸的小铁片，这一过程要反复进行多次。匀场用的小铁片本身没有磁性，将它贴补到磁体内壁，立刻被主磁场磁化而成为条型磁铁，从而具有了与条形磁铁类似的磁场（图3-3）。如果小铁片外部靠近磁体中心一侧的磁力线正好与主磁场反向，则削弱该小区域内的磁场强度（图3-4）。匀场时，何处磁场均匀性差，就在何处贴补这种小铁片，铁片的尺寸要根据需要调整场强差来决定。用小铁片匀场的优点是可校正高次谐波磁场的不均匀，材料价格便宜，不需要昂贵的高精度电源。大多数铁片装在磁体孔径内，有些被动匀场中的铁片装在磁体杜瓦容器外侧，用以补偿磁体上面或下面钢梁引起的高次谐波磁场。

2. 主动匀场

主动匀场是通过适当调整匀场线圈阵列中各线圈的电流强度，使局部磁场发生变化来调节主磁场强度，以提高整体均匀性的过程，由于该匀场过程中使用了有源元器件，又称为有源匀场。匀场线圈由若干个大小不等的小线圈组成，这些小线圈分布在圆柱形匀场线圈骨架的表面，构成线圈阵列，将其称为匀场线圈，它安装于主磁体线圈和梯度线圈之间。主动匀场是对磁场均匀性进行精细调节的方法，匀场线圈产生的磁场可以抵消谐波磁场，改善磁场的均匀性（既可修正轴向非均匀性，也可修正横向非均匀性）。

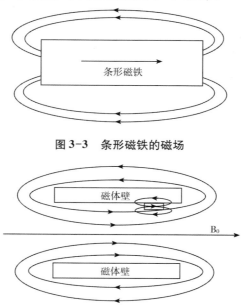

图 3-3　条形磁铁的磁场

图 3-4　小铁片对磁场的影响

匀场线圈也有超导型及阻抗型之分。超导型匀场线圈与主磁场线圈置于同一低温容器中，其电流强度稳定，且不消耗电能。阻抗型匀场线网消耗能量，匀场电源的质量对于匀场效果起着至关重要的作用，匀场电源波动时，不仅匀场的目的达不到，而且主磁场的稳定性会变差。因此，在 MRI 设备中匀场线圈的电流均由高精度、高稳定度的专用电源提供。

在大多数 MRI 设备的匀场都是无源匀场和有源匀场并用，无源匀场是有源匀场的基础，有源匀场可在系统软件控制下进行。

二、梯度系统

梯度系统是指与梯度磁场相关的电路单元，梯度系统是 MRI 设备的核心部件之一。其功能是为 MRI 设备提供满足特定需求、可快速切换的梯度场，主要对 MR 信号进行空间编码，在梯度回波和其他一些快速成像序列中起着特殊作用（聚相、离相等），在没有独立匀场线圈的磁体中，梯度系统可兼顾用于对主磁场的非均匀性进行校正等。

（一）梯度磁场的性能指标

梯度磁场的性能指标通常有梯度强度、梯度爬升时间及梯度切换率、梯度线性梯度有效容积及梯度工作周期等。

1. 梯度强度

梯度强度是指梯度磁场能够达到的最大值，通常用单位长度内梯度强度的最大值表示，单位为 mT/m。在梯度线圈一定时，梯度强度由梯度电流决定，而梯度电流又受梯度放大器的输出功率限制。梯度强度越高，可得到的扫描层面越薄，图像的空间分辨率就越高。目前超导 MRI 设备梯度强度大多数在 30～50 mT/m，高端 MRI 设备甚至高达 80 mT/m。

2. 梯度爬升时间及梯度切换率

梯度爬升时间及梯度切换率是梯度系统的两个重要指标，它们从不同角度反映了梯度磁场达到最大值的速度。梯度爬升时间指梯度由零上升到最大梯度强度所需的时间，单位为毫秒。梯度切换率是梯度从零上升到最大值或从最大值下降到零的速度，即单位时间内梯度磁场的变化率，单位为 mT/（m·ms）或 T/（m·s）。对于梯度强度 30 mT/m 以上的梯度系统，其切换率可达120～200 mT/（m·ms），爬升时间达到 0.1 毫秒。梯度切换率越高，梯度磁场爬升越快，扫描速度越快，从而实现快速或超快速成像，梯度爬升时间决定或限制 MRI 设备的最短回波时间。梯度磁场的变化波形可用梯形表示，梯度磁场的有效部分是中心的矩形，梯形的腰表示梯度线圈通电后，梯度磁场逐渐爬升至最大值过程（图 3-5），则见下面公式：

梯度切换率（mT/m/ms）＝梯度强度（mT/m）/梯度爬升时间（ms）

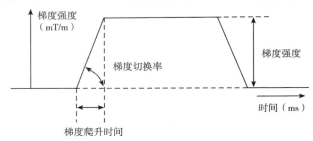

图 3-5　梯度性能参数示意图

3. 梯度线性

梯度线性是梯度强度与空间位移之间按比例、成直线的关系。它是衡量梯度磁场平稳性的指标。线性越好，表明梯度磁场越精确，图像的质量就越好，非线性度随着距磁场中心距离增加而增加，因此如果梯度磁场的线性不佳，图像可能产生畸变，通常梯度场的线性范围大于成像视野。

4. 梯度有效容积

梯度有效容积又叫均匀容积，是指梯度线圈所包容的能够满足一定线性要求的空间区域，这一区域一般位于磁体中心，并与主磁场的有效容积同心。产生 x、y 梯度的线圈通常采用鞍形线圈，对于鞍形线圈，其有效容积只能达到总容积的 60% 左右。梯度线圈的均匀容积越大，对于成像区的限制就越小。

5. 梯度工作周期

在一个成像周期时间（TR）内梯度场工作时间所占的百分比。梯度工作周期与脉冲序列及成像层数等有关，在多层面成像中，成像层面越多则梯度磁场的工作周期百分比越高。

线性梯度场强必须大于主磁场的非均匀性，否则磁场非均匀性将严重影响空间编码，使成像出现几何失真，还会导致空间分辨率降低。梯度系统性能高低直接决定着 MRI 设备的扫描速度、影像的几何保真度及空间分辨率等，另外，其性能还同扫描脉冲序列中梯度脉冲波形的设计有关，即一些复杂序列的实现也取决于梯度性能。

（二）梯度系统的组成

梯度系统由梯度线圈、梯度控制器、数模转换器、梯度功率放大器和梯度冷却系统等部分组成。梯度功率放大器由波形调整器、脉冲宽度调整器和功率输出级组成。梯度磁场是通电线圈产生的，其工作方式是脉冲式的，需要较大的电流和功率。梯度磁场快速变化所产生的作用力使梯度线圈发生机械振动，其声音在扫描过程中清晰可闻。MR 成像方法不同，梯度磁场的脉冲形式也不同，梯度脉冲的开关及梯度组合的控制由梯度控制器（GCU）完成，GCU 发出梯度电流数值，经过 D/A 将其转换为模拟控制电压，该电压与反馈电路的电压进行比较后送入波形调整器，再经脉冲调制，便产生桥式功率输出级的控制脉冲。

1. 梯度线圈

MRI 设备梯度线圈是在一定电流驱动下，在整个成像范围内建立大小、方向和线性度满足要求的梯度磁场硬件，由 x、y、z 三个梯度线圈组成。梯度线圈的设计应该满足良好的线性度、切换率快、爬升时间短、线圈功耗小及涡流效应低等。

2. 梯度控制器和数模转换器

梯度控制器（GCU）的任务是按系统主控单元的指令，发出全数字化的控制信号，数模转换器（DAC）接收到数字信号后，立即转换成相应的模拟电压控制信号，产生梯度放大器输出的梯度电流。MRI 设备不仅要求梯度磁场能够快速启停，而且要求其大小和方向都能够改变，反映在硬件上就是要求梯度电流放大器的脉冲特性高。对梯度放大器的精确控制就是由 GCU 和 DAC 共同完成的。通常 DAC 的精度（分辨率）由输入端的二进制数的位数决定，梯度系统大多采用 32 位的 DAC。DAC 收到梯度控制器发送的、标志梯度电流大小的代码后，立即转换成相应的模拟电压控制信号，以驱动梯度放大器输出梯度电流。

3. 梯度放大器

梯度放大器（GPA）是整个梯度控制电路的功率输出级，要求具有功率大、开关时间短、输出电流精确和系统可靠等特点。但受线路分布参数、元器件质量、涡流效应以及梯度线圈感性负载等影响，给梯度放大器的设计带来一定困难，梯度放大器性能的优劣决定整个梯度系统的性能。为了使三个梯度线圈的工作互不影响，一般都安装三个相同的电流驱动放大器。它们在各自的梯度控制单元控制下分别输出系统所需的梯度电流。

梯度放大器的输入信号就是来自 DAC 的标准模拟电压信号，该电压信号又决定了梯度电流的大小。为了精确调节梯度电流的量值，MRI 设备在梯度电流输出级与梯度放大器间加入了反馈环节。采用霍尔元件测量梯度电流，实现实时监测。MR 扫描过程中需不断地改变梯度场的强度和方向，因此，GPA 除了具备良好的功率特性外，还要有良好的开关特性，才能满足梯度磁场快速变化的需要。

梯度放大器是工作在开关状态的电流放大器，由于梯度放大电路的驱动电流较大，梯度线圈的电阻比较稳定，使用开关放大器可大大降低放大器中三极管本身的功耗。开关放大器与系统时钟同步工作，其输出电流平均值取决于工作脉冲的占空比，另外，梯度线圈是感性负载，流经它的电流不能突变，因此 GPA 通常采用高电压电源。假设梯度线圈的电感与电阻分别是 L 与 R，则开关管接通后电流上升的时间常数 $\tau = L/R$，通常梯度线圈的 L 很小，R 比较大，使 τ 非常短。采用高电压电源，可在管子导通的最短时间内使输出电流达到额定值，这样开关管的功耗最小。

4. 梯度冷却系统

梯度系统是大功率系统，为得到理想的梯度磁场，梯度线圈的电流往往超出 100 A，大电流将在线圈中产生大量的焦耳热，如果不采取有效的冷却措施，有可能烧坏梯度线圈。梯度线圈固定封装在绝缘材料上，没有依赖环境自然散热的客观条件。常用的冷却方式有水冷和风冷两种，水冷方式是将梯度线圈经绝缘处理后浸于封闭的蒸馏水中散热，水再由冷水交换机将热量带出；风冷方式是直接将冷风吹在梯度线圈上，目前高性能的梯度系统均采用水冷方式。

5. 涡流及涡流补偿（图 3-6）

电磁学定律指出变化的磁场在其周围导体内产生感应电流，这种电流的流动路径在导体内自行闭合，称涡电流，简称涡流。涡流的强度与磁场的变化率呈正比，其影响程度与这些导体部件的几何形状及与变化磁场的距离有关，涡流所消耗的能量最后均变为焦耳热，称为涡流损耗。通常 MR 系统都要设法减少这种损耗。涡流可引起 MR 影像伪影，并能引起 MR 频谱基线伪影和频谱失真。

梯度线圈被各种金属导体材料所包围，因而在梯度磁场快速开关的同时，必然产生涡流。理想的梯度电流流波形如图 3-6A 所示，随着梯度电流的增加涡流会增大，而梯度电流减小时，涡流又将出现反向增大；而当梯度磁场保持时，涡流按指数规律迅速衰减。涡流的存在会大大影响梯度磁场的变化，严重时类似于加了低通滤波器，使其波形严重畸变，破坏其线性度（图 3-6B）。

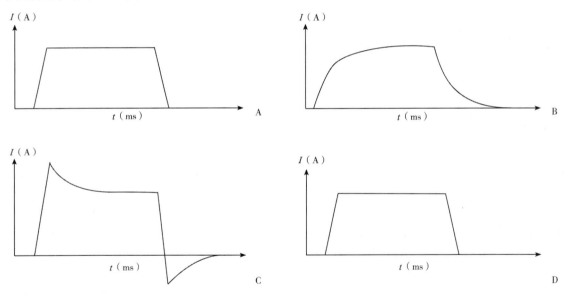

图 3-6　涡流对梯度场的影响及梯度电流补偿
A. 梯度电流波形；B. 受涡流影响的梯度电流波形；C. 补偿的梯度电流波形；D. 补偿后的梯度电流波形

为了克服涡流造成的影响，学者们采取了许多措施。①在梯度电流输出单元中加入 RC 网络，预先对梯度电流进行补偿，图 3-6C、图 3-6D 是补偿的梯度电流波形及补偿后的梯度电流波形，补偿后的梯度电流波形变化已经比较理想了；②由于涡流的分布不仅是径向，而且在轴向也有，因此采用 RC 电路不能完全补偿涡流，可以利用有源梯度磁场屏蔽的方法，即在主梯度线圈与周围导体之间增加一组辅助梯度线圈。辅助线圈与主梯度线圈同轴，施加的电流方向与主梯度电流相反，且同时通断，这样抵消和削弱了主梯度线圈在周围导体中产生的涡流，这种有源梯度磁场屏蔽使梯度系统的成本和功耗成倍增加；③可以使用特殊的磁体结构，用高电阻材料来制造磁体，以阻断涡流通路，从而使涡流减小。

（三）双梯度系统

通常每个 MR 设备有一组梯度（x、y、z 梯度各一个）及对应的梯度放大器等组件，为提高梯度性能，有些厂家在梯度设计时提供了两种不同的梯度磁场供使用选择，即有两套梯度线圈及其相应的放大器，小线圈梯度强度为 40 mT/m，切换率为 150 mT/（m·ms），最大 FOV 为 40 cm，大线圈梯度强度为 23 mT/m，切换率为 80 mT/（m·ms），最大 FOV 为 48 cm，这种梯度系统称为双梯度 MRI 系统，它兼顾了不同层厚和不同部位的特殊情况，可有效地利用不同梯度磁场，对提高图像质量有一定作用。

三、射频系统

射频系统是 MRI 设备实施射频激励并接收和处理 RF 信号的功能单元。射频系统不仅要根据扫描序列的要求发射各种翻转角的射频脉冲，还要接收成像区域内发出的磁共振信号，因此射频系统分为发射单元和接收单元两部分。通常磁共振信号只有微伏（FLV）的数量级，因而射频接收单元的灵敏度和放大倍数都要非常高。

（一）射频线圈

磁共振成像的磁场强度在 0.2 ~ 3 T，相应的工作频率在 8.5 ~ 127.8 MHz 射频波段。MRI 设备的发射/接收线圈相当于广播、电视用的发射/接收天线，区别在于广播、电视的发射地点和接收地点相距可达数千百公里，接收天线处在发射电磁波的远场中，发射天线和接收天线之间是行波耦合，行波的波长比发射地和接收地之间的距离小很多，行波的电场和磁场特性具有对等的意义。MRI 设备中射频线圈和人体组织之间的距离远远小于波长，接收线网处在被接收的 MR 信号的近场区域，发射和接收之间是驻波耦合，驻波的电磁能量几乎全部为磁场能量，所以，MR 信号的接收和射频激励不能采用电耦合的线状天线，而必须采用磁耦合的环状天线，即射频线圈。

射频线圈的功能是发射射频脉冲和接收磁共振信号，射频线圈既是原子核发生磁共振的激励源，又是磁共振信号的探测器。射频线圈中用于建立射频场的线圈称为发射线圈，用于检测 MR 信号的线圈称为接收线圈。

1. 射频线圈的性能指标

射频线圈的主要性能指标有：信噪比（SNR）、灵敏度、均匀度、品质因数、填充因数及有效范围等。

（1）信噪比（SNR）：射频线圈的信噪比与成像部位的体积、进动角频率的平方呈正比，与线圈半径呈反比，还与线圈的几何形状有关。线圈的 SNR 越高，影像分辨力及系统成像速度越高。提高信噪比是设计线圈的主要目的之一。

（2）灵敏度：射频线圈的灵敏度是指接收线圈对输入信号的响应程度。灵敏度越高，可检测微弱信号的能力越强，但同时噪声水平也会增加，从而导致信噪比下降，因此，线圈灵敏度并不是越高越好。

（3）均匀度：射频场的均匀度是指发射 B_1 场或接收磁共振信号的均匀性，射频线圈发射的电磁波会随着传播距离的增加而逐渐减弱，又向周围空间发散，因而它所产生的射频磁场并不均匀。磁场均匀度与线圈的几何形状密切相关，螺线管线圈及其他柱形线圈提供的磁场均匀性较好，而表面线圈产生的磁场均匀性较差。

（4）品质因数：品质因数 Q 值指线圈谐振电路的特性阻抗 ρ 与回路电阻 R 的比值，即 $Q = \rho/R$。Q 也定义为谐振电路中每个周期储能与耗能之比。对于串联谐振，当满足谐振条件（$\omega = \omega_0$）时，谐振电路的输出电压是输入电压的 Q 倍，因此，Q 值是反映谐振电路性质的一个重要指标。在 MRI 设备中，射频线圈实际上是由各种谐振电路组成的，射频线圈也有 Q 值。Q 值越大，表示线圈在工作频率及共振频率下对信号的放大能力越强，线圈对某一频率信号的选择性越好，但线圈的通频带也随之变窄，脉冲的衰减时间也会变长。因此，应该选用适当 Q 值的线圈。

（5）填充因数：填充因数 η 为被检体体积 Vs 与射频线圈容积 Vc 之比，即 $\eta = Vs/Vc$。η 与射频线圈的 SNR 呈正比。因此，在射频线圈（软线圈）的结构设计以及使用过程中，应以尽可能多地包绕被检体为目标。

（6）有效范围：射频线圈的有效范围是指激励电磁波的能量可以达到（对于发射线圈）或可检测到射频信号（对于接收线圈）的空间范围。有效范围的空间形状取决于线圈的几何形状。有效范围增大，噪声水平随之升高，SNR 降低。

2. 射频线圈的种类

MRI 系统中射频线圈的种类很多，且有多种分类方法。

（1）按功能分类：射频线圈可分为发射/接收线圈和接收线圈两种。同一射频线圈在成像过程中的不同时间分别进行发射和接收两种功能，内置于磁体孔径内部的正交体线圈及正交头线圈均为此类线圈，实际工作时要用电子线路在发射和接收之间快速切换，MRI 设备中大部分线圈均为接收线圈。

（2）按线圈成像范围的大小：可将其分为全容积线圈、部分容积线圈、表面线圈及体腔内线圈。全容积线圈指能整个包容成像部位的柱形线圈，如体线圈和头线圈，这种线圈在一定的容积内有比较均匀的发射和接收 RF 场，因此主要用于大体积组织或器官的大范围成像。部分容积线圈是全容积线圈和表面线圈两种技术结合而成，其 RF 均匀性介于全容积线圈和表面线圈之间。表面线圈是一种可紧贴成像部位放置的接收线圈，其结构为扁平形或微曲形，该线圈成像范围内接收场强的不均匀直接导致了接收信号的不均匀，在影像上的表现是越接近线圈的组织越亮，越远离线圈的组织越暗，表面柔性线圈在线圈放置时有最大的自由度，主要用于表浅组织和器官的成像。体腔内线圈是置于人体相应的体腔内，对体内的某些结构实施高分辨成像的表面线圈，此类线圈的设计要考虑进出人体的方便性。射频电路可以安装在固定体内形成线圈，也可以把软射频线圈固定在气囊内，进入体腔后充气把环形线圈电路膨胀开之后再进行扫描。例如，直肠内线圈用于直肠、前列腺及子宫等器官的成像。

（3）按线圈的极化方式：可将其分为线性极化线圈、圆形极化线圈及相控阵线圈。线性极化线圈只有一个绕组，射频场只在一个方向上；圆形极化线圈又称为正交线圈，两对相互垂直的绕组，这两组绕组同时接收同一个 MR 信号，但得到的噪声互不相干，所以这种线圈的 SNR 提高 $\sqrt{2}$ 倍。相控阵线圈是由多个线性极化或圆形极化的小线圈组成的线圈阵列，每个小线圈都有各自的接收通道及放大器，可进行大空间成像，提高 SNR，阵列线圈中每个线圈是同时采集其对应区域的 MR 信号，在采集结束后将所有小线圈的信号有机地结合重建 MR 成像，图像重建时间与组合的线圈数有关。每个小线圈也可任意组合或单独使用，该线圈的设计比较复杂，要考虑多个线圈的布局及几何结构、线圈之间的干扰、不同线圈的同步、多通道信号采集等问题，全景式相控阵线圈将多达 102 个线圈矩阵组成全身一体化线圈，扫描过程中系统自动切换线圈，可以一次性完成全身所有部位的扫描，无须重复摆放体位和更换线圈。

（4）按主磁场方向：射频场 B_1 的方向应该与主磁场 B_0 垂直，由于主磁场 B_0 有纵向磁场（超导磁体）和横向磁场（开放式永磁体）之分，射频场 B_1 的方向也要随之而变。体现在体线圈设计上就是采用不同的绕组结构。在横向磁场的磁体中，一般采用螺线管线圈，这时 B_1 的方向将与人体轴线一致。在纵向磁场的磁体中，均采用所谓鞍形线圈，它所产生的射频场垂直于被检体轴线。螺线管线圈的灵敏度和 B_1 场均匀性均优于鞍形线圈，前者的灵敏度是后者的 2~3 倍。但是，由于螺线管线圈对来自采样体的噪声也同样敏感，其信噪比并不比鞍形线圈高。一般来说，人体的噪声水平随着场强的提高而上升，因此，只有在低场中，螺线管线圈才表现出较好的性能。

（5）按线圈绕组形式：根据线圈绕组或电流环的形式，射频线圈又可分为亥姆霍兹线圈、螺线管线圈、四线结构线圈（鞍形线圈、交叉椭圆线圈等）、STR（管状谐振器）线圈和笼式线圈等多种形式（图 3-7）。

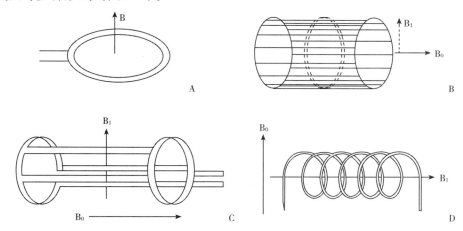

图 3-7　四种典型的射频线圈结构
A. 简单的线性线圈；B. 笼式线圈；C. 鞍形线圈；D. 螺线管线圈

3. 线圈的调谐

MRI 系统的线圈只有谐振在氢质子的共振频率时才能达到激发氢核和接收最大信号的目的。负载放入线圈后，线圈的固有共振频率会发生偏移，即出现失谐。这是因为线圈中存在电容，电容值与介电常数呈正比，在未加负载前，线圈内为空气介质，加载后部分线圈容积被负载占据，而负载比空气的介电常数高出数倍，其结果等效于线圈电容增大，因此，加载后线圈的谐振频率降低。对于不同的负载，其介电常数不同，线圈的电容也不同。另外线圈进入磁体后其等效电感会变小，这是因为电感是储能元件，其能量以磁场的形式储存于周围空间中，进入磁体后，有效空间变小导致电感储能减少，从而使其等效电感变小，共振频率增加。因此线圈加载并置入磁体后一定要进行调谐。调谐分为自动调谐和手动调谐两种，目前的 MRI 系统中均为自动调谐。线圈的调谐可通过改变线圈电路中可变电容值或改变变容二极管的管电压（从而改变其电容值）两种方式来实现。MRI 系统的调谐与收音机的选台非常相似。

4. 线圈系统的耦合及去耦

当线圈单元工作于表面线圈方式时，分别进行激励与信号接收的体线圈与表面线圈工作频率相同，两者之间极易发生耦合，如果体线圈发射大功率的射频脉冲被表面线圈接收，则由于感应电流过大使表面线圈损坏。因此体线圈与表面线圈之间一旦耦合，危害很大，必须设法去耦，MRI 中应用了两种去耦方式：静态去耦及动态去耦。静态去耦是通过机械开关的通与断控制线圈之间的耦合；动态去耦是在扫描过程中给线圈施以一定的控制信号，使其根据需要在谐振与失振两种状态下转换，即射频脉冲发射时，体线圈谐振，表面线圈失振，接收信号时，体线圈失振，表面线圈谐振，实现动态耦合要使用开关二极管等电子元件。

5. 对射频线圈的要求

MRI 设备对射频线圈的要求主要包括以下几个方面：①射频线圈对谐振频率要有高度的选择性，即严格谐振在氢质子的共振频率上；②必须有足够大的线圈容积（成像空间），产生的射频场（B_1）在整个容积内要尽可能均匀；③从几何结构上要保证线圈具有足够的填充因数，线圈本身的信号损耗要小；④能经受一定的过压冲击，即具备自保护电路；⑤在被检体上的射频功率沉积要少，要考虑线圈的发射效率并进行必要的射频屏蔽。

（二）射频系统发射单元

1. 射频系统发射单元及其发射通道

射频发射单元的功能就是在射频控制器的作用下，提供扫描序列所需的各种射频脉冲，包括形成 RF 脉冲形状、对脉冲进行衰减控制、脉冲功率放大及监视等。在射频发射电路中是通过连续调整 B_1 的幅度来改变 RF 脉冲翻转角度。发射单元主要由发射控制器、射频振荡器、频率合成器、发射混频器、发射调制器、功率放大器、发射匹配网络及发射线圈组成（图 3-8）。

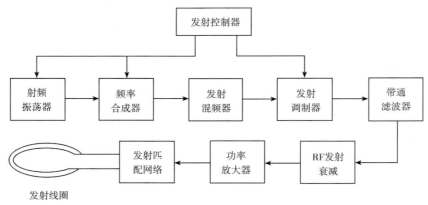

图 3-8　射频系统发射单元

射频振荡器产生的电磁波首先被送入频率合成器，RF 波的频率在此得以校正，使之完全符合序列的需要。然后，标准频率的 RF 波进入发射调制器，调制器的作用是产生需要的波形。RF 脉冲要经过多级放大，使其幅度得以提高。射频脉冲发射单元的最后一级为功率放大级，它输出一定发射功率的 RF 脉冲信号，这一 RF 信号要通过一个阻抗匹配网络进入射频线圈。阻抗匹配网络在这里起缓冲器和开关的作用。由于有些线圈（如体线圈和头线圈）既是发射线圈又是接收线圈，必须通过阻抗匹配网络进行转换。射频发射时，它建立的信号通路阻抗非常小，使线圈成为发射线圈；射频接收阶段，它建立的信号通路阻抗非常大，线圈成为接收线圈。

（1）发射控制器：发射控制器是协调 RF 系统各部分工作的重要单元，主要功能有：①脉冲信号的产生，计算机通过数据总路线发来发射调制的控制信号，在发射控制器中经过 DAC 将这些信号转换成模拟信号，送到发射调制器，供形成 RF 脉冲使用；②门控及中频相位的组合输出，计算机送给发射控制器控制信号，发射控制器将其转变成门控信号送至发射混频器，发射控制器还接收相移控制信号，经过组合后输出相位分别为 $0°$、$90°$、$180°$或者 $270°$的中频信号。

（2）频率合成器：在 MRI 中需要用到几种频率 RF 信号，发射部分需要一路中频信号和一路同中频进行混频的信号，接收部分需要用到两路具有 $90°$相位差的中频信号和用以混频的一路 RF 信号，同时整个 RF 部分的控制还要一个共用的时钟信号，所有这些 RF 信号都要求稳定度好，准确度高，并且频率的大小易于用计算机进行控制，这些信号均由频率合成器产生，它是通过对稳定的频率进行加、减、乘、除的基本运算产生所需频率的装置，具有输出信号频率精确、稳定、易控等特点，其基本原理是通过混频器完成频率的相加和相减，通过倍频器完成频率的乘法，通过分频器完成频率的除法，通过鉴相器和锁相环路来稳定频率。所有的频率均来自一个频率信号源，MRI 频率信号源是石英晶体振荡器。频率合成器由四部分组成。①固定频率部分，它提供频率合成过程中所需的各种频率，也可提供合成器对外输出的一些固定频率。②低频部分，用作合成器细调步进频率。③高频部分，用作合成器粗调步进频率。④相加部分，完成几个频率的相加或相减。

（3）发射混频器：是通过两种信号混频产生 RF 信号，同时通过门控电路形成 RF 脉冲波形。采用不同的非线性器件及选取不同的工作状态，可以得到多种混频器，如三极管混频器、二极管平衡混频器、二极管开关混频器、二极管平衡式开关混频器及环形混频器等，其中以环形混频器性能最佳。

（4）发射调制器：所有 MRI 均采用脉冲式 RF 场，因此对 RF 信号的输出必须采用开关控制，同时为了激发一定频带的原子核或者一个小空间区域的原子核，还需对 RF 信号进行幅度调制，即改变 RF 波形。调制和门控均可用双平衡调制器完成。由于 MRI 中必须采用单边带调制方法，所以要用正交调制器使 RF 和调制信号分别分解为相对相移 $90°$的两个分量，分别通过两个通道，在功率放大前两个通道再结合，因有一个边带相位差为 $180°$而互相抵消，只剩下另一个边带相加。

（5）功率放大器：发射调制器输出的 RF 脉冲信号幅度仅为 0.5 V 左右，功率也只有 1 mW 左右，必须经过功率放大才能馈送到发射线圈以产生 RF 场。由于 MRI 设备的 RF 发射频率高达数十兆赫兹，且频带较窄，因此要采用高频调谐回路功率放大器。一种 MRI 设备 RF 发射功率为 10 kW（电压峰值约为 2 000 V），为了获得如此大的功率，通过多级功放及功率合成技术，并将固体电路推动级与真空管末级相结合，可分为 30 W 放大器、600 W 放大器及 10 kW 放大器几级，末级功率放大器的功率大，大多采用真空四极管放大器。功率放大器的运行必须是非常稳定、耐久及可靠的。

（6）发射线圈：RF 发射单元产生的射频场 B_1垂直于主磁场 B_0，使得 RF 脉冲能够将其能量耦合给共振的原子核而引起质子的进动。为了产生理想的 RF 场，发射线圈必须满足下列要求：产生的射频场尽可能均匀；有适当的 Q 值，不能太大，太大时脉冲误差时间变长；线圈装置不能太大。从调谐的观点看，线圈的电感随它的线度成比例地增大，必须保证它不太大，以避免自激振荡（线圈与线圈自身的分布电容形成的振荡）频率与工作频率接近，显然第二和第三个要求互相矛盾，但一般总有办法解决。例如，鞍型线圈的长度与半径之比在 $1 \sim 2$，即可满足以上三个条件。在 MRI 中，线圈的性能不只取决于所用的元件和电路形式，还决定于它的几何形状及对分布参数的利用技术。

2. 发射线圈电路

发射线圈是发射调谐电路中的一部分，发射调谐电路中发射线圈 L 与可变调谐电容 C_2 形成一个并联调谐电路，谐振于频率 ω_0 下，即公式：$\omega_0{}^2 L C_2 \approx 1$。

此时线圈中的电流将是总电流的 Q 倍，Q 为回路的品质因数：$Q = \dfrac{\omega_0 L}{R}$。

式中 R 为发射线圈的电阻，这个电阻一般很小，Q 值为几十到几百。谐振时回路的阻抗最大，为 $10 \sim 100$ kΩ 的纯电阻，而功率放大器的输出阻抗一般设计为 $50\ \Omega$，即对 $50\ \Omega$ 负载传送的功率最大，从 A 点看如果线圈绕组的射频电阻非常小，则网络的输入阻抗非常高（$10 \sim 100$ kΩ），直接接到功率放大器上将不匹配，使大部分功率被反射回去，为避免这一问题，引入可变电容 C_1（比较小，约为 15pF），调节它的容量，可将谐振电路的阻抗转换到 $50\ \Omega$。电路中的交叉二极管必须是高频二极管（低电容），有高峰值电流，可提供阈值屏障，消除低电平噪声和削去发射脉冲的下降沿。

（三）射频系统接收单元

1. 射频系统接收单元及其接收通道

射频系统接收单元的功能是接收人体产生的磁共振信号，并经适当放大、混频、检波、滤波、A/D 转换等一系列处理后送至数据采集单元。它由前置放大器、混频器、相敏检波器、低通滤波器、A/D 转换器及接收线圈等组成（图 3-9）。

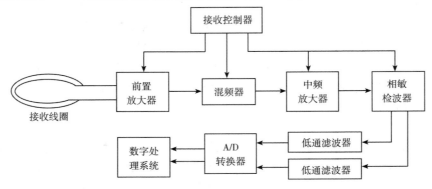

图 3-9　射频系统接收单元

（1）前置放大器：是射频系统接收单元的重要组成部分。从接收线圈中感应出的 MR 信号只有微瓦数量级的功率，这就要求它既要有很高的放大倍数，又要有很小的噪声，为减少信号在电缆上的损失，前置放大器应尽量接近接收线圈，并使发射器与前置放大器绝缘。前置放大器要对 $1\ \mu V$ 以下的信号发生反应。同时，在工作频率附近要求有较为平坦的信号经前置放大器放大后到达混频器。为了提高放大器的灵敏度与稳定性，一般采用外差接收的方法，使信号与本机振荡混频后产生一个中频信号，该信号经中频放大器进一步放大后送往相敏检波器。为了降低对信号中噪声的放大，一般选用低噪声的场效应管。

（2）混频器：其作用是将经过低噪声前置放大后的信号进行变频，将信号频谱移至中频上。同发射混频一样，接收混频器是利用混频元件的非线性，让信号频率同本地振荡频率进行组合，获得需要的中频信号，在这过程中会产生许多不需要的频率组合，应尽量减少其影响，常用的措施有选择适当的混频器电路，如用二极管平衡混频器，另外可设计滤波电路，滤除组合频率。

（3）相敏检波器：检波器的作用是将来自中频滤波电路的中频信号中检测出低频 MRI 信号，由于 MRI 的中频信号中含有与成像有关的信息，因此采用相敏检波器，它实际上是一个混频器或模拟乘法器，使输入信号与参考信号相乘，输出信号为两者的乘积，输出信号的频率与输入信号和参考信号的频率有关，幅度则与两者的相位差和幅度有关。在 MRI 设备中需要成对使用相敏检波器，两个相敏检波器的参考中频信号具有频率和振幅相同而相位相差 90° 的特性，又称为正交检波，目的是消除频谱折叠现象。对于频率和相位均不同的信号，相敏检波电路有很高的选择性，因而可得到较高的 SNR。相敏检波器输出两个相位差为 90° 的信号，这两个信号即为 MR 信号的实部和虚部。

（4）滤波器：其作用是滤除混频器产生的不需要的组合频率信号，采用无源滤波器，通常采用 Q 值较高的 LC 滤波器，为提高效率可采用多级滤波器。

（5）低通滤波器：由于检波器的要求，进入它的中频信号及检波输出的低频信号均不超过 1 V，而 MR 信号最终经过 A/D 转换数字化时需要 10 V 左右的信号，因此，必须由低频放大器将检波后的 MR 信号进行放大，为保证不失真地进行放大，通常采用集成运算放大器，它有良好的线性特性及较宽的频率响应。另外，检波输出的信号中除了所需的 MR 信号外，还有一些高频的干扰和噪声，必须加低通滤波器滤除，信号经两个低通滤波器，滤除其中混杂的交流成分后送 A/D 转换供数据采集系统使用。

（6）A/D 转换器：MR 信号是随时间连续变化的模拟信号。模拟信号转换为数字信号后便于进一步处理，如累加、存储、变换和运算等。A/D 转换就是将模拟信号变换为数字（离散）信号的过程。A/D 转换可分为采样和量化两个步骤。采样是把一个连续时间函数的信号，用一定时间间隔的离散函数来表示。根据奈奎斯特采样定理，为使原始信号波形不失真，信号采样频率必须等于或大于原始信号最高频率的两倍，因此，选用 A/D 芯片时应该首先考虑芯片的变换速度是否合乎要求。采样把连续的 MR 模拟信号转换成为由一系列的断续平顶脉冲构成的采样保持信号。以数字值表示这些平顶脉冲幅度的过程称为量化。量化过程中引入的误差就是所谓的量化误差，其大小取决于 A/D 转换器的精度，即数字值细化的程度，数字值划分得越细，引入的误差就越小。该数字值的表达一般采用二进制数据以便于计算机的存储和处理，MR 设备一般都用 16 位的 A/D 转换器进行 MR 信号的数字化。

（7）接收线圈：接收线圈用于接收人体被检部位所产生的 MR 信号，与发射线圈的结构非常相似。接收线圈的特性直接决定着图像质量的好坏，因此一个优良的接收线圈在 MR 成像中至关重要。首先要求接收线圈有尽可能高的 Q 值，这样可得到高信噪比，因此需要与采样体耦合紧密的小线圈，且小线圈产生的热噪声较小；其次要求接收线圈具有高灵敏度，这样才能检测到十分微弱的 MR 信号，接收线圈响应的均匀性并不像发射线圈一样重要。此外，应考虑在发射脉冲期间对接收电路的适当隔离，保护前置放大器。螺线管状的接收线圈 SNR 高，但仅适用于主磁场方向与患者床垂直的磁体，鞍形线圈的 SNR 不如螺线管线圈，可用两个正交鞍形线圈组合成一个接收线圈提高 SNR。

2. 接收线圈的接口电路

线圈、RF 功率放大器及前置放大器的接口电路（图 3-10）中，在发射期间，当功率较大的射频脉冲到达时，低电容开关二级管 D_1 导通，使信号进入发射线圈，同时射频脉冲也可通过四分之一波长的传输线到达前置放大器的输入端，但这时无源交叉二级管 D_2 导通，使前置放大器相当于短路，从 M 点看，该短路可视为开路，因此所有发射的功率都传送到谐振电路中；在接收期间，感应电动势太小不能使二级管组 D_1、D_2 导通，因此有效地隔离了发射器，并消除了接收器输入端的短路，接收信号全部输入到接收器。

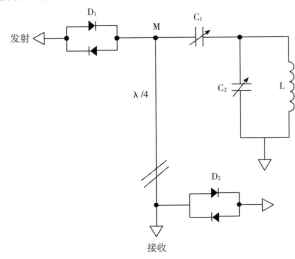

图 3-10　线圈、RF 功率放大器及前置放大器的接口电路

四、信号采集与图像重建系统

信号采集也称为信号采样或者数据采集，是指对相敏检波后的两路 MR 信号分别进行模数（A/D）转换，使之成为离散数字信号的过程。这些数字信号经过累加及变换处理后就成为重建 MR 图像的原始数据。图像重建是将原始数据转换为可显示的灰度图像。

（一）信号采样与采样保持

MR 信号是随时间连续变化的模拟信号，模拟信号只有转换为数字信号才能便于进一步处理。A/D 转换就是将模拟信号转换为数字信号的过程，它可以分为采样和量化两个步骤。

1. 采样

采样就是把输入信号某一瞬间的值毫无改变地记录下来，或者说采样是把一个连续时间函数的信号，用一定时间间隔的离散函数来表示。根据奈奎斯特采样定理，为不使原始信号波形产生"半波损失"，模数转换器（ADC）的信号采样率至少应为原始信号最高频率的两倍。即对于一个有限带宽信号，只有采用超过奈奎斯特率的信号采样频率对其采样，才能保证离散化的数字信号可以完全逆转换，恢复到原来连续的模拟信号。

MR 信号的频谱取决于梯度磁场和层面的大小。当 MRI 设备中使用的梯度场在 1～

10 mT/m时，其相应的 MR 信号频率应为 12～120 kHz，因此，信号采集系统的采样频率应在 24 kHz 以上，A/D 芯片的变换速度应满足高速率（400 kHz 以上）的要求。目前 1.5 T 和 3.0 T MRI 设备的射频信号采样频率一般在 700 kHz～3 MHz。

2. 频率分辨率

采样信号的频率分辨率是指信号采样频率与采样点数之比。采样点数及采样频率共同决定了采样信号的频率分辨率。在 MRI 设备中，信号的采样点数由扫描矩阵在频率编码方向上的矩阵元素数所决定，这一数值同时也决定了该方向上的空间分辨率。

3. 采样与保持

采样是指把输入信号毫无改变地采纳下来，送入系统进行处理；而保持是指把采样最后一瞬间的信号记录下来，以免信号的幅值在模数转换器件由模拟到数字的量化过程中发生改变，这个量化（数字化）过程高速进行，因此非常短暂，一般在微秒级。

在 A/D 转换过程中，设 Δt 为一个采样周期，则所谓采样值的保持，是指在 0、Δt、$2\Delta t$ 等时间段内保持采样所得到的信号值为一个常值，或者在 Δt 的部分时间内是个常值，以便给 ADC 预留充足的时间（微秒级）对这一常值进行高速 A/D 转换。这样，连续模拟信号在经过采样、保持之后，所得到的是一系列平顶脉冲。

（二）量化与量化误差

量化就是把采样后成为不同幅度断续脉冲的 MR 信号以数字值表示的过程。该数字值的表达一般采用二进制数据，以便于计算机的存储和处理。在量化过程中必定会引入量化误差，量化数字值级数分得越细，引入的误差就越小，成像亮度的灰度级数就越多，A/D 转换的精度就越高。然而，量化数字值级数分得过细，会增大数据的位数，这将增加计算量和对芯片变换速度的要求。一般在 MRI 设备中，信号量化级数为 16 位数字信号，取值为 15 536 级。

（三）信号采集系统的组成

信号采集系统的核心器件是 A/D 转换器。A/D 转换器的两个重要指标是转换速度和精度。因为 A/D 转换的过程可分为采样和量化两个步骤，因此，它们的快慢都影响 A/D 转换的速度。A/D 转换器输出的二进制数字信号，经数据接口被送往接收缓冲器等待进一步处理。上述每一个过程都是在序列发生器以及有关控制器的作用下完成的。射频信号采集系统是 MRI 设备中的关键部件（图 3-11）。

（四）图像重建

从射频系统的 A/D 转换器输出的 MR 信号数据不能直接用来进行图像重建，它们在送入图像处理单元之前还需进行一些简单的处理，这些处理包括累加平均去噪声、相位校正、数据的拼接和重建前的预处理等，这些处理过程由计算机图像重建部分完成。

图像重建的本质是对数据进行高速数学运算。由于获取的数据量非常大，因此需要大容量的缓冲存储器，称为海量存储器，并且要求运算速度快。MR 设备均配有专用的图像阵列处理器，采用并行算法，图像阵列处理器一般由数据接收单元、高速缓冲存储器、数据预处理单元、算数和逻辑运算部件、控制部件、直接存储器存储通道及傅里叶变换器组成。图像重建的运算主要是快速傅里叶变换。目前在高速图像处理器中，每秒钟可重建千幅图像。

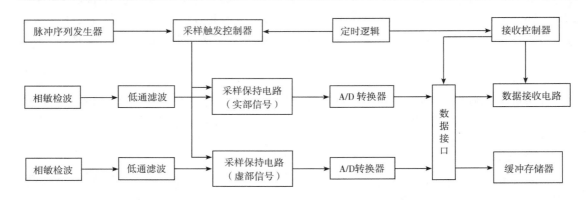

图 3-11 信号采集系统

测量数据进入图像处理器后先要进行一定的预处理，使之成为标准的原始数据格式。在这里，测量数据中当作控制字使用的高 16 位将进行译码处理。每幅图像应该对应两个原始数据矩阵，一个表示信号的实部，另一个则为信号的虚部。实部和虚部矩阵均被送入傅里叶变换器，分别进行行和列两个方向的快速傅里叶变换，还原出带有定位信息的实部和虚部图像矩阵。此后，图像处理器再对这两个矩阵的对应点取模，就得出一个新的矩阵，这一矩阵称为模矩阵。模矩阵中元素值的大小正比于每个体素 MRI 信号强度，将其作为亮度值时就得出了所需的图像。

五、主控计算机系统与图像显示系统

在 MRI 设备中，计算机（包括微处理器）的应用非常广泛。各种规模的计算机、单片机及微处理器等，构成了 MRI 设备的控制网络。计算机系统作为 MRI 设备的指令和控制中心，具有数据采集、处理、存储、恢复及显示等功能，还能进行扫描序列参数的设定及提供 MRI 设备各单元的状态诊断数据。

（一）主控计算机系统

主控计算机系统由主控计算机、控制台、图像显示器、辅助信息显示器（显示受检者心电、呼吸等电生理信号和信息）、图像硬拷贝输出设备（磁盘存贮器、光盘存贮器、激光相机）、网络适配器及数据测量系统的接口部件等组成。

主控计算机的功能主要是控制用户与磁共振各子系统之间的通信，并通过运行扫描软件来满足用户的所有应用要求，即主计算机应有扫描控制、患者数据管理、归档图像、评价图像以及机器维护或自检等功能。此外，随着医学影像标准化的发展，主计算机还必须提供标准的网络通讯接口。MRI 扫描中，用户进行的活动主要有患者登记、扫描方案制订、图像调度（显示及输出）及扫描中断等。这些任务都要通过主计算机的控制界面（键盘、鼠标）来完成。

（二）主控计算机系统中运行的软件

任何计算机系统都是由硬件和软件共同组成的，"软""硬"结合才能完成计算机系统的功能。在 MRI 设备的主控计算机上运行的软件可分为系统软件和应用软件两大类。

1. MRI 设备软件和硬件的关系

MRI 设备整机可划分为用户层、计算机层、接口层和谱仪系统层四层结构。但从控制的观点来看，又可将其分为软件和硬件两层结构。应用软件总是位于最顶层，它通过操作系统等系统软件与主控计算机发生联系，从而控制整个 MRI 设备的运行。因此，对于用户来说，充分了解主控计算机系统中运行的软件是十分重要的。

2. 系统软件

系统软件是指用于计算机自身的管理、维护、控制和运行及计算机程序的翻译、装载和维护的程序组。系统软件又包括操作系统、数据库管理系统和常用例行服务程序三个模块，其中操作系统是系统软件的核心。

操作系统是由指挥与管理系统运行的程序和数据结构组成的一种大型软件系统，它具有作业处理和实时响应的能力。其目的是把计算机内所有的作业组成一个连续的流程，以实现全机操作运行管理的高度自动化。目前在医学影像成像设备中广泛使用的操作系统有 Linux、UNIX 和 Windows 等，均为多用户的操作系统。

3. 应用软件

应用软件是指为某一应用目的而进行特殊设计的程序组，位于 MRI 设备系统结构的最顶层。一方面它从用户那里直接得到需求信息；另一方面它将用户的请求转变为控制数据发往谱仪系统设备，以便获得测量数据，最后再根据用户的要求输出所需信息。

在 MRI 主控计算机系统中运行的应用软件是 MR 成像、影像后处理及分析软件包。这一软件包通常包括受检者信息管理、影像管理、影像处理、扫描及扫描控制、系统维护、网络管理和主控程序等功能模块。

（1）受检者信息管理：受检者信息既可以从键盘输入，也可以应用 DICOM Worklist（工作表）功能从 PACS-RIS 集成信息系统中直接获得受检者信息，工作表的应用解决了手工输入易发生差错的问题，同时提高了工作效率。信息管理模块将上述信息以数据库形式保留，可供检索查询。

（2）影像管理：该模块是专为影像的存储、拷贝、删除、输出等操作而设计的程序，它所完成的任务可称为影像调度。影像信息同样以数据库形式保留，可供检索查询。

（3）影像处理模块：其功能是实现影像的各种变换，以及影像的后处理、分析等工作和任务。

（4）扫描及扫描控制：该模块是应用软件的核心，是控制 MRI 设备扫描成像的"中枢"。在其扫描控制界面上提供数十个以类别区分的扫描序列供用户选择应用。扫描序列有按照扫描部位、器官及成像方法分类的，也有按照所用线圈进行分类的。无论采用何种方法，均以方便用户选择、操作、应用为目标和宗旨。

（5）系统维护：是现场调整、维护、检修、记录时不可缺少的工具软件。其中，现场调整可分为日常调整和检测两大类。

（6）网络管理：是介于系统软件和应用软件之间的通信控制软件。它主要提供网上文件传输、网络管理以及与 DICOM 文件传输、查询检索、存储、影像打印、工作表信息等有关的协议，以便与院区内的 PACS 等系统互联。

（7）主控程序：是上述所有模块之间的连接软件，它提供应用软件的主菜单、用户窗口界面及主机登录用户管理，并控制程序的运行。

（三）图像显示系统

原始数据在图像阵列处理器完成图像重建后，MR 图像立刻传送至主控计算机的硬盘中。随后，这些图像可供放射医师和技师在控制台上查询、检索、浏览、窗宽窗位调节、标记、排版打印胶片及继续完成高级影像后处理等工作。这一系列过程均离不开 MR 图像的显示。图像显示器的性能对图像浏览和诊断工作影响很大，因此，MRI 设备选配专业级彩色液晶显示器，目前阴极射线管（CRT）显示器已经被完全淘汰。液晶显示器尺寸一般选择 19 英寸或更大，显示矩阵至少为 1 280×1 024，场频（即刷新速率）应达到 75 Hz 或以上，以达到无闪烁的要求。为达到观察高空间分辨率和高对比度分辨率 MR 影像的目的，显示器像素点距应该在 0.29 mm 或更小的数值，对比度至少应达到 600∶1，亮度应高于 270 cd/m²。为观察 MR 动态成像图像，液晶显示器响应时间应低于 25 毫秒。为方便观察者从不同视角观察液晶显示器上的影像，其上下和左右的视角应该在 +85°以上。目前，16∶9 宽屏幕显示器逐渐取代传统 4∶3 显示器，以便将生理信号显示器所显示的信息在宽屏幕图像显示器中同屏显示，并取消生理信号显示器。

（张晓宇）

第二节　磁共振成像设备的保障体系及安装

一、磁共振设备对人体的影响

MRI 系统的静磁场、射频场以及梯度磁场会产生一定的生物学效应，并对受检者产生一定的影响。

（一）静磁场的生物效应

MRI 设备的静磁场（主磁场）场强有不断提高的趋势，目前，FDA 规定临床人体成像的最高场强为 3.0 T，并明确规定，因场强超过此限值而造成的一切不良后果均由 MRI 设备的制造商承担。静磁场的生物效应主要有温度效应、磁流体动力学效应及中枢神经系统效应等。

1. 温度效应

静磁场对哺乳动物体温的影响称为温度效应。1989 年富兰克（G. S. Frank）等人采用荧光温度计对 1.5 T 磁场中人体的体温变化情况进行了测量，结果表明静磁场的存在不会对人体体温产生影响，该实验所用的测温方案比较科学，其结果被广泛接受。

2. 磁流体动力学效应

磁流体动力学效应是指处于静磁场环境中的流动液体如血流、脑脊液等所产生的生物效应。静磁场能使血液中红细胞的沉积速度加快，还能通过电磁感应产生感应生物电位进而使心电图发生改变等。

（1）静态血磁效应：血液在磁场中的沉积现象称为静态血磁效应。血液中的血红蛋白是氧的载体，它的活性成分为血红素。由于血红素含有一个亚铁离子，具有一定的磁性，但这种磁性与血红蛋白的氧合水平有关。脱氧血红蛋白的磁矩较大，表现为顺磁性；氧合血红蛋白则没有磁矩，无顺磁性。脱氧血红蛋白的顺磁特性，有可能使血液中的红细胞在强磁场（包括强梯度场）环境中出现一定程度的沉积，沉积的方向取决于血流在磁场中的相对位置。由于动、静脉血含氧量不同（血红蛋白的氧合水平不同），沉积的程度也稍有不同。但是人体中血液的流动可以完全抵消红细胞微弱磁性所导致的沉降，因此，在 MRI 的静磁场环境中，静态血磁效应可以忽略不计。

（2）动态血磁效应：心血管系统在磁场中诱导出生物电位现象称为动态血磁效应。该生物电位与血流速度、脉管直径、磁场强度、磁场和血流方向的夹角以及血液的磁导率等因素相关，且在肺动脉和升主动脉等处最明显。生理学的研究表明，心肌去极化的阈值电压约为 40 mV，此阈值电压已经接近磁场强度为 3.0 T 的静磁场中产生的血流电压，这可能是超高场磁共振成像过程中容易出现受检者心律不齐或心率降低等变化的原因。

（3）心电图改变：处于静磁场中的受检者其心电图将发生变化，主要表现为 T 波的抬高以及其他非特异性的波形变化（如小尖头波的出现），这些改变是生物电位诱导变化的结果。在 MRI 成像中，由静磁场引起的心电图变化并不伴随其他心脏功能或循环系统功能的损伤，且当患者完成 MRI 检查离开磁体中心区后，其心电图的异常变化也随即消失。因此，一般认为 MRI 检查过程中患者心电信号出现异常并不具有生物风险。但是，对于有心脏疾患的受检者，必须在 MRI 检查过程中全程监测心电图的变化。

3. 中枢神经系统效应

人体的神经系统依靠动作电位及神经递质来进行相关信号的传导，而外加静磁场则可能会对神经细胞的传导过程产生影响和干扰。如果干扰发生在轴突或有突触联系的神经接头部位，则可能刺激突触小泡中的乙酰胆碱或去甲肾上腺素等神经递质释放，从而导致误传导的发生。研究表明，受检者急性、短期地暴露于 3.0 T 及以下的静磁场中时，中枢神经系统没有明显的不良反应和生物学影响。在使用 4.0 T 以上的超高场 MRI 设备时，大多数的志愿者会出现眩晕、恶心、头痛、口中有异味等不良反应，这表明超高场磁体的静磁场环境可导致人体产生神经电生理变化。超高场生物效应的原理及应对措施还需深入研究，这也是目前阻碍 4.0 T 以上 MRI 设备进入临床应用的安全障碍之一。

（二）射频场的生物效应

人体是具有一定电阻的导体，当人体受到电磁波照射时会将电磁波的能量转换为热量。在 MRI 成像扫描的过程中 RF 脉冲中的能量将全部或大部分被人体组织或器官吸收，其生物效应主要表现为人体体温发生变化。

1. 射频能量的特殊吸收率

为了定量分析 RF 场中组织吸收能量的情况，引入特殊吸收率（SAR）。SAR 值表示单位时间内单位质量的生物组织对 RF 能量的吸收量，单位为 W/kg，可以用其作为组织中电磁能量吸收值或 RF 功率沉积值的计量尺度。局部 SAR 值和全身 SAR 值分别对应于局部组织和全身组织的平均射频功率吸收量。

MRI 成像中，SAR 值的大小与质子共振频率（静磁场强度）、RF 脉冲的类型和角度、重复时间、带宽、线圈效率、成像组织容积、组织类型、解剖结构等许多因素有关。组织吸收的 RF 能量大部分转换为热能释放，温度效应是 RF 场最主要的生物效应。RF 脉冲照射引起的实际组织升温还与激励时间、环境温度及受检者自身的温度调节能力（表浅血流量、出汗程度等）等因素相关。

美国国家标准协会（ANSI）和 FDA 对人类接受电磁波的安全剂量做出了明确的规定。按照 ANSI 的"关于人体暴露于 RF 射频电磁场（100 KHz～300 GHz）的相关安全标准"（C95.1-1982），人体在接受连续电磁波辐射时，全身组织的平均射频功率吸收量（即全身平均 SAR）不能超过 0.4 W/kg。而美国 FDA 对于医疗用途 RF 电磁场所制定的安全标准为：

全身平均 SAR≤0.4 W/kg，或者每克组织的 SAR 空间峰值≤8.0 W/kg。降低 SAR 值的方法主要有：①缩短 ETL；②延长 TR；③延长回波间隙；④减少扫描层数；⑤利用 CRE 或 EPI 序列替代 FSE 或单次激发 FSE；⑥修改射频脉冲，使其能量降低。

2. 射频场对体温的影响

MRI 扫描中 RF 脉冲所传送的能量被组织吸收并以热量的形式放出，继而导致体温升高。体温升高的程度与多种因素有关，如 RF 照射时间、能量沉积速率、环境温度、湿度及患者体温调节能力等。

RF 脉冲能量与其频率有关，频率越高，RF 脉冲的能量就越强，被组织吸收并转化的热量就越大。而 RF 脉冲的频率与 MRI 的磁场强度呈正比，因此，在 3.0 T 的 MRI 设备上，更容易出现 SAR 值过高的问题（SAR 值与场强的平方呈正比）。而在 1.5 T 以下的 MRI 设备上，SAR 值一般并不严重。对于不同的扫描序列，长 ETL 的 FSE 及单次激发 FSE 序列需要利用连续的 180°脉冲进行激发，射频脉冲引起的热效应还与组织深度有关，体表组织如皮肤的产热最为明显，而处于深部的成像中心部位几乎不产热。

3. 易损器官

人体中散热功能不好的器官，如睾丸、眼等对温度的升高非常敏感，这些部位最容易受到 RF 辐射的损伤。有研究显示，射频照射产生的热量如果使阴囊或睾丸组织的温度上升至 38~42 ℃，就有可能对睾丸功能造成损伤，进而导致诸如减少或停止生精、精子活力下降、细精管功能退化等症状。而对于高热、精索静脉曲张的患者，进行 MRI 检查可能使症状加重，甚至造成暂时或永久性的不育。眼属于血供较差的器官，散热很慢。动物实验表明，眼或头部急性、近距离的 RF 照射容易导致白内障，这是因为当射频场足够强、照射时间又足够长时，热能使眼组织受到破坏的缘故。但实验研究也表明，目前临床用 MRI 在检查过程中所引起的体温升高明显低于造成睾丸和眼睛损伤的温度阈值。

对于老年受检者、发热患者、糖尿病患者、心血管病患者、肥胖患者等体温调节机能受损或不健全的患者，接受高 SAR 值扫描之前应对患者的生理反应过程和安全性进行科学而全面的评价。此外，由于钙通道阻滞剂、β 受体阻滞剂、利尿剂、血管舒张剂等药物均可以影响机体的体温调节功能，使用了这些药物的患者在进行 MRI 检查时必须密切关注其体温的变化情况，特别是在对易损器官进行 MRI 检查时，应尽量避免长时间、高 SAR 值的扫描。

（三）梯度磁场的生物效应

在 MRI 检查过程中，梯度磁场会快速切换，在人体组织中产生诱导电流，诱导电流的生物效应包括热效应和非热效应。其中，热效应非常轻微，其对人体的影响可以忽略，非热效应则可能引起神经或肌细胞的刺激。

1. 感应电流与周围神经刺激效应

根据法拉第电磁感应定律，穿过人体的磁通量发生变化时会在人体内部产生感应电流并形成回路，越是靠近机体外周的组织，电流密度越大，而越接近身体中心的组织，电流越小。当机体外周组织的感应电流密度达到神经活动电流密度 3 000 μA/cm² 的 10% 时，神经细胞就有可能产生误动作，例如，患者感觉受到电流的刺激或肌肉发生不自主的抽搐或收缩，多发生在肢体的末梢，这种现象称为周围神经刺激效应。而 300 μA/cm² 则被认为是 MRI 的安全阈值。

感应电流的大小与梯度磁场的切换率、梯度强度、平均磁通强度、谐波频率、波形参数、脉冲极性、体内电流分布、细胞膜的电生理学特性和敏感性等诸多因素相关。梯度磁场各种参数都是由所使用的脉冲序列决定的，不同的脉冲序列产生的感应电流大小不同，其生物效应的强弱也不同。

2. 梯度场对心血管的影响

梯度磁场切换所产生的感应电流会直接刺激心肌纤维等电敏感细胞，使其发生去极化，引起心律不齐、心室纤颤或心房纤颤等。有研究表明，当 17 μA 以上的直流电通过心脏时，就可能引发心室纤颤。

3. 磁致光幻视

梯度磁场切换所产生的感应电流对于神经系统的另一个重要影响就是磁致光幻视现象。磁致光幻视又称为光幻视或磁幻视，是指在梯度磁场的作用下眼前出现闪光感或色环的现象。这种视觉紊乱的现象目前被认为是视网膜感光细胞受到电刺激而造成的，是神经系统对于梯度场最敏感的生理反应之一。磁致光幻视的产生与梯度磁场的变化率及静磁场强度有关，并在梯度磁场停止工作后消失。在 1.5 T 以下的常规 MRI 检查时，如果将梯度磁场的切换率限制在 20 T/s 以下，则感应电流的密度小于 3 μA/cm^2，不会产生磁致光幻视现象。但当双眼暴露于 4.0 T 的静磁场中，梯度磁场频率为 20 ~ 40 Hz 时，就会产生磁致光幻视现象。

4. 噪声

梯度线圈在工作时需要高频率地开启和关闭，线圈中的电流不断地发生变化，通电的梯度线圈在强磁场中由于洛伦兹力的作用下发生高频的机械振动，进而产生噪声。MRI 设备的静磁场强度越高、梯度电流脉冲上升速度越快、切换率越高，产生的噪声就越大。MRI 检查时的噪声最大可达到 110 dB 以上，不仅影响医患之间的通话联络，还可对受检者造成一定程度的心理或生理伤害。心理伤害表现为患者恐惧心理加剧，并可能诱发癫痫和幽闭症。生理伤害主要表现为暂时性听力下降，而对于那些噪声高度敏感型患者，则可能造成永久性听力损伤。在 EPI 序列及各种运用复杂梯度波形的超快速成像技术中，梯度噪声的影响更为显著。为了保护受检者，英国卫生部门制定了"临床用磁共振诊断设备安全性指导原则"。该原则要求对于噪声超过 85 dB 的 MRI 扫描，需要对受检者采取一定的听力保护措施，例如，使用磁共振专用防噪声耳塞、防磁耳机并播放音乐或者其他阻声器材以抵消噪声的不良影响，保证受检者的安全。降低梯度噪声的技术有梯度线圈真空隔绝腔技术、缓冲悬控技术、噪声固体传导通路阻断技术、静音扫描序列技术等。此外，磁体间使用专业的吸音材料也可以达到降低噪声的目的。

二、磁场与环境的相互影响

MRI 设备产生的杂散磁场随空间点与磁体中心距离的增大而逐渐降低，杂散磁场是以磁体原点为中心向周围空间发散的，因而具有一定的对称性，常用等高斯线图来形象地表示杂散磁场的分布。不同场强磁体的杂散磁场强弱不同，对应的等高斯线也就不同。

（一）磁场对环境的影响

当杂散磁场的场强达到一定程度时，就可能干扰周围环境中那些磁敏感性强的设备，使其不能正常工作，甚至造成损坏。这种影响通常在 5 高斯线内区域非常明显，而在 5 高斯线以外区域逐渐减弱。因此，在 MRI 的 5 高斯线处应设立醒目的警告标志。依照磁敏感性的不同，可将常见医疗设备归纳为下述四类：第一类是机械型的仪器和仪表，如钟表、照相机等；第二类是磁盘、信用卡、摄像机及计算机（磁盘驱动器）等磁记录装置；第三类是心脏起搏器、离子泵等体内植入物；第四类是电视机、图文显示终端、示波器、心脏监护仪、X线影像增强器、γ照相机和CT等具有电真空器件和光电耦合器件的设备。它们的磁敏感性基本上依次增强。表3-1给出了部分医疗设备所能允许的最大磁场强度及距磁体中心的最小距离。

表3-1　杂散磁场对部分医疗设备的影响范围

设备种类	最大磁场强度（高斯）	距磁体中心的最小距离（m）			
		0.5 T 磁体		1.5 T 磁体	
		x、y 方向	z 方向	x、y 方向	z 方向
小电机、钟表、照相机、信用卡、磁盘等数据载体	30	3.5	4.5	5	6.2
电视系统、图像显示终端、计算机磁盘驱动器	10	5	6.5	7	9
心脏起搏器、生物刺激器、神经刺激器	5	6.5	8	9	11.5
影像增强器、γ照相机、CT、回旋加速器、PET、碎石机、超声、电子显微镜等	1	10.5	13.5	15.5	19.5

由表3-1可见，影像增强器和CT等都是具有高度磁敏感性的设备，它们必须与MRI系统保持足够远的距离，才能保证其正常运行。特别需要强调的是，装有心脏起搏器的患者必须远离MRI系统，虽然各种心脏起搏器对磁场的敏感程度有所不同，但一般认为患者不能进入5 G内，因此，有人将5高斯线内区域称为"禁区"，但随着心脏起搏器技术的提高，目前，已经有可行MR检查的心脏起搏器，但装有这类心脏起搏器的患者在行MR检查前必须由医生做必要的评估，且要将心脏起搏器调整到可行MR检查模式。

（二）环境对磁场的影响

静磁场的均匀性及稳定性是MR图像质量的重要保证，磁体周围环境的变化影响磁场的均匀性及稳定性，造成MR图像质量下降。磁体周围磁环境的变化统称为磁场干扰，磁场干扰又可以按照干扰源的类型分为静干扰和动干扰两大类。

1. 静干扰

离磁体中心点很近（2 m以内）的建筑物中的钢梁、钢筋、下水道、暖气管道等铁磁性加固物或建筑材料均可能产生静干扰，在沿磁体中轴线两侧各3 m的范围内，地板内所含的铁磁性物质不能超过25 kg/m²，并且这些铁磁性物质须均匀分布在地板上，因此，要尽量对建筑物所有墙壁、地面、墙柱及磁体基座等结构中钢材的用量加以限制。这类干扰对磁场的影响一般可通过有源或无源匀场的办法加以克服。

2. 动干扰

动干扰物体可以分为：①移动的铁磁性物体（如汽车、大客车、卡车等），MR场地要尽量远离停车场、公路、地铁、火车、水泵、大型电机等；②移动的磁化物体（如电梯、重复进出磁体边缘磁场的手推车等），由于自身的大电流（如电梯）或重复地进入磁体的边缘磁场（如手推车），这类物质会永久性地被磁化，因此，主磁场的变化将增大，于是安全距离要增加；③电磁物体（如交流或直流动力电源线、变压器、马达、火车等），都会对磁场的稳定性产生影响，这些物体到磁体等中心的最小距离见表 3-2（某型号 3.0 T 数据）；④静磁体（如另外一台磁共振设备），两台磁共振系统相邻安装，每台磁体的等中心必须位于另一台磁体的 3 G 的边缘磁场外。上述动干扰源对磁场的影响程度取决于各自的重量、距磁体的远近以及交变磁场的强弱等因素，其特点是随机性的，难以补偿的，对于 MRI 设备的正常工作非常有害。一般可允许的最大交变磁场干扰为 0.001 高斯。

表 3-2 带电磁场的物体与磁体中心的最小距离

带电磁场的物体	到等中心的安全距离（m）
动力电线 500 A	5
变压器 650 kVA	10
马达 30 kVA	5

另外，上述移动铁磁物体还会产生振动，会影响 MR 的图像质量，对 MR 场地的振动要求为：①稳态振动（通常由电动机、泵、空调压缩机等引起）不得超过表 3-3（某型号 3.0 T数据）中的限制；②瞬态振动（通常由交通工具、行人、开关门等引起）不得超过 500×10^{-6} g，超过 500×10^{-6} g 的瞬态振动，需要分析从 0 到峰值对场地的影响。

表 3-3 稳态振动对 MR 设备限制

振动频率范围（Hz）	振动最大值（gs）
0 ~ 26	75×10^{-6}
26 ~ 31	100×10^{-6}
31 ~ 40	500×10^{-6}
40 ~ 50	700×10^{-6}

三、磁屏蔽

在 MRI 设备安装中，磁场与环境的相互影响不容忽视，目前 3.0 T 磁共振成像设备在市场的占有率越来越大，它们的散逸磁也有所增加，为了尽量将 5 高斯线所围区域限于磁体间内，除了增加磁体间的面积和高度，目前，广泛采用磁屏蔽方法进行磁场隔离。

（一）磁屏蔽分类

磁屏蔽是用高饱和度的铁磁性材料或通电线圈来包容特定容积内的磁力线，它不仅可防止外部铁磁性物质对磁体内部磁场均匀性的影响，同时又能大大削减磁屏蔽外部杂散磁场的分布，因此，增加磁屏蔽是一种极为有效的磁场隔离措施。

1. 有源屏蔽和无源屏蔽

（1）有源屏蔽：有源屏蔽是指由一个线圈或线圈系统组成的磁屏蔽。屏蔽线圈是在工作线圈（内线圈）外面放置一个孔径较大的同轴线圈，可称为外线圈。这种磁体的内线圈中通以正向电流，以产生所需的工作磁场，外线圈中则通以反向电流，产生反向的磁场来抵消工作磁场的杂散磁场，从而达到屏蔽的目的。如果线圈排列合理且电流控制准确，屏蔽线圈所产生的磁场就有可能抵消杂散磁场。有源屏蔽的实现会造成磁共振设备生产成本的增加，同时也依赖于磁共振技术的进步。该方式的屏蔽效率高，一般在 90% ~ 95%，主磁场的杂散磁场范围可以有效地控制在磁体间内。有源屏蔽不需要大量使用铁磁材料屏蔽体，磁共振设备的重量也相应地减轻，有源屏蔽已成为当今磁共振设备的首选磁屏蔽方式。

（2）无源屏蔽：无源屏蔽使用铁磁性屏蔽体，即软磁材料罩壳，因为不使用电流源而得名。其原理可借助并联磁路的概念来说明。将一个磁导率很大的软磁材料罩壳放在外磁场中，则罩壳壁与空腔中的空气就可以看作并联磁路。由于空气的磁导率 μ 接近于 1，而罩壳的磁导率在几千以上，使空腔的磁阻比罩壳壁的磁阻大很多，这样外磁场的绝大部分磁感应通量将从空腔两侧的罩壳壁内"通过""进入"空腔内部的磁通量是很少的。这就达到了磁屏蔽的目的。在 MRI 中，磁屏蔽既起到保护空腔内磁场不被其他外界因素干扰的作用，又限制腔内磁场以杂散磁场的方式向周围环境中散布。应当指出的是，用软磁材料制作的罩壳（称为屏蔽体）对磁场的屏蔽效果远不如金属导体壳对静电的屏蔽效果好。这是因为金属导体的电导率一般要比空气的电导率大十几个数量级，而铁磁材料与空气的磁导率只差几千倍。

2. 房屋屏蔽、定向屏蔽及自屏蔽

房屋屏蔽、定向屏蔽及自屏蔽均属于无源屏蔽。

（1）房屋屏蔽：房屋屏蔽是在磁体间的四周墙壁、地面和天花板等六面体中均镶入 4 ~ 8 mm 厚的硅钢板，构成封闭的磁屏蔽间，它是超导磁共振设备进入市场初期采用的磁屏蔽方式。房屋屏蔽的设计相对独立，实现较为简单，但铁磁材料的用量极其庞大，常达数十吨，甚至上百吨，价格昂贵。

（2）定向屏蔽：定向屏蔽是指当杂散磁场的分布仅在某个方向超出规定限度，则可只在对应方向的墙壁中安装屏蔽体，形成杂散磁场的定向屏蔽。这种方法特别适用于磁共振设备与其他影像设备安装距离较近的情况。例如，CT 设备在杂散磁场 1 高斯线范围内即会受到影响，因此，当 CT 设备与磁共振设备安装的距离小于杂散磁场自然衰减距离时，需要在两者之间增加定向屏蔽以减弱该方向上杂散磁场的影响。相对于房屋屏蔽，定向屏蔽的选择性使其既达到屏蔽效果，又节省了费用。

（3）自屏蔽：自屏蔽是在磁体周围对称的安装铁磁材料作为磁通量返回的路径，以此来减弱杂散磁场对外界的影响，该方法可以得到非常理想的屏蔽效果。超导 MRI 设备的自屏蔽可以有板式、圆柱式、立柱式及圆顶罩式等多种结构形式。各种结构的设计都应以主磁场的均匀性不受影响或少受影响为目的。自屏蔽重量往往达到数十吨，导致整个 MRI 设备重量大大增加，对机房的承重提出了更高的要求。自屏蔽紧紧包绕着磁体，构成屏蔽罩壳的铁磁材料的利用率很高，对磁场的屏蔽效果好，其屏蔽效率可在 80% ~ 85%。

综合对比上述几种磁屏蔽方式，房屋屏蔽实现简单，但是其铁磁材料用量大，重量大，机房建设费用高，现已基本被淘汰。定向屏蔽作为房屋屏蔽的一种特殊形式，在某些特定的环境中付出较小的建设成本即可获得较好的磁屏蔽效果，可作为常规屏蔽方法的一种有效补充。自屏蔽效果好，但需要大量使用铁磁材料作为屏蔽体，其重量常达到十几吨，对磁共振设备机房的承重要求较高，这种方法是在有源屏蔽出现之前最常用的磁屏蔽方法。有源屏蔽是这几种磁屏蔽方式中屏蔽效能最高、自重最轻的一种磁屏蔽方式，是目前超导磁共振设备采用的主要磁屏蔽方式。

（二）磁屏蔽材料

磁屏蔽材料可以根据磁导率的高低粗略地划分为高磁导率及低磁导率两大类，它们分别以镍合金及铁合金（包括铁和钢）为代表。

高磁导率材料的特点是具有很高的初始磁导率和最大磁导率。为了保持理想的磁导率，屏蔽体做成后还需进行退火处理。另外，这类材料的饱和磁感为 0.75~0.9 T，只有普通铁合金或钢饱和磁感的三分之一，在高场强磁共振设备中极易饱和。在高场的情况下，这类材料的屏蔽体只有做得比铁屏蔽厚得多时，才能避免饱和的出现，而从价格上来看，高磁导率材料又比低磁导率材料贵得多，此外，这类材料还具有因大应力和高温度敏感性而难以处理的缺点。因此，尽管镍合金的磁导率很高，但综合考虑用量、经济性及制作工艺等原因，一般认为它并不适于制造大容量的磁体屏蔽体。

铁或钢的最大磁导率可以达到 5 000 H/m，这对于一般的磁屏蔽来说已经足够高了。因此，现在大量采用相对便宜的、高磁饱和度的铁或钢来制作磁屏蔽体。调整其厚度可获得最大磁导率。

目前，高场 MRI 设备均采用了主动补偿线圈的方法进行磁屏蔽（工厂已经安装），到安装场地后可视情况决定是否加装被动屏蔽。通常 3.0 T 超导 MRI 系统在安装前要进行磁屏蔽设计，大多数采用在磁体间某个墙面上加硅钢板的定向屏蔽方法，该磁屏蔽的设计是一个相对复杂的项目，它要求对母体建筑空间、承重、周边环境进行详细评估和测试，针对测试数据进行评估，还要考虑对磁场的影响。

四、射频屏蔽

射频屏蔽是利用屏蔽体对电磁波的吸收和反射作用，隔断外界与磁共振系统之间的电磁场耦合途径，以阻挡或减弱电磁波的相互干扰。MRI 磁体间必须安装有效的射频屏蔽，防止射频发射单元的射频输出泄漏到磁体间外，同时防止磁体间外空间中的电磁波干扰磁共振信号，通过射频屏蔽的方法解决磁共振射频信号与外界的其他信号间相互干扰的问题，保证磁共振图像质量。

（一）射频屏蔽原理

射频屏蔽主要是通过射频波的反射（射频波在屏蔽体上的界面反射）、吸收（趋肤效应）来衰减射频波，当射频波到达屏蔽体表面时，在空气和屏蔽体的交界面上，由于两者的导电率不一致，射频波会产生反射，使穿过屏蔽体表面的射频能量减弱，对射频波进行衰减。

未被屏蔽体表面反射的射频波在损失部分能量后进入屏蔽体，在屏蔽体内向前传播的过程中会被屏蔽材料吸收。射频波穿入屏蔽体的深度与射频波的频率及屏蔽材料的电导率和磁导率有关系，射频波的频率越高，屏蔽材料的电导率、磁导率越大，射频波穿入的深度就越小。从能量的观点来看，射频波在导电介质中传播时有能量损耗，因此，高频射频波只能穿入导电介质的表面薄层内，并在导电介质表面的薄层内形成高频交变电流（涡流），这种现象称为趋肤效应。由于涡流的存在使导电介质表面一个薄层内的自由电子在电场的作用下产生运动而形成一个高频的传导电流，这个传导电流产生焦耳热，导致射频波能量的损耗，使进入导电介质内部的射频波迅速衰减为零。

在屏蔽体内尚未衰减掉的射频波，其剩余能量传到屏蔽材料的另一面时，再次遇到空气和屏蔽材料的交界面，由于两者的导电率不一致，射频波会反射，并重新返回屏蔽体内。这种反射可在空气、屏蔽材料的交界面上多次发生，达到衰减射频波的目的。为了增强屏蔽效果，可以采用多层屏蔽体，其外层一般采用高电导率材料，以加大对射频波的反射衰减作用，而其内层则采用高磁导率材料，以加大涡流效应，加大对射频波在屏蔽体内的传播衰减。

（二）射频屏蔽材料

屏蔽材料的电导率和磁导率越大，屏蔽性能越好。但实际上常用的屏蔽材料不可能兼顾这两方面。银、铜及铝的电导率相对较高，但是磁导率相对较低，作为射频屏蔽材料时以反射衰减为主；铁和铁镍合金的磁导率相对较高，但是电导率相对较低，作为射频屏蔽材料时以吸收衰减为主。在射频波频率较低时，吸收衰减较小，射频波的屏蔽主要依赖于反射衰减，因而要选用反射衰减较明显的屏蔽材料，尽量提高反射衰减。在射频波频率较高时，射频波的屏蔽主要依赖于吸收衰减，因而要选用吸收衰减较明显的屏蔽材料，尽量提高吸收衰减。

射频屏蔽体需要考虑机械强度及必要的厚度。在高频时，由于铁磁材料的磁滞损耗和涡流损失较大，从而造成谐振电路品质因素 Q 值的下降，通常在屏蔽高频射频波时，不采用高磁导率的铁作为屏蔽材料，而采用高电导率的铜作为射频屏蔽的材料。铁屏蔽体多用于磁场强的情况，铜屏蔽体多用于中频和高频射频波的屏蔽。在 MR 设备的射频屏蔽中，常采用铜作为屏蔽材料。

（三）射频屏蔽的实现

影响射频屏蔽屏蔽效能的因素有两个：一个是整个射频屏蔽体表面必须是导电连续的；另一个是不能有直接穿透屏蔽体的导电介质。射频屏蔽体上不可避免地要留有电源线及信号线的出入口、通风散热孔等缝隙，这些缝隙成为射频屏蔽体上导电不连续的点，同时，射频屏蔽体不同部分结合的地方也会形成不导电缝隙，这些不导电缝隙会产生电磁泄漏。在缝隙处填充弹性导电材料可消除不导电点，通常选用电磁密封衬垫作为弹性导电填充材料。射频波的泄漏与否取决于缝隙或孔洞相对于射频波波长的尺寸，当射频波波长远大于缝隙尺寸时，并不会产生明显的泄漏。

在 MR 设备机房的建设中，射频屏蔽常选用 0.5 mm 厚的紫铜板制作，并镶嵌于磁体间的四壁、天花板及地板内，以构成一个完整的、密封的射频屏蔽体。上述六个面之间的接缝应当全部叠压，并采用氩弧焊、无磁螺钉等工艺连接。一般采用铝合金龙骨架支撑，龙骨架与墙体间用绝缘板隔开，将整个磁体间与建筑物绝缘，只通过一根电阻符合要求的导线接地。地板内的射频屏蔽层还需进行防潮、防腐和绝缘处理。所有屏蔽件及射频屏蔽之外的装修装饰材料均不能采用铁磁材料制作，例如，不能使用铁钉，必须采用铜钉或者钢钉。

进出磁体间的照明电源线、信号线等均应通过射频滤波器（一般由 MRI 设备生产厂家和屏蔽施工厂家提供专用波导板），所有进出磁体间的空调送风管及回风口等在穿过射频屏蔽层时必须通过相应的波导管，以有效地抑制射频干扰。波导管对于在截止频率以上的射频波没有任何衰减作用，至少要使波导的截止频率是所屏蔽频率的 5 倍。不能有金属材料穿过波导管，当有金属材料穿过波导管时，会导致严重的电磁泄漏。波导管的四周与屏蔽体连续焊接起来，如果波导管本身带法兰盘，利用法兰盘来将波导管固定在屏蔽体上，需要在法兰盘与屏蔽体之间安装电磁密封衬垫。

观察窗的玻璃面内需安装铜丝网或双层银网，其网面密度的选择要满足网面网孔的孔径小于被屏蔽射频波波长。主磁场场强越高，射频波的频率越高，要求其网孔孔径越小。磁体间门和墙壁间的屏蔽层要密切贴合，通常使用指形簧片作为门和墙壁的"接缝"。指形簧片具有较高的屏蔽效能，其允许滑动接触，形变范围大，允许接触面的平整度较低，特别适用于需要滑动接触且需要较高屏蔽效能的场合。整个屏蔽体须通过一点单独接地，通过 MRI 系统接地，严禁单独接地，接地电阻小于 2 Ω，屏蔽体对地绝缘要求大于 1 000 Ω。

射频屏蔽工程完成后，由具备国家认可资质的相关专业机构按国家标准对工程质量进行检测。门、观察窗、波导孔、波导管和滤波器等屏蔽效果薄弱环节的周围需要重点测试。总的要求是各墙面、开口处对 15～100 MHz 范围内信号的衰减不能低于 90 dB。

五、配套保障系统

配套保障系统主要包括配电系统、照明系统、空调系统、磁体冷却系统、安全和监测系统。

（一）配电系统

MRI 设备电源均采用符合国家规范的供电制式，应按照设备所需的额定功率、频率、电压、电流要求配置专用电源、设备要求独立专线供电，并留有一定功率余量，为保证电源内阻要求，主电缆线线径须足够粗，其截面积视总长度而定。辅助设备供电（机房空调、冷水机、激光打印机、照明及电源插座等）另取线路，避免一些频繁启动的高压设备如马达、泵、压缩机等对磁共振主机的电源干扰。主机电源需要安装稳压电源，必要时配备 UPS。

MRI 设备要求设置设备专用 PE 线（保护接地线），接地电阻小于 2 Ω，且必须采用与供电电缆等截面的多股铜芯线，地线到达 MRI 设备专用配电柜内，尤其是在接地电阻符合要求的前提下，必须做好设备所在场所的等电位联结，例如：激光相机、工作站及 RF 屏蔽体等与该设备系统有电缆连接的设备以及插座的 PE 线，必须与该设备的 PE 线做等电位联结。当医院安装多个 MRI 设备时，每台设备的 PE 线都需按照上述要求从接地母排单独引出至设备。

所有配电柜必须具备防开盖锁定功能，以确保电气安全作业之需。配电柜紧急断电按钮需安装在操作间中操作台旁的墙上，便于操作人员在发生紧急情况时切断系统电源。

（二）照明系统

MRI 设备磁体间内靠近磁体的照明灯工作寿命受磁场影响，灯丝会随电源的频率而振荡，建议磁体间内采用直流照明电灯，直流电源的交流残余波纹应小于或等于 5%，不能使用荧光灯和调光灯，以避免对射频的干扰，目前多以直流 LED 灯为主。磁体间所有照明及插座用电都必须经传导板上的线电源滤波器进入。要求屏蔽室内照明及内部装修由专业屏蔽公司来完成。

（三）空调系统

MR 设备对工作环境的要求很高，机房温度过高导致设备出现故障，无法正常工作，严重的将使设备的电路部分烧坏。湿度过高设备的电路板容易结露，容易引起高压电路打火，还可能造成设备的接地不好。通常机房温度、湿度要求为磁体间 15～22 ℃、30%～60%；设备室 18～25 ℃、30%～70%；操作室 15～30 ℃、30%～70%，房室的温度梯度（如从磁体底部到顶部）应严格控制在 3 ℃以内。要求配备机房恒温恒湿专用空调，在配备空调时充分考虑设备的散热量、设备升级、其他设备及人体的散热等因素。为防止空调冷凝水滴入电子器件而损坏 MRI 设备，空调风管走向和送回风口必须避开滤波板。空调系统还应安装空气过滤器，使大部分（80% 以上）大小为 5 ~ 10 μm 的尘粒得以滤除，以保持一定的空气洁净度。

（四）磁体冷却系统

在超导 MR 设备中，采用磁体冷却系统减少液氦蒸发，它由冷头、氦压缩机和冷水机系统组成。磁共振设备的磁体冷却系统利用了焦耳—汤姆逊效应，采用压缩制冷的方式，氦压缩机是整个冷却系统的核心，起着热量传递的作用。氦压缩机的工作流程如下：氦压缩机中充以高纯度氦气，并通过绝热软管与冷头连接，工作时，经冷头返回的低温低压氦气直接送往氦压缩机，经氦压缩机压缩后的氦气压力升高，同时温度也变高，随后该高温高压氦气进入热交换器，并在其中与逆流的冷水交换热量，使其温度骤降，成为低温高压氦气，将低温高压氦气经油水分离器滤除其中的油雾，得到低温、高纯、高压的氦气。此后该气流便通过密封保温软管直达位于磁体上面的冷头，并在冷头中节流，使其迅速膨胀，氦气的温度进一步下降，从而产生冷头所需要的冷量（从周围环境吸热）。膨胀以后的氦气（低温、低压氦气）又被送回制冷循环的输入端，开始下一个流程。

冷头是一个二级膨胀机，与超导磁体的真空液氦容器相连接，其作用是提供冷氦气来维持液氦容器的温度。冷头工作时，氦压缩机提供的高压氦气在这里膨胀，氦气从周围环境中吸收热量，温度进一步下降，成为低温低压氦气。这一变化过程就导致了冷头周围温度的降低，使液氦容器中挥发的氦气冷却为液氦，减少了液氦的挥发。目前，大多数超导磁体均为 4 K 冷头，在冷头工作正常状态下，液氦的挥发率为零。

氦压缩机工作时会产生大量的热，其采用水冷方式进行冷却。它的散热器被冷水管包绕，产生的热量最终由循环冷水带走，冷水是由冷水机提供的。磁体冷头是氦压缩机的负载，如果将冷水机组也算在内，整个磁体的冷却系统是由三级级联冷却来实现的，冷水机提供一定温度的冷水使氦压缩机得以冷却，氦压缩机又作为冷源，通过膨胀氦气使冷头温度骤降，冷头的低温传播到液氦容器，维持液氦容器低温，使磁体得到预期的冷却。上述三级中任何一个环节出现故障，都会导致整个磁体冷却系统瘫痪，使液氦的挥发量成倍增长。

（五）安全和监测系统

为了保证 MR 设备的安全运行，防范不良事件的发生，下述安全和监测设施发挥着重要的作用。

1. 警示标识

MR 设备的磁体间周圈及其建筑的各进出通道口都应设置明显的"强磁场区域危险"的警示标识，防止有心脏起搏器等体内电子、金属植入物的人员误入高斯线区域发生人身伤害事件。

2. 金属探测器

在磁体间入口处要安装可调阈值的金属探测器，禁止任何铁磁性物体及其他电子泵类植入物（如电子耳蜗、胰岛素泵等）被携带进入磁体间内，影响设备使用，危及人身安全。

3. 氧气监测器及应急换气机

磁体低温容器内液氦大量挥发时将产生过量氦气，使磁体间内氧含量大幅度下降。因此，必须在磁体间内安装氧浓度监测器，并保证当氧浓度降至18%（人体所需的氧浓度下限）时自动启动应急换气机交换空气。

4. 紧急失超开关

紧急失超开关一般装在操作间控制台附近墙上或磁体间内。紧急失超开关一旦被按下，超导环境被破坏，超导线圈温度上升，失去超导性成为常导体，从而使得磁场迅速消减为零，低温容器内的液氦也会在数分钟内挥发一空。只有当受检者在磁体孔径内出现危险或者磁体面临危险时，才可以紧急按下此开关，使磁体上的强大磁场迅速消失，以保证受检者和系统的安全。此开关虽然是安全防护所必需的，但也是潜在的失超隐患，如果误操作会导致磁体失超，造成重大经济损失，因此需要加强培训和管理。

5. 断电报警装置

当MRI设备动力电停电后，该装置立即发出报警，提示磁共振设备使用人员或维护人员进行紧急关机处理。

6. 系统紧急断电开关

在磁体间、操作间和设备间墙壁的明显部位都应安装系统紧急断电开关，以便在受检者或MRI设备安全受到威胁时迅速切断整个设备的供电电源，尽快解除对人身的伤害。

7. 消防器材

MRI设备的操作间和设备间都需配备一定数量的消防器材。与一般建筑物的消防要求不同，磁共振设备必须采用无磁的灭火器具。如果条件允许，磁体间可采用喷气（专门的消防灭火气体）消防装置。电子设备较多的区域内不可使用喷水灭火装置，只能使用喷气消防装置。

六、MRI设备机房要求与建造

MRI设备的安装对环境及场地的设计施工要求非常严格，在MRI设备机房必须确保磁场具有长期的稳定性和均匀性，并且根据医院的实际情况，充分考虑人流、物流、医疗功能布局和医院长远发展需要进行选址。MRI设备的场地布局分为磁体间（放置磁体、扫描床、各种表面线圈、各种测试水模、氧监控器及各种生理信号导联等）、设备间（放置RF系统柜、梯度系统柜、图像重建系统、氦压缩机、传导板、电源柜、恒温恒湿空调及水冷机的室内机组等）和操作间（放置主计算机、磁体监测显示器、操作台及工作站等）。

（一）环境要求

1. 静态及动态干扰

铁梁、钢筋水泥（特别是磁体下方）、下水道、暖气管道等，这些铁磁性物质应满足MRI设备最小间距及最大重量的要求。为避免运动铁磁物品的影响，必须满足最小的间距要求，该间距取决于移动方向和磁场方向。

2. MRI设备场地附近电力设备干扰

附近有高压线、变压器、大型发电机及电机等时，应该提交设备厂商评估，若附近存在其他MRI设备，确保两台MRI设备的3 G线没有交叉。

3. 振动的干扰

MRI设备场地振动要求为：①稳态振动，由电动机、泵及空调压缩机等引起，其振动频率不得超过一定范围；②瞬态振动，通常由交通工具、行人、开关门等引起，不得超过

500×10^{-6} g，超过 500×10^{-6} g 的瞬态振动，需要分析从 0 到峰值对场地的影响。MRI 设备场地要尽量远离以下振动源：停车场、公路、地铁、火车、水泵、大型电机等。

（二）系统电源要求

MRI 设备电源均采用符合国家规范的供电制式，应按照设备所需的额定功率、频率、电压、电流要求配置专用电源，并留有一定功率余量。设备要求独立专线供电，建议使用专用变压器，需要安装稳压电源，必要时配备 UPS。辅助设备供电（机房空调、冷水机、激光打印机、照明及电源插座等）根据所需设备的负荷单独供电，与主系统用电分开，以避免一些频繁启动的高压设备如马达、泵、压缩机等对磁共振主机的干扰。MRI 设备要求设置设备专用 PE 线（保护接地线），接地电阻小于 2 Ω，且必须采用与供电电缆等截面的多股铜芯线，地线到达 MRI 设备专用配电柜内，必须做好设备所在场所的等电位联接。

（三）射频屏蔽要求

对 15～150 MHz 内平面波衰减大于 100 dB，这些值必须在 MRI 设备安装之前由有资质的机构测量确认，屏蔽室对地绝缘要求大于 1 000 Ω。

（四）磁体间承重

MRI 设备的磁体自重在几吨至十几吨，在建造设备机房时必须考虑磁体间内地面具备充足的承重能力，请建筑结构工程师做承重和受力分析，如混凝土承重应符合安装要求并得到建筑设计部门的认可，以确保安全。

（五）温湿度与散热量

MRI 设备对工作环境的要求很高，通常机房温度、湿度要求为磁体间 15～22 ℃、30%～60%；设备室 18～25 ℃、30%～70%；操作室 15～30 ℃、30%～70%，房间的温度梯度（如从磁体底部到顶部）应严格控制在 3 ℃ 以内。要求配备恒温恒湿专用空调（建议双压缩机组且不能安装在磁体间），需安装送风及回风的风道系统且必须单独控制。

（六）通风与上下水

超导 MRI 设备正常情况下液氦不挥发或有少量挥发，紧急状态时（失超）会在瞬间有大量氦气产生，因此，磁体间必须安装足够粗的失超管，由磁体上部的出气孔通向室外大气，长度不能太长，尽量减少直角转弯，且出气口必须避开人群聚集区域，失超管由非铁磁性金属（如不锈钢管等）制成，失超管需通过波导进入磁体间内和磁体失超管口连接。另外磁体间要求安装紧急排风系统（排风量大于 35 m^3/min），磁体间内不能设置上下水管道。

（七）设备噪声

通常的噪声要求：磁体间小于 90 dB，操作间小于 55 dB，设备室小于 65 dB。

（八）设备运输通道

磁体是所有部件中体积及重量最大者，必须考虑门、走廊的高度及宽度，通常磁体间需预留（宽×高）2.8 m×2.8 m 开口以供磁体进入，确保通向磁体间的通道平整，无障碍物，必要时需搭建平台。磁体吊装前，吊装公司应到吊装现场实地查看环境状况，以确定最佳吊装方案，磁体在运输过程中任何方向的倾斜角度都不得超过 30°。

（张晓宇）

—— 第四章 ——————————————

超声成像基础知识

第一节　超声波基础知识

一、概述

振源产生的振动在弹性媒质传播中形成机械波，声波是机械波的一种，是机械能量在媒质中传播的一种运动形式。声经过传声媒质——弹性媒质来传播，传声媒质主要有三种状态：气体、液体和固体。

整个声波的频率范围很宽，可划分为次声、可听声、超声和特超声。

通常把 20~20 000 Hz 声波称为可听声波，低于听觉（20 Hz）的声波称为次声波，高于人耳听觉的声波（按听觉统计取听觉上限频率，即 20 000 Hz）称为超声波，高于超声波频率上限的超高频声波称为特超声波。

超声波目前已被广泛应用于医学。由于超声波的波长很短，频率很高，从而具有一些独特的特性，如超声波能量高，方向性好，在传播过程中发生有规律的变化等，为医学超声成像奠定了物理基础。

二、超声的物理量

（一）医用超声的频率与波长

在医学上，超声波可用于诊断、理疗、加热治癌等方面，用途不同，选用的超声频率也不同，即使同一用途，如诊断的对象不同，所选用的频率也不尽相同，超声波属于机械波，也遵循波动规律，它的波长（λ）、频率（f）和波速（c）等参数满足如下公式：

$$c = f \cdot \lambda \text{ 或 } \lambda = \frac{c}{f}$$

由上式可知，当波速一定时，频率越低，则波长就越大，反之则小。

超声诊断使用兆赫（MHz）量级频率的超声波，治疗使用的是较低频段的超声，多在 0.7~1.5 MHz，而超声显微镜已利用京赫（GHz）。

（二）超声的传播速度

由于超声的传播是依靠传播介质的相互作用而传递的，超声在组织中的传播速度与组织的弹性模量有关，因此，组织不变，不同频率的超声在其中传播的速度是一定的。另外，温度对速度的大小有一定的影响，温度越高，速度越快。常温下，超声在水中的声速为 1 531 m/s，脂肪为 1 476 m/s，骨骼为 3 320 m/s。在医学超声诊断中，超声在人体软组织中的平均传播速度按 1 540 m/s 计算。这个速度又称为超声成像仪的定标参数。

（三）声阻抗

声阻抗在医学超声诊断中的作用非常重要，它决定超声的传播特性，可以表征为公式：

$$z = \rho \cdot c$$

声阻抗的单位为瑞利，一般人体软组织的声阻抗在（1.483 ~ 1.874）×10^6 瑞利，颅骨骨骼为 5.57 ×10^6 瑞利，空气为 0.000 429 ×10^6 瑞利，水的声阻抗为 1.5 ×10^6 瑞利，皮肤的声阻抗为 1.68 ×10^6 瑞利，压电晶体 PZT-5 声阻抗为 33.7 ×10^6 瑞利。

（四）声压、声能量、声强

声压的大小反映声波的强弱。在声波的作用下，原来静止的媒质获得能量，使媒质质点在平衡位置进行来回振动，使媒质具有动能。同时媒质产生压缩和膨胀的过程，使媒质具有形变位能。单位时间内发射出的声能称为声功率 W（瓦），单位为瓦，即牛顿·米/秒。声强是指单位面积单位时间内传播的声能，单位为瓦/米²。在医学超声诊断应用中，由于多采用脉冲超声进行检测和成像，其声强还需考虑空间和时间特性，即有空间峰值、空间平均声强和时间峰值、时间平均声强之分，可根据具体需要进行检测。

在日常生活中，人们常常遇到强弱不同的声波，入耳所觉察到的最低声强和发射人造卫星的火箭发动机所产生的强度差 1 000 多倍。在生物医学超声工程中，也存在着类似的情形，治疗用的超声剂量比超声诊断要大 100 倍以上；诊断超声发射时的强度与回声强度之间相差几百倍。而从体内返回的回声信号的量程范围在 1 ~ 10 000，为了方便标度，常使用对数标度来度量声压和声强，单位为分贝（dB）。通过分贝转换，一般声波的声强标定在 0 ~ 120 dB。

三、超声波的传播特性

（一）反射、折射与透射

超声波在弹性媒质中传播时会产生反射、折射、透射、散射与绕射（衍射）、衰减及多普勒效应等现象。这些基本规律使得人们能够掌握超声波在人体组织中的传播规律，从而推动超声医学的迅速发展。

（1）声波的反射、折射和透射等物理现象均是在两种媒质的分界面处发生的，超声的声学边界由媒质的声阻抗决定，即声学边界的形成发生在声特性阻抗不同的两种媒质相接触的平面上，如果是两种不同的材料，但其声特性阻抗相同也不出现声学边界。

（2）当一束平面超声波入射至两种媒质的分界面，且界面的线度比波长大得多时，在界面上会发生反射、折射和透射，其规律与物理光学的相同。媒质 I 和媒质 II 的特性声阻抗分别为 $\rho_1 c_1$ 和 $\rho_2 c_2$，假设超声波在两种媒质中传播也无损耗。

当超声波垂直入射到界面时，在界面上能量分配关系为：在界面上反射波声能与透射波声能之和等于入射波声能，即声能量在界面上是守恒的。则反射系数 γ 定义为反射声能通量与入射声能通量之比。

（二）散射与绕射

当超声在弹性媒质中传播时，常常会遇到各种障碍物，如在空气悬浮的灰尘和水雾，在血液中流动着红细胞和在大的平面分界面遇到的起伏不平等，这将使一部分声能偏离原来传播的方向。声波朝许多方向做不规则的反射、折射和绕射的现象就是散射。

声波在传播过程中，如遇到直径小于超声半个波长的障碍时，其声波会绕过障碍物而继续传播，这种现象称为绕射。

（三）衰减

超声波在非理想的弹性媒质中传播时，随着传播距离的增加，其总能量逐渐减弱这种现象就是超声的衰减。产生衰减的原因有：当超声在传播过程中遇到界面和障碍物会产生反射、折射和散射的现象，从而使原来传播方向上的声强减弱了；再者，声能转化成热能等其他形式的能量被消耗。

衰减大小可用衰减系数（或半值层）来描述。衰减系数定义为单位距离上声压振幅比的自然对数，由于超声波在人体组织中的衰减随频率升高而增大，单位多表达为 dB/（cm·MHz）。由此也可以看出，选用的超声频率越高，组织吸收的超声能量就越多，衰减也就越大。所以在探测深处组织或厚度大的脏器时不宜使用很高的频率，对浅表组织和脏器可用较高频率，通常眼科可用高到 10～20 MHz 的超声，心脏和腹部脏器检查则用 2.0～3.0 MHz。

半值层是指超声声能减少一半的传播距离，有时也用这个参数来表明传播媒质的衰减特性。通常肝脏的半值层为 2.4 cm，血液为 35 cm，血浆为 100 cm（测值均在 1.0 MHz 情况下获得）。

生物组织超声衰减系数还与生物组织的组成成分和结构有关。研究表明，随着组织含水量的增加，声速、声衰减、声散射均减小；脂肪成分增加，声速减小，声衰减、声散射增大；蛋白质增加，尤其是胶原蛋白增加，声衰减系数明显增大。

（四）多普勒效应

1842 年奥地利布拉格大学的物理学家及数学家多普勒·克里斯琴·约翰研究发现了一种物理现象，即当固定频率发射声源与接收器在连续弹性媒质中做相对运动时，接收器接收到的声波频率与发射声源频率不同，其频率差别与两者的相对运动速度矢量有关。这种现象称为多普勒效应。

在现实生活中，也常有多普勒现象发生，如铁道旁的人听到朝向自己驶来的列车发出的鸣笛声，会觉得声音音调变高，而当列车驶离远去时，汽笛声调变低，其实这时发生的正是多普勒效应，耳朵作为接收器接收到朝向自己来的声音时频率升高，远离时频率降低，所以感知的声音音调有变化，并不是汽笛发出的声变化所致，而是汽笛发出的声音同时在运动造成的。

（张建俊）

第二节　超声诊断仪的组成结构

随着微电子技术和超高速计算机技术的发展，超声在医学领域的涉及面越来越广泛，超声医学仪器的种类也复杂繁多，其中超声诊断成像系统的发展比较迅速而且也比较规范，已形成了极具特色的医用成像设备。

随着微电子技术和计算机技术的快速发展，超声诊断仪在近十几年来有了长足的发展，它的功能与技术主要集中表现在二维、三维及实时三维超声诊断成像上。为了提高成像系统的性能，在信号与图像处理各环节上采用了新技术，由专用的数字计算机控制数字信号的存储与处理及整个成像系统的运行，使图像质量大为提高。另外，在换能器材料、结构上也进行大量的研究并取得突破性成果，具有较宽响应频带和低声阻抗、高介电性能及压电性能的材料相继面世，提高了超声成像信号的信噪比，极大促进了超声图像的改善。

从现行 B 超诊断仪的电路构成看，它的组成基本相同，但具体电路设计会有所变化。本节主要针对其中一些重要的电路结构进行讨论，如线阵扫描方式的发、收电路，聚焦电路，时间增益补偿电路，对数压缩电路以及数字扫描转换器等。

一、接收放大

换能器将接收到的超声回波脉冲转换成电信号输出，加到前置放大级进行放大。放大器的动态范围有限，约为 40 dB，而人体中反射回波的动态范围可达 100 dB 以上，因此要采用增益控制技术。

处在不同距离上的回波目标，即使反射系数相同，但由路程衰减引起的回波大小差异，则需要用时间增益补偿技术。

超声波在人体组织中传播时会有明显的衰减，为了使处在不同深度、具有相同反射系数的界面在显示图像上有同样的灰度，仪器中需要设计深度增益补偿电路。另外，在临床诊断中有时希望突出某一深度范围内的回波信息，也需要人为地调节该深度范围内的信号增益，这类补偿统称为时间增益补偿（TGC）。

在检波前系统只用固定 TGC 曲线补偿深度衰减，使信号在 A/D 变换前有一个合适的动态范围。为了更准确地调整不同深度的增益，提供一可小范围手动调节的增益补偿调节旋钮或拨片，早期的 B 超显像仪只能粗略地调节近场与远场的增益，目前较先进的仪器为分段增益控制，即可以人为调节对应一小段区域内的增益。分段增益补偿是在 A/D 变换后进行的，因此，冻结图像或将图像存储到仪器硬盘或磁介质后，TGC 调节不会起作用。

二、对数放大

面对过大的输入信号动态范围，接收电路采取的增益控制技术是进行对数压缩。由于反射系数的差别，相邻的各种反射体与散射体的回波大小是不同的。另外，显示器的动态范围很小，只有 30 dB 左右，为均衡这类差异，将大动态范围的回波信号能在小动态范围的显示器上显示，必须压缩动态范围。而对数放大器的电学特性能满足上述要求，采用对数放大器来处理信号，称为对数放大，实则为压缩信号动态范围。实际应用的对数放大器是线性—对数放大器，即在小信号时为线性放大，在一定范围内为对数放大。

三、检波

在超声成像中，我们主要关心的是反射回波的幅度变化，因此，可将高频信号滤除，仅留信号变化的幅度、相位、时间等信息。

四、图像前处理技术

在带有数字扫描变换器的超声诊断仪中，一般都在信号出入数字扫描变换器（DSC）的前后分别进行信号转换和处理，在 DSC 前对信号进行的处理称为前处理，后处理是指在 DSC 后进行的处理。

前处理要完成的主要工作有时间增益补偿、动态范围变化、图像显示深度变化、帧相关及边缘增强等。综合运用这些处理方法可以有效地抑制噪声，突出有用信息，从而获得更清晰的图像。

五、数字扫描转换器

数字计算技术的迅速发展，为实时图像处理所需的速度与存贮能力提供了条件，20 世纪 70 年代，数字计算技术已在超声成像中普遍应用。现代的超声诊断成像仪带有图像存储和处理装置。

数字扫描转换器即 DSC 作为医学超声成像中图像存储和处理的关键组件出现在 1974 年。通过应用 DSC，超声换能器扫描过组织所得的回波幅值可以贮存起来，并以 TV 幅面进行图像显示，像素处理数目为 128 × 128 个，数据位为 8 位即 64 个灰阶，完成一次 B 超显像需 10 ~ 15 s。1976 年有了用微机控制的 DSC，并发展了几种数据处理算法，有了初步的数字图像处理技术，提高了图像的分辨率。数字扫描转换器由于图像稳定、处理方便等优点，已取代了模拟扫描转换器（ASC）。像素数目一般为 512 × 512，灰阶级数已不再是早期的 32 或 64，而是高达 256 或 512 个灰阶，显示没有闪烁，图像处理的能力与可靠性都大为提高，与实时成像仪配合，实现实时成像。

所谓数字扫描转换器，实质上是一台存储容量极大的微型计算机，它将超声扫描的回波信号幅度信息转换成数字信号，进行数字化储存和处理，再按标准电视扫描模式读取信号在 TV 监视器上显示。另外，DSC 将超声扫描方式和显示过程中的逐行扫描方式进行转换，如线阵探头的列扫描信息，相控阵探头的扇形扫描，以及腔内探头的径向扫描，都是通过应用 DSC，方便地实现了显示的行扫描数据读取。

随着 DSC 处理功能的强化，也称为数字扫描处理技术，即 DSP。

DSC 使现代实时超声诊断成像仪具有以下特点。

（1）标准 TV 显示，便于视频磁带记录（VTR）和与其他记录设备兼容（如显示器、打印设备等）。

（2）对回波数据进行前、后处理，提高图像质量。

（3）插入帧数，减少图像闪烁。

（4）数字图像处理技术，改善图像质量。

（5）即时帧冻结和图像回放，多幅图像同步显示和回放。

（6）对回波数据进行测量计算，图像区内标注，图像区外显示工作状态及设置条件。

六、后处理

从三个方面对超声图像进行后处理。第一是对图像中各个像素点进行处理，如 γ 校正、窗口灰度处理等；第二是在二维平面上对一整幅图像做图像处理，如二维平滑、直方图均衡等；第三是对图像进行时序处理，如帧冻结、电影回放等。

七、显示

超声脉冲回声信号经射频放大、检波、视频放大处理后，最后作为显示器的输入信号进行显示。显示器的选用关系到医学超声诊断仪的图像质量。尽管目前各大超声生产厂家都为自己的超声高端产品提供了液晶显示屏（LCD），但阴极射线管作为早期超声仪的标配显示器有较大的动态范围和较高的分辨力，以及鲜明的图像锐度。本文简单介绍 CRT 的工作原理，按照偏转系统的不同 CRT 可分为静电式和电磁式两种阴极射线管。

阴极射线管是一种特殊类型的真空管，由电子枪、偏转系统和荧光屏三部分组成。由电子枪产生很窄的电子束，加速后飞向阳极，阳极表面涂有荧光层，在电子束轰击下产生光进行显示。

1. 电子枪的组成

电子枪由阴极、控制极和阳极组成，装在管颈内。在电子枪中，灯丝起着激发作用，阴极受到灯丝加热后，便把电子以极高速度向外发射，控制极和阳极起着枪膛的作用，使电子束集中射向一点，电子束的强弱和速度由控制极信号加以精确控制。

（1）阴极：其主要作用是使灯丝产生大量电子，以高速度向外发射。阴极电位一般为负 2 000 V 左右。

（2）控制极：即调制极，栅极是一个与阴极同轴的镍制圆筒，其顶部有一个约 1 mm 的圆孔，对准阴极发射部分，控制极电位一般负于阴极电位，电位越高则电子射线越强，超声诊断仪上的辉度调节旋钮就是用来控制控制极电位的。

（3）阳极：它使电子枪的电场对电子束聚焦。超声诊断仪的聚焦调节的就是阳极电位。

2. 偏转系统

静电式阴极射线管的偏转系统由两对相互垂直的偏转板组成，按其方位分别称为水平或垂直偏转板，即 X 和 Y 偏转板，分别控制电子束的水平或垂直方向的运动。

在 A 超诊断仪中，通常在水平偏转板上加上锯齿波电压，重复频率同脉冲重复频率，即时基信号。当电压从低电位均匀地向高电位上升时，电子束从左向右扫过阴极射线管管面，当电压升高到额定值后，电子束到达最右边的位置。然后随着电压下降，电子束迅速回扫到左边重新开始，如此往复，称为扫描，锯齿波电压变化的快慢决定着扫描时间的长短，而在垂直偏转板上加上经过放大的超声脉冲电压信号，这就使得水平扫描的光点同时产生一个向上（垂直）的偏移。

八、其他显示与记录方式

1. 照相记录

在计算机技术还未普及的 20 世纪 90 年代以前，记录典型病例的超声图像最常见的是用照相机，常用 35 mm 或 100 mm 胶片。利用 47、87 或 107 型胶片，其速度为 3 000 ASA，曝光 10 s 即可得到图片。A 超扫描图通常采用光圈 f 8 曝光 1/25 s 即可，B 超图像用 f 4 即可。波拉相机很容易取得一次显像的 B 超图像，可以很迅速地得到正片或负片，免除胶片的冲洗过程，曾经被广泛应用。但由于成本较高，制作周期长，不宜长期保存，加上数字化技术的快速发展，目前鲜有使用。

2. 热敏打印机

这是数字存储未普及前配置最多的记录图像设备，其费用低廉和方便程度远优于照相记录法。它是在多灰阶的热敏纸上打印超声图像，信号接口多为 BNC 接口接驳复合视频信号，图像灰度还原较好。另外，还有彩色热敏打印机，其工作原理与黑白的相似，只是对彩色的处理要分红绿蓝三色分别打印，比黑白打印要费时，但图像效果还不错，打印色带和打印纸成本也在逐年降低。即便这样，目前热敏打印机也已被越来越价廉、功能齐全的超声工作站取代。

3. 录像

由于 DSC 的出现，使得超声图像的格式和其他记录设备兼容，录像是 20 世纪记录动态图像和大量资料回顾分析的最经济实惠的方法之一，超声信号以复合视频 RF 或 RGB 方式接入录像机，录像机播放的图像也可通过接口以相同的信号方式送入超声仪器，方便观察，有的超声设备还可对录像带的图像进行回测。在数字化存储还未推行、设备信号仍为模拟信号时，这种具有动态图像记录和回测的方式曾为重要的方式。

4. 数字存储

随着计算机技术的发展，超声仪器的信号处理更多向数字方向发展，图像也可以以数字信号形式记录在磁介质中，如超声仪器中的硬盘、软磁盘和各种规格容量不同的 MO 磁光盘及光盘、移动硬盘、U 盘，这些图像不会有时间衰减特性，信号不丢失或失真，同时有利于图像转存和信息共享、教学和病历回顾及管理。磁光盘存储极大地方便了超声图像存储和读取。

5. 图文工作站

随着网络技术的不断深入，以及各类信息融合的实际需求，已有不少单位选用超声图文工作站作为超声报告书写、影像图像管理、传输的首选方法。

6. 网络存储和传输

随着超声设备和计算机设备的共同发展，通过提供数字接口和遵从网络协议，遵照 DICOM3.0 标准和协议，凭借互联网和局域网，将超声仪器内部的信息传送到指定服务器，可完成设备的内部信息检测、故障分析、图像传输、图像存储等功能，更方便地实现共享。

（张建俊）

第三节　超声的临床应用基础

超声图像是反映人体脏器及组织结构的声阻抗变化情况的声学图像，这种图像与解剖结构及病理改变有密切关系，而且有一定规律性。但是目前的超声图像尚不能反映组织学及细胞病理学特征。因此，在诊断工作中必须将超声图像特征与解剖、病理及临床知识相结合，进行分析判断，才能作出正确结论。

超声可以检查软组织及其脏器的疾病，包括肝、胆囊、胰、脾、肾、肾上腺、膀胱、前列腺、子宫、卵巢、产科等方面，腹腔及腹膜后脏器如盆腔、淋巴结，心脏、颈部血管和四肢动静脉血管，颅脑、眼、上颌窦、颌面部包块，甲状腺、乳腺、胸腔及肺部、纵隔、肌肉、脂肪、软骨、椎间盘等脏器的部分疾病。

一、超声成像的一般规律

超声反射回声一般分为下列四级：高回声（高水平回声）、中等水平回声、低回声（低水平回声）和无回声。

（1）高回声又可分为强回声和高回声，其中高回声不伴有声影，见于肝脾包膜、血管瘤及其边界等。而强回声常伴声影，见于含气肺（胸膜—肺界面）、胆结石、骨骼表面（软组织—骨界面）。有些强回声结构如小结石、前列腺内小钙化灶等，由于超声聚焦和超声频率等条件，不一定有声影。

（2）中等水平回声见于肝、脾实质。

（3）典型的低回声见于皮下脂肪；典型的无回声见于胆汁、尿液和胸腹水（漏出液、渗出液）及血液。

（4）均质性液体（介质），如胆汁，尿液为无回声。应当注意：有些非均质的固体如透明软骨、小儿肾锥体，可以出现无回声或接近无回声。所以，少数固体呈无回声，但必须是均质性的。

非均质性液体（介质）如尿液中有血液和沉淀，囊肿合并出血或感染时，液体内回声增加。软骨等均质性组织如果纤维化、钙化（非均质性改变），则由原来无回声（或接近无回声）变成有回声。所以，"液体均是无回声的，固体均是有回声的"这种看法是不正确的。

另外，心腔内血流流速过慢或形成慢速湍流，加上设备成像质量提高，有时也可以出现回声增强。

二、检查项目

（一）测距

测量被检查脏器和病变的深度、大小、内径和面积等，如肝内门静脉、肝静脉内径、心脏室壁厚度及心腔大小、二尖瓣口开放面积等。

（二）形态与边缘轮廓

正常脏器有一定外形，都有明确的边界回声，轮廓整齐。若有占位性病变常使外形失常、局部肿大、突出变形。肿块若有光滑而较强的边界回声，常提示有包膜存在。

（三）位置与周围脏器的关系

特定脏器的位置有无下垂或移位。病变在脏器内的具体位置。病变与周围血管关系及是否有压迫或侵入周围血管、组织等。

（四）性质

根据超声图像显示脏器和病变内部回声特点，包括有无回声、回声强弱、粗细、分布是否均匀等可以鉴别囊性（壁的厚薄、内部有无分隔及乳头状突起、囊内液体的黏稠等）、实质性（密度均匀与否）或气体。

（五）活动规律

肝、肾随呼吸运动，腹壁包块（深部）则不随呼吸活动。心内结构及大血管的活动规律等。

（六）血流速度

超声频谱多普勒可以定量测定心脏内各部位的血流速度及方向，可以反映瓣口狭窄或关闭不全的湍流、心内间隔缺损时分流的湍流，并可以计算心脏每搏输出量、心内压力及心腔功能等，并可测定血管狭窄、闭塞、外伤断裂，移植心血管的通畅情况等。

超声诊断在体外检查，观察体内脏器及其结构和运动规律，为一种无痛、无损、非侵入性的检查方法。操作简便、安全，主要限制在于超声频率高、不能穿透空气与骨骼，因此，含气多的脏器或被含气脏器所遮盖的部位（肺、胃肠胀气），骨骼及骨骼深部的脏器超声无法显示。

三、观察分析的内容

（一）周边回声

周边回声与界面的几何图形有关。周边回声包括脏器和较大包块的边缘回声，这种反射属于镜式反射，回声的强弱与入射角有关。对由回声构筑的脏器观察以下内容。

1. 大小

各器官的前后径、左右径和长径或上下径等，面积、周长、体积的大小是否在正常范围之内，脏器是否肿大或缩小。

2. 形状

脏器形状有否改变，中间有否突出、膨出，膨出的回声是否正常或减弱。例如，正常肝包膜呈线样纤细回声，完整、光滑；右侧隔面呈圆顶状，肝下缘比较锐利。如果声像图上肝脏外形显得特别饱满、局部降起，应考虑肝大或有局部病变。若肝包膜表面不规则、不平滑、边缘较钝，应考虑有无慢性肝实质病变以至肝硬化。

3. 位置与活动状态

脏器位置有否偏移，固有的运动规律如何。例如，做胃肠超声时，未观察到胃蠕动，同时观察到胃壁弥漫性增厚，应考虑有无肿瘤等病理改变。相反，如果蠕动增强，甚至逆蠕动，应考虑有无梗阻。

（二）内部回声

内部回声包括脏器内部及大包块的内部反射，是与组织结构的性质有关的。

1. 回声本身

包括多少、形状、强弱、分布、动态。

2. 回声周围

有无声晕、声影、声衰减。

（三）相邻脏器回声

相邻及有关的脏器有无移位、变形、肿胀、扩张及相连的。

（四）综合判断

超声是切面成像，超声医师根据完整的声像图和两个以上的联系切面观察，可以做出以下的概括性判断。

1. 定位

确定病变与脏器的关系，是脏器本身的病理改变还是脏器内局部组织的变异、异常增殖。

2. 物理性质

包括囊性、液性、实质性、含气性或混合性。

3. 病理性质

是炎症性包块或肿瘤物，如肿物，是良性还是恶性。恶性肿瘤时，应区分是癌症还是肉瘤。

4. 病变的数目

单发或多发。

5. 病理来源

原发的或转移的。

最后综合作出包括部位、数目及大小、物理性质或者病理性质的超声诊断。

四、测量与分析功能

（一）基本测量

1. 长度测量

B 型图像时，冻结后可测量任意两点间距离；M 型时测的是一维空间的距离，还可测量运动持续的时间，并推算出运动速度、运动幅度。

2. 面积和周长

冻结扫查好的 B 型图像，可用逐点描记法或椭圆近似法测算面积和周长。

3. 比例及狭窄率

（1）对两个测量结果进行比较，计算其比例。

（2）狭窄是以百分比表示狭窄程度，可对任何距离、周长、面积之间进行比较，计算有无狭窄和有狭窄部位的比例。

4. 体积测量

采用椭圆法或三轴法测量。

5. 时间测量

在 M 型和 D 型图像上可测量持续时间、间隔、心动周期、心率等。

（二）多普勒测量与分析

在连续波和脉冲波多普勒及彩色多普勒血流显像方式中进行测量，可得到血流的有关参数，包括血流的速度、加速度、平均速度、速度时间积分、压力阶差、压力减半时间、瓣口面积、心功能（收缩功能、舒张功能）、末梢血管测量等。

（三）产科测算

根据胎儿发育的统计规律而编制的计算方法，有多种公式，可测算出胎儿的妊娠周数和胎儿体重等指标。

（四）直方图显示

以直方图形式显示超声任意形状区域内的回声分布情况。

（五）心功能计算

可在 M 型和 B 型图像上测算出心脏左心室的多种参数，结合多普勒测量结果，正确全面评估心脏疾患。

五、不同器官或组织成分的显像特点

（一）皮肤

呈线状强回声。

（二）脂肪

回声强弱不同，层状分布的脂肪呈低回声。肿瘤组织中脂肪与其他组织成分混杂分布时，常呈现强回声反射。

（三）纤维组织

纤维组织与其他成分交错分布，其反射回声强，排列均匀的纤维瘤回声则较弱。一般纤维组织的衰减程度较明显。

（四）肌肉组织

回声较脂肪组织强，且较粗糙。

（五）血管

形成无回声的冠状结构，动脉常显示明显的搏动，有时能看到红细胞散射点状回声。

（六）骨组织、钙化或结石

形成很强的回声，其后方留有声影。

（七）实质脏器

（1）形成均匀的中等回声或低回声。

（2）以肝脏为标准，脾脏回声较肝脏低而且均匀细密。

（3）肾脏实质较肝脏实质回声也低。

（4）胰腺网声较肝脏高而且粗糙。

（八）空腹脏器

（1）其形状、大小和回声特征因脏器的功能状态改变而有不同。

（2）充满液体时可表现为无回声区。

（3）充满气体的胃肠内容物可形成杂乱的强回声反射。

（4）气体反射常有多重反射的斑纹状强回声，称为彗尾征。

（于　璟）

第二篇

X 线临床诊断

—— 第五章 ————————————————————————

肺部疾病的 X 线诊断

第一节　肺部炎症

一、大叶性肺炎

（一）临床表现

多发于青壮年，起病急，以突然高热、寒战、胸痛、咳嗽、咳铁锈色痰为临床特征。

（二）X 线表现（图 5-1）

1. 实变期

患侧肺上野呈分布的大片状致密影，水平裂侧有平直，分界锐利，含空气支气管征。

2. 吸收消散期

患侧肺上野呈散在大小不一和分布不规则的斑片状、条索状阴影。

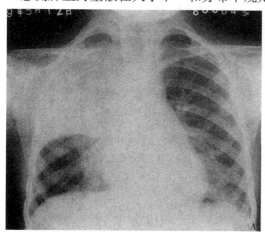 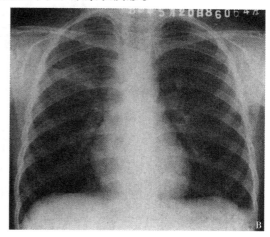

图 5-1　大叶性肺炎
A. 实变期；B. 吸收消散期

（三）诊断要点

（1）大叶性肺炎多为肺炎链球菌等细菌引起。分四期：充血期、红色肝样变期、灰色肝样变期、吸收消散期。咳铁锈色痰为临床特征。

（2）充血期表现为肺纹理增粗，边缘模糊，局部透过性减低；实变期表现为沿肺叶、肺段分布的大片状致密影，叶间裂侧有平直的分界，含空气支气管征；吸收消散期表现为散在大小不一和分布不规则的斑片状、条索状阴影。

（3）白细胞总数及中性粒细胞增高。

（四）鉴别诊断

（1）大叶性肺炎实变期需与肺结核干酪样肺炎、肺不张鉴别。

（2）吸收消散期需与浸润型肺结核鉴别，应重视临床症状和病史。

二、节段性肺炎

（一）临床表现

发热、咳嗽、咳痰。

（二）X 线表现（图 5-2）

（1）患侧肺段中外带可见片状或三角形致密影，其内有空气支气管征。

（2）侧位片肺门上方可见三角形致密影，邻近叶间裂边缘锐利、上缘模糊。

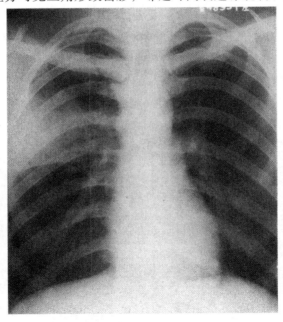

图 5-2　节段性肺炎

（三）诊断要点

（1）节段性肺炎病变范围比较局限，容易感染发生实变，具有特征性，平片诊断准确。

（2）患肺节段中外带可见三角形致密影、空气支气管征，侧位片肺门上方可见三角形致密影，下缘锐利。

三、支气管肺炎

（一）临床表现

发热为主要症状，可有咳嗽、呼吸困难、发绀及胸痛。极度衰弱的老年人，因机体反应力低，体温可不升高，白细胞总数也可不增多。

（二）X 线表现（图 5-3）

（1）两下肺纹理增粗、边缘模糊，伴小片状模糊阴影。

（2）患侧下肺内带小叶性肺气肿、肺不张。

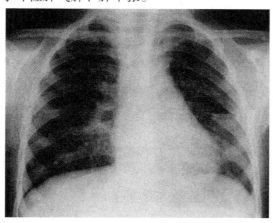

图 5-3　支气管肺炎

（三）诊断要点

（1）多见于婴幼儿、老年人及极度衰弱的患者，或为术后并发症。

（2）肺纹理增强、增粗、模糊。

（3）沿肺纹理分布斑片状阴影。

（4）小叶性肺气肿，小叶性肺不张。

（5）空洞，肺气囊。

（四）鉴别诊断

细菌、病毒及真菌等均可引起支气管肺炎，病原菌检查多为金黄色葡萄球菌、链球菌。影像学鉴别支气管肺炎的病原性质比较困难。

四、病毒性肺炎

（一）临床表现

多见于小儿，高热、咳嗽、气急，常有病毒感染病史。

（二）X 线表现（图 5-4）

（1）两肺野中内带多见小结节状、斑片状阴影，边缘模糊，可融合成大片状，心脏增大。

（2）肺纹理增强，肺气肿。

（3）肺门大、模糊。

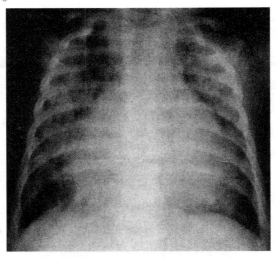

图 5-4　病毒性肺炎

（三）诊断要点

腺病毒、合胞病毒、流感病毒、麻疹病毒及巨细胞病毒均为病毒性肺炎较常见的致病病毒。在病毒性肺炎中，除流感病毒性肺炎之外，其余均常见于小儿。

（四）鉴别诊断

需与细菌性肺炎鉴别，腺病毒肺炎表现为大叶阴影与小结节阴影并存，肺纹理增强与肺气肿明显；合胞病毒肺炎可表现为两中下肺野多发小结节；粟粒型肺结核表现为三均，即分布均匀、大小均匀、密度均匀，肺纹理不能显示。

五、肺炎克雷伯菌肺炎

（一）临床表现

发病急，发热、咳嗽、咳痰，为黄绿色脓性痰，量多，黏稠带血或血痰。

（二）X 线表现（图 5-5）

（1）两肺大片状阴影，密度均匀。
（2）叶间胸膜下坠。
（3）胸腔积液。

（三）诊断要点

（1）多见于老年、营养不良及全身衰弱的患者。
（2）大叶阴影，密度均匀或有透亮区，病变肺叶体积增大或有斑片融合阴影。
（3）叶间胸膜下坠。
（4）胸腔积液。
（5）细菌学培养示肺炎克雷伯菌阳性。

（四）鉴别诊断

应与大叶性肺炎鉴别。

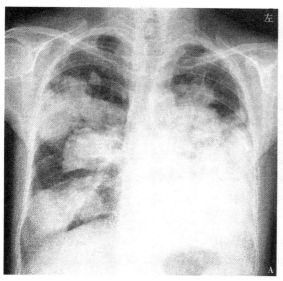
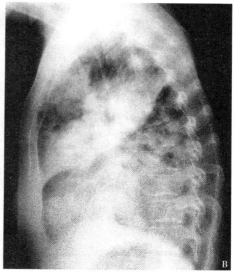

图 5-5　肺炎克雷伯菌肺炎

A. 正位片；B. 侧位片

六、肺脓肿

（一）临床表现

急性肺脓肿急性起病，发热、咳嗽、胸痛、咳脓臭痰，有时咯血，白细胞总数明显增加。慢性肺脓肿可由急性肺脓肿迁延不愈发展而来，以咳嗽、咯血和胸痛为主要表现，白细胞总数可无明显变化。

（二）X 线表现（图 5-6）

1. 急性肺脓肿

患侧肺中野单发，厚壁空洞，壁不规则且模糊，洞内液平面，空洞外可见斑片状浸润影。

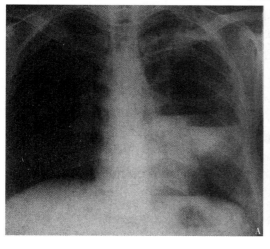
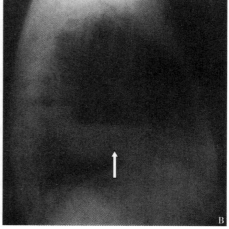

图 5-6

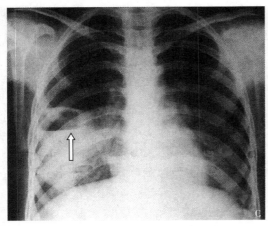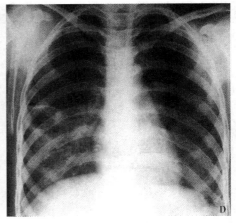

图 5-6　肺脓肿

A、B. 慢性肺脓肿；C、D. 急性肺脓肿

箭头（B、C）表示肺脓肿洞内液平面

2. 慢性肺脓肿

患侧肺多发大小不等空洞，边界清楚、壁厚，脓肿附近局限性胸膜肥厚粘连。

（三）诊断要点

分为吸入性、直接侵犯和血源性。

（1）肺脓肿是化脓性细菌所引起的肺实质炎性病变、坏死和液化。好发于上叶后段及下叶背段。分为急性肺脓肿和慢性肺脓肿。

（2）急性肺脓肿表现为炎症期大片状致密影，空洞期中心低密度区，厚壁空洞，伴有液—气平面或液—液平面，内壁光滑。

（3）慢性肺脓肿见多个空洞相连，液平面较低，壁光滑。

（4）脓胸或脓气胸。

（四）鉴别诊断

（1）结核空洞内多无气—液平面，周围常有卫星病灶，同侧或对侧伴有结核播散灶。

（2）癌性空洞壁不均匀，呈偏心半月状，内壁可见结节。

（3）肺脓肿抗生素治疗动态变化快，图 5-6C、图 5-6D 为同一患者治疗前后表现。

（于　璟）

第二节　肺部肿瘤

一、错构瘤

（一）临床表现

临床症状与发生部位有关，有阻塞症状、咳嗽、发热等，或无症状偶然发现。

（二）X 线表现（图 5-7）

（1）患侧肺中野球形或肿块阴影，大小为 2～3 cm。

（2）边缘光滑清楚，或呈浅波浪状。

（3）瘤内爆米花样钙化。

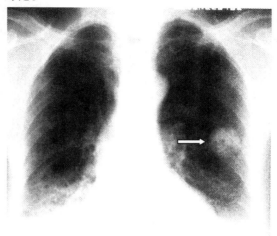

图 5-7　错构瘤

肺野可见爆米花样高密度钙化（箭头）

（三）诊断要点

（1）周围型错构瘤以肺内的孤立结节阴影多见，病变边缘清楚，无明显分叶。

（2）病变内有钙化，典型的钙化呈爆米花样。

（3）中央型错构瘤引起的阻塞性肺炎、阻塞性肺不张。

（四）鉴别诊断

需与肺癌、结核瘤、炎性假瘤及腺瘤鉴别，需穿刺活检。

二、中央型肺癌

（一）主支气管的中央型肺癌

1. 临床表现

刺激性咳嗽，胸闷、哮鸣、气促、发热和胸痛。

2. X 线表现（图 5-8）

（1）患侧肺门区肿块阴影。

（2）支气管阻塞征象：患肺一侧性肺气肿，左主支气管截断。

（3）转移征象：纵隔或肺门淋巴结肿大。

（4）患侧一侧性肺不张，患侧主支气管截断。

3. 诊断要点

（1）直接征象：肺门肿块。

（2）间接征象：一侧阻塞性肺气肿、阻塞性肺炎，一侧阻塞性肺不张。

（3）体层摄影或支气管造影：显示支气管腔内充盈缺损或肿块、管腔狭窄、中断。

（4）转移征象。

（5）痰检及支气管镜检查检出癌细胞。

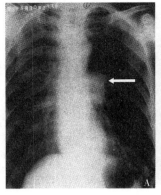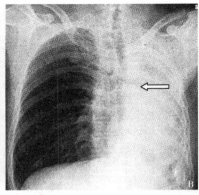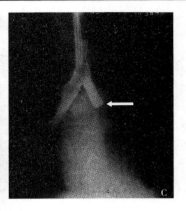

图 5-8　主支气管的中央型肺癌

A. 肺门区肿块阴影（箭头）；B. 一侧性肺不张（箭头）；C. 一侧性肺气肿，主支气管截断（箭头）

4. 鉴别诊断

（1）阻塞性肺炎与一般肺炎或继发性肺结核鉴别。

（2）癌性肺不张与结核或慢性炎症的肺叶实变鉴别。

（3）与支气管内膜结核鉴别。

（二）中间段的中央型肺癌

1. 临床表现

咳嗽、咳痰、发憋、气短。

2. X 线表现（图 5-9）

（1）患侧中下肺野密度一侧性增高，患侧可见肺门区肿块，上缘锐利，右心缘显示不清。

（2）侧位水平裂、斜裂向下移位。

3. 诊断要点

（1）患侧可见肺门区肿块。

（2）患侧肺中、下叶同时肺不张，侧位片中、下叶肺不张的上缘与肺门肿块呈双翼状，称为双翼征。

（三）阻塞性肺炎的表现

1. 临床表现

发热，咳嗽，咳痰，胸闷、气短。

2. X 线表现

患侧上肺野可见大片状密度增高影，边缘不规整（图 5-10B、C）。健侧肺透亮度增强。体层片患侧上叶可见支气管鼠尾状中断。

3. 诊断要点

（1）阻塞性肺炎特点：实变区看不到空气支气管征，很少完全吸收，反复发作，体积缩小。

（2）体层摄影或支气管造影示支气管腔内充盈缺损、狭窄、中断和肺门肿块。

（3）阻塞性肺炎与肺不张区别：后者肺叶体积缩小，叶间裂移位。如右肺上叶不张，水平裂上移与肺门肿块呈倒"S"状，称倒"S"征（图 5-10A）。

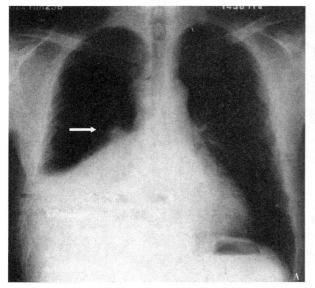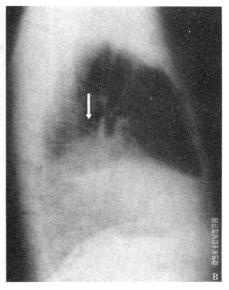

图 5-9　中间段的中央型肺癌

A. 正位片；B. 侧位片

肺门区可见高密度肿块（箭头）

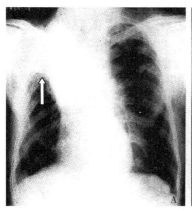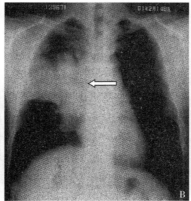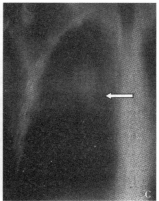

图 5-10　阻塞性肺炎的表现

A. 右肺上叶不张，右肺上野可见倒"S"征（箭头）；B、C. 右肺上叶阻塞性肺炎，肺野出现片状高密度影（箭头）

（四）纵隔型肺癌

1. X 线表现

患侧肺前段肺不张，患侧肺门及上方可见肿块，边缘不规则，紧贴于纵隔，纵隔有肿大淋巴结。体层摄影显示患肺前段支气管腔狭窄、中断（图 5-11）。

2. 诊断要点

纵隔型肺癌是中心型肺癌的一种表现，肺不张的肺叶、肿块、纵隔肿大淋巴结形成肿块，紧贴纵隔，体层摄影或支气管造影能显示支气管腔内充盈缺损或肿块、管腔狭窄、中断。应与纵隔肿瘤区别。

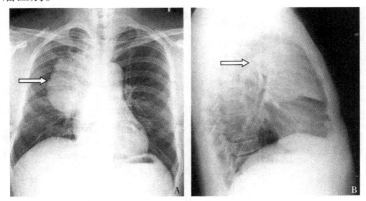

图 5-11　纵隔型肺癌

A. 正位片；B. 侧位片

肺门处可见不规则高密度影（箭头）

三、周围型肺癌

（一）周围型肺癌

1. 临床表现

咳嗽、咳痰、痰中带血，胸部闷痛。

2. X 线表现（图 5-12）

（1）患侧肺中上野肿块，边缘有毛刺、分叶、脐凹。

（2）密度均匀，未跨叶。

（3）近胸膜处可见胸膜凹陷征（图 5-12A 箭头所示）。

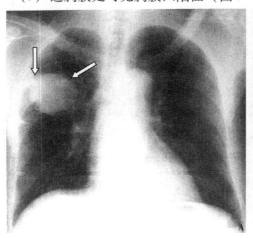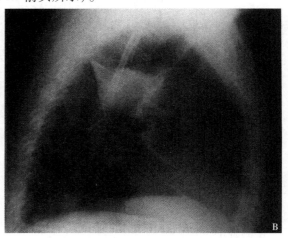

图 5-12　周围型肺癌

A. 正位片；B. 侧位片

患侧肺野可见一密度均匀肿块（箭头）

3. 诊断要点

（1）早期肺癌表现为肺内 2 cm 以下的结节或片状阴影、分叶征，边缘毛糙、模糊，胸膜凹陷征、小泡征。

（2）进展期周围性肺癌有胸膜凹陷征、分叶征，密度均匀，毛刺征、阻塞性肺炎、脐凹征、兔耳征、转移征象。

（3）痰细胞检查、穿刺活检、癌胚抗原（CEA）等有助于诊断。

4. 鉴别诊断

与炎性假瘤鉴别，后者边缘光滑，无分叶。与结核球鉴别，后者边缘清楚，肿块内钙化，卫星灶。

（二）肺上沟癌

1. 临床表现

咳嗽、咳痰、胸痛、无发热。

2. X 线表现

患侧肺尖边缘分叶可见肿块影，密度均匀，其周可见肋骨、锁骨破坏（图 5-13）。

3. 诊断要点

（1）发生在肺尖的周围型肺癌。

（2）容易侵犯周围的骨组织，如胸椎、肋骨（图 5-13B 箭头所示）。

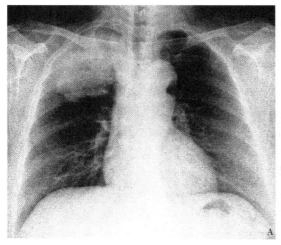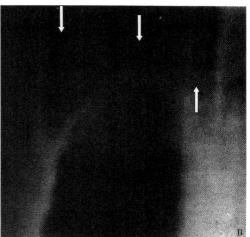

图 5-13　肺上沟癌

A. 正位片；B. 侧位片

（三）与心脏重叠的周围型肺癌

1. X 线表现

侧位胸片示患侧肺下叶可见一类圆形密度增高影，边缘毛刺分叶；正位片示患侧下肺野内带与心影重叠，心膈未见异常（图 5-14）。

2. 诊断要点

（1）心后肺内的肿块与心脏重叠，易漏诊，应注意心后异常结节或肿块影。

（2）高千伏摄影及侧位胸片易显示心后阴影。

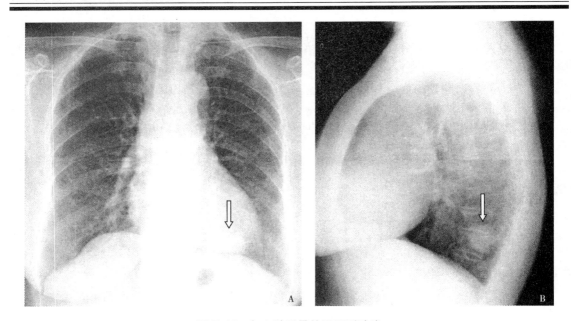

图 5-14　与心脏重叠的周围型肺癌

A. 正位片；B. 侧位片

患侧肺野可见一类圆形高密度影（箭头）

（四）癌性空洞

1. X 线表现

患侧肺中下肺野空洞呈不规则偏心半月状，内有壁结节，厚壁，肿块外侧壁分叶、毛刺，无液平（图 5-15）。

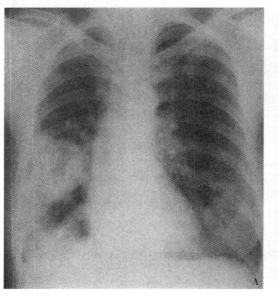
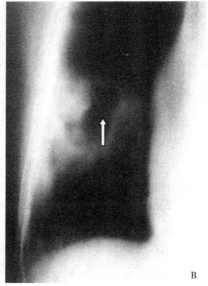

图 5-15　癌性空洞的表现

A. 正位片；B. 侧位片可见不规则偏心半月状空洞（箭头）

2. 诊断要点

肺癌空洞的特点为厚壁，内缘凹凸不平，可见壁结节。空洞内有小或无液平，空洞外缘呈分叶征、毛刺等周围型肺癌征象，鳞癌多见。

3. 鉴别诊断

应与结核性空洞相鉴别。后者薄壁空洞，无偏心，内壁光滑，外周有结核灶。

四、肺转移瘤

（一）临床表现

咳嗽、胸闷，时有咯血，有原发灶病史。

（二）X 线表现

两肺多个大小不等的球形阴影，密度均匀、边缘清楚（图 5-16B）。

（三）诊断要点

1. 肺转移瘤的分型

血行转移、淋巴转移、直接侵犯。

2. 血行转移

表现为两肺多发结节及肿块阴影，以两肺中、下野多见，边缘清楚，密度均匀（图 5-16B）。

3. 淋巴转移

两肺弥漫网状及多发粟粒结节阴影，肺门或纵隔淋巴结肿大，肋膈角区可见 Kerley B 线（图 5-16A）。

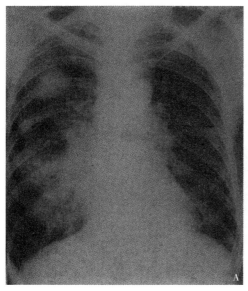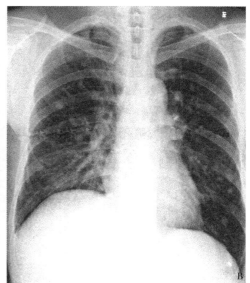

图 5-16　肺内转移瘤

A. 淋巴转移；B. 血行转移

4. 直接侵犯

病变主要位于纵隔、胸壁或横膈，肺不同程度受侵犯。

（四）鉴别诊断

1. 肺结核

急性血行播散型肺结核结节的大小、密度、分布均匀；而血行转移的结节大小及分布不均匀。

2. 其他

单发转移需与结核球、肺癌鉴别。

（徐　蓓）

—— 第六章 ——

泌尿系统疾病的 X 线诊断

第一节　泌尿系统结石

一、肾结石

（一）常见症状与体征

肾区疼痛伴肋脊角叩击痛、血尿。

（二）X 线表现

X 线平片示肾盂、肾盏内均匀致密影，肾盂饱满，肾盏杯口平钝变形，肾脏轮廓较小。静脉肾盂造影片示肾盂、肾盏形态与 X 线平片一致，健侧肾盂、肾盏显影形态正常。输尿管及膀胱充盈显影正常（图 6-1）。

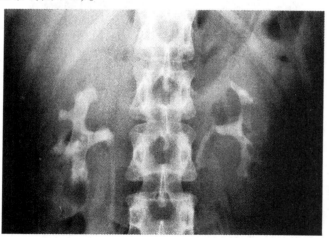

图 6-1　肾结石

（三）诊断要点

（1）平片肾窦区及其附近单个或多个致密影。

（2）IVU 肾盂、肾盏积水，不显影或延迟显影。

（3）阴性结石肾盂、肾盏内充盈缺损。

（四）鉴别诊断

1. 结核的钙化

结核钙化灶在皮质内，有相应肾盏的破坏。

2. 胆石症

胆性结石位置偏前；肾结石偏后，与脊柱重叠。

二、输尿管结石

（一）常见症状与体征

肾绞痛，间歇性血尿。镜检：尿液红细胞阳性，肉眼血尿。

（二）X线表现

尿路平片示横突旁"粒状"致密影，边缘光滑，逆行造影相对应的位置造影剂截断，肾盂、肾盏积水（图6-2）。

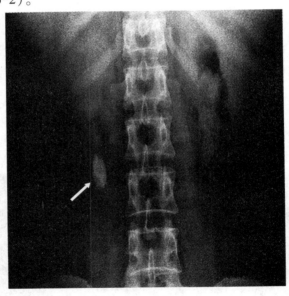

图6-2　输尿管结石

"粒状"高密度结石影（箭头）

（三）诊断要点

（1）X线平片常呈圆形、类圆形、枣核形等，位置与输尿管走行相符。

（2）结石嵌顿于输尿管生理狭窄处。

（3）造影表现为肾盂、肾盏显影延迟；肾实质显影密度高；肾盂、肾盏积水。

（4）阴性结石在静脉肾盂造影或逆行尿路造影时，可见输尿管扩张，充盈缺损，呈杯口状改变，在同一部位中断，输尿管中断处X线平片上无表现。

（四）鉴别诊断

结石常与肠袋及骨组织影相重叠不易确定，须与淋巴结钙化、盆腔静脉石、胰腺钙化、横突端骨影等相鉴别。

三、膀胱结石

（一）常见症状与体征

排尿突然中断，疼痛放射至远端尿道及阴茎头部，伴排尿困难和膀胱刺激症状。常有终末血尿，小便困难，日间较甚。小腹胀痛，排尿时刺痛。

（二）X 线表现

膀胱区内椭圆形致密影，边缘光滑（图 6-3）。

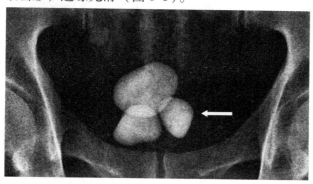

图 6-3 膀胱结石
椭圆形高密度结石影（箭头）

（三）诊断要点

（1）X 线平片显示小骨盆中部圆形、椭圆形致密影，随体位而移动。
（2）造影片显示膀胱内充盈缺损。

（四）鉴别诊断

（1）输尿管下端结石较小，长轴与输尿管走行一致，位置偏高、偏外。
（2）前列腺结石通常为两侧性多发，位于耻骨联合附近。

（徐　蓓）

第二节　泌尿系统结核

一、肾结核

（一）常见症状与体征

尿频、尿急、尿痛，终末血尿，脓尿，腰痛和肾区肿块。

（二）X 线表现

肾上极肾盏顶端杯口边缘不齐如虫蚀状，密度不均匀，与之相连的肾盏、肾盂部分变形狭窄（图 6-4）。

（三）诊断要点

（1）X 线平片显示肾轮廓增大突出。

（2）肾区钙化或自截肾。

（3）造影显示肾实质破坏形成空洞与邻近肾盏相通，小盏的外侧有造影剂呈湖状或云絮状（图6-4）。

（4）肾小盏破坏形成狭窄。

（5）肾盂、肾盏不显影或显影延迟。

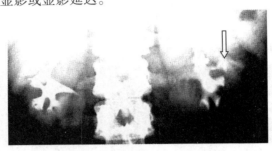

图6-4　肾结核

肾小盏外侧之絮状造影剂影（箭头）

（四）鉴别诊断

（1）肾的钙化与肾结石区别：后者多在肾盂、肾盏内，密度较高，边缘清晰，侧位与脊柱重叠。

（2）肾结核的血尿需与非特异性膀胱炎的血尿进行鉴别：前者尿呈酸性，尿蛋白阳性，有较多红细胞和白细胞，可找到抗酸杆菌，红细胞沉降率较快，有肺结核病史。

二、输尿管结核

（1）X线平片显示输尿管走行区钙化影。

（2）呈典型"串珠"状改变及不规则狭窄与扩张相间，输尿管管壁僵硬，粗细不均，边缘毛糙。

（闫海燕）

第三节　肾脏异常

一、孤立性肾囊肿

（一）临床特点

孤立性肾囊肿最为常见，主要发生于成人。孤立性肾囊肿可以是先天性的，也可以是后天性的。其病理基础不清楚。有学者认为是肾小管在发育过程中联合不佳，也有学者认为是由肾小管发生阻塞而引起的。囊肿位于皮质或髓质中，囊壁薄而透明，由单层扁平上皮细胞构成，内含透明液体。

（二）X线表现

较小囊肿在平片上不易显示，较大囊肿表现为肾脏局部呈圆形隆起。IVU囊肿区显影密度淡，肾盂、肾盏受压变形，可呈半月形、变平、伸长、扩大、移位，甚至消失。囊肿较大且位于肾的一极时，可使肾轴旋转。囊肿与肾盂、肾盏相通时造影剂可进入囊腔而显影（图6-5）。

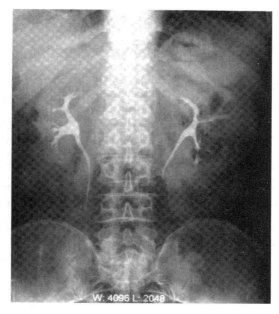

图 6-5 左肾囊肿

左侧肾脏外侧缘膨隆明显，肾盂、肾盏受压变形，边界光整

（三）鉴别诊断

需与肾癌鉴别，在平片中软组织肿块密度较高，IVU 中当肾实质显影时，由于造影剂在富血供的肿瘤中积聚，密度可增高，此外，肾盂、肾盏的改变主要以破坏为主。

二、肾盂肾炎

（一）临床特点

肾盂肾炎为最常见的肾脏感染性疾病，好发于女性，多为逆行性感染所致，也可因先天发育异常或因结石引起阻塞而继发感染。此外，可经血行转移或淋巴转移感染而发病。

急性肾盂肾炎常为双侧性，两侧肾脏不同程度肿大，皮质与髓质分界不清，肾盂、肾盏黏膜水肿。慢性肾盂肾炎大多是急性肾盂肾炎没有及时治愈或长期低毒炎症的结果。肾盂、肾盏呈瘢痕性收缩，肾包膜粘连，肾皮质内纤维瘢痕形成，肾小管阻塞性坏死，肾小球纤维化。最后肾脏缩小变硬，肾盏变细、拉长，变平且宽，是由乳头萎缩所致，同时有间质炎症性改变。急性期患者有发热、寒战、尿频尿急、肾区疼痛及血尿。

（二）X 线表现

急性肾盂肾炎在临床上较易诊断，一般无须做 X 线检查，静脉肾盂造影时，急性期肾盂、肾盏显影的时间与浓度一般均正常，少数病例可见肾盏边缘变平而钝。慢性肾盂肾炎时，肾功能减退，肾盂、肾盏的显影延迟，浓度减低。肾盂、肾盏边缘变钝而平，有扩大积水的征象，肾实质萎缩以肾皮质变薄为主。病变多为两侧性，但以单侧的改变较为明显。

三、肾结核

（一）临床特点

泌尿系统结核大多为继发性，原发灶多在肺内。其中以肾结核更为重要，多为单侧。大多见于 20～40 岁的成人。

肾结核的发病有四种途径：血行感染、上行感染、淋巴道感染和直接感染。①血行感染是肾结核的最重要途径。原发病灶的结核杆菌经血液侵入肾脏，在肾小球的毛细血管丛中开始感染，并形成结核结节，主要位于肾皮质，并不引起临床症状，但在尿中可查到结核分枝杆菌，称为病理肾结核。这种病理肾结核自行愈合的机会较大。如病变继续发展，结核结节融合扩大，病变侵入肾髓质或肾曲小管到达肾乳头，在肾的髓质内形成病灶。病灶进行性发展形成临床症状，这就是临床肾结核。②上行感染实际上是结核杆菌在泌尿系统内的蔓延扩散。为一侧尿路发生结核病变后，结核杆菌由下尿路回流上升传至另一侧肾脏。③淋巴道感染为全身的结核病灶或淋巴结核病灶的结核杆菌通过淋巴道播散到肾脏。④直接感染是在肾脏附近的器官如脊柱、肠的结核病灶直接扩散蔓延累及肾脏。

（二）X 线表现

早期肾结核，肾脏轮廓可以正常，但当结核病变继续发展，有脓肿形成时，则局部轮廓可向外凸出。多数脓肿形成时，肾脏外形可呈分叶状，整个肾脏的大小可以无改变或稍大。晚期肾结核，由于有广泛的结核性肾炎纤维瘢痕，以致肾外形可缩小。肾结核晚期常形成钙化灶，肾结核钙化的特点有：①全肾或肾脏大部弥漫性钙化；②云朵状钙化；③斑点状钙化（图 6-6）。

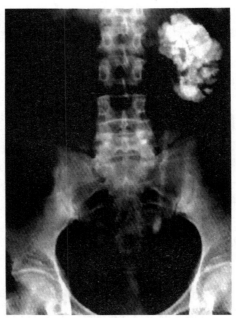

图 6-6　肾结核钙化

肾结核后期，腹部平片示左肾钙化，左侧输尿管中上段钙化

四、肾盂癌

（一）临床特点

肾盂癌最常见的为移行上皮癌。多呈乳头状结构，少数为坚实硬结，可单发或多发。肿瘤发生在肾盂或肾盏，向输尿管及膀胱扩散。主要临床症状为间歇性无痛血尿、腹部肿块和腰痛。

（二）X 线表现

KUB：多无阳性。偶有不规则钙化。

IVU：肾盂、肾盏内见不规则充盈缺损（图 6-7、图 6-8），如肾盏漏斗部受阻，则发生肾盏积水。

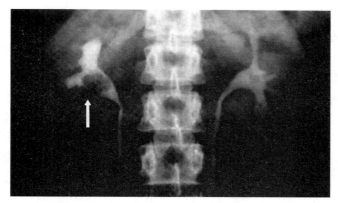

图 6-7　右侧肾盂癌

右侧肾盂内见乳头状充盈缺损，边界毛糙、僵硬（箭头）

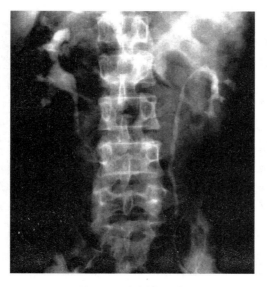

图 6-8　左侧肾盂癌

左侧肾盂内见大而不规则的充盈缺损，肾盏显影不全

（三）鉴别诊断

主要与乳头状瘤及异位肾乳头区别。与乳头状瘤鉴别困难，一般乳头状瘤较小，常为多发，应结合临床应用考虑。与异位肾乳头的区别为典型的异位肾乳头的形态光滑且呈锥形，IVU 片中正面观为圆形或椭圆形，旋转体位时常可见较宽的与壁相连的基地，肾盂、肾盏的本身正常，无牵拉压迫及阻塞征象。另外，要与血块及阴性结石鉴别。血块及阴性结石表现为腔内的充盈缺损，变动体位或复查时则此种充盈缺损往往可以移位、变形或消失。

（闫海燕）

第四节　输尿管异常

一、输尿管肿瘤

（一）临床特点

输尿管原发肿瘤少见，主要发生在输尿管黏膜上皮，在组织形态学上与肾盂、膀胱肿瘤相同。组织学上主要分为四个类型：移行细胞癌、鳞癌、腺癌及乳头状瘤。前三者为恶性肿瘤，其中以移行细胞癌最为常见。移行细胞癌分为乳头状癌和非乳头状癌两类，80% 以上为乳头状癌，非乳头状癌均呈浸润型生长。癌肿多发生在输尿管下段，单发或多发，广基向腔内突出，或弥漫地毯状生长。鳞癌少见，多为非乳头状型，呈浸润型生长，转移早。腺癌罕见。癌瘤可以直接浸润扩散，以淋巴和血行方式转移。乳头状瘤多单发有蒂，常小于 1 cm，但手术切除后易复发。常见的症状为血尿和疼痛。男性 60 岁以上多见。若输尿管梗阻肾积水明显，可触及腹部肿块。

（二）X 线表现

X 线表现必须依靠造影剂才能显示，以尿路造影为主，CT 或超声一般也不易发现原发病灶。肾积水时，肾影可增大。尿路造影的直接征象为输尿管内充盈缺损（图 6-9）。充盈缺损可为偏心性或中心性，表面常凹凸不平，形状不规则。若肿瘤呈表面浸润型生长，则可见输尿管腔一段边缘毛糙不规则，管壁僵硬，但一般同正常段分界清楚。此外，特征性表现为病变所在管腔和病变以下管腔增宽，可能为肿瘤推挤管腔向外扩张的结果。约不到半数的病例癌肿引起输尿管梗阻，梗阻以上尿路扩张积水，严重时静脉尿路造影可不显影，须做逆行或经皮穿刺顺行尿路造影。逆行或顺行造影可更明确地显示肿瘤本身的形态，阻塞端可呈杯口状、尖角状，其边缘常毛糙不整。如肿瘤为偏心性生长，造影剂则可上行或下行，显示肿瘤下方一段管腔扩张（图 6-10）。肿瘤巨大时，血管造影可见输尿管动脉增粗，向肿瘤区供血。肿瘤血管少见，一般较为纤细。

（三）鉴别诊断

诊断中应注意同输尿管结石、血凝块、炎性输尿管狭窄相鉴别。结石多为阳性结石，位置可变，所致充盈缺损的表面多光滑，结石下方输尿管腔不增宽；血凝块所致的充盈缺损数天内可有改变。

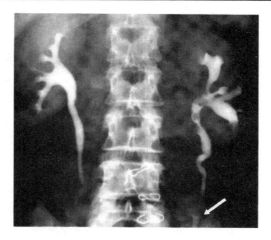

图 6-9 输尿管肿瘤

IVU 示左输尿管多发充盈缺损（箭头）

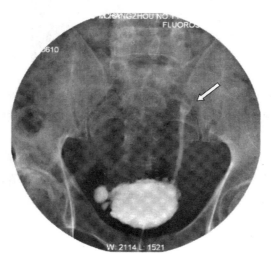

图 6-10 输尿管肿瘤

逆行造影示左输尿管下段充盈缺损（箭头），边界清晰，膀胱多发憩室

二、输尿管结石

（一）临床特点

输尿管结石多自肾结石下移而来，易停留在输尿管三个生理狭窄处，即肾盂输尿管连接处，输尿管与髂血管交叉处及输尿管入膀胱处。输尿管结石以突然发生胁腹部绞痛为其主要症状，疼痛向下部睾丸或阴唇放射，同时伴有血尿，也可有尿急、尿频、尿痛及膀胱刺激症状，引起巨大肾积水时，腹部可触及肿块。

（二）X 线表现

KUB：结石多为长圆形或卵圆形，长轴与输尿管走向一致。常单发，单侧多发者少，若为多发常在扩张的输尿管内呈串珠状排列。

IVU：可显示结石位于输尿管内的具体位置。一般见结石以上输尿管及肾盂积水征象（图6-11）。如为输尿管末端结石，则可见患侧输尿管全程显影，阴性结石则形成圆形或卵圆形充盈缺损。

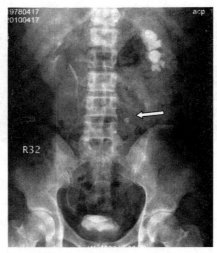

图6-11　左侧输尿管结石

L_4/L_5椎间隙层面左侧见不规则高密度影（箭头），在左输
尿管移行区，造影后示左侧肾盂、肾盏积水、扩张，左输尿
管未显影

逆行肾盂造影：可显示结石以下输尿管。不仅对输尿管结石的诊断有价值，而且可以鉴别结石或输尿管肿瘤，如梗阻下方呈杯口状，边缘光滑，则多为结石（阴性结石）。如充盈缺损下方不规则，且输尿管局限扩张，则多为输尿管肿瘤。

（三）鉴别诊断

1. 盆腔静脉石

通常较小，呈圆形，边缘光滑，常边缘密度高，中央密度低，往往多发，双侧，位置偏外，且多沿两侧坐骨嵴附近分布。

2. 淋巴结钙化

其位置常可变化，侧位多位于前腹部，而输尿管结石位于后腹部。

3. 动脉壁钙化

多呈平行条索样。

4. 肿瘤

肿瘤上方输尿管扩张，下方与输尿管萎陷段之间有一漏斗状局部扩张段，输尿管阴性结石的下方与萎陷之间无漏斗状局部扩张段。

（李文红）

第三篇

CT 临床诊断

第七章

肺部疾病的 CT 诊断

第一节 肺炎

肺炎是肺部常见的感染性疾病,按病变的解剖分布分为大叶性肺炎、小叶性肺炎和间质性肺炎,比较特殊的还有球形肺炎和机化性肺炎。肺炎大多由肺炎链球菌引起,少数由双球菌、葡萄球菌、流感杆菌和病毒引起。

一、大叶性肺炎 (图 7-1)

(1) 充血期呈边缘模糊的磨玻璃样影,其内可见肺纹理。

(2) 实变期呈大叶或肺段分布的大片状密度增高影,边缘清楚,内可见支气管充气征。

(3) 吸收消散期病灶密度减低且不均匀,呈散在的斑片状阴影。

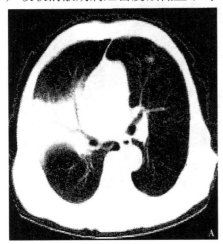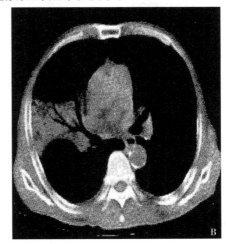

图 7-1 大叶性肺炎

A、B 分别为肺窗和纵隔窗肺炎实变期,呈大叶分布的大片状密度增高影,内可见支气管充气征

二、小叶性肺炎 (图 7-2)

常呈沿肺纹理分布的大小不等的斑片状影,可融合成大片,内可见支气管充气征,病变好发于两肺中下部内中带,可伴肺气肿、小叶肺不张、空洞及胸膜腔积液。

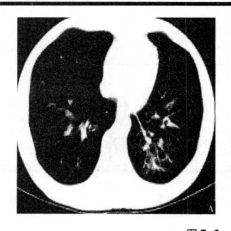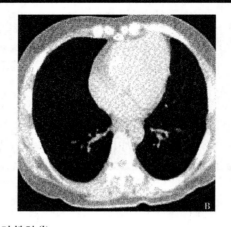

图 7-2　小叶性肺炎

A. 左下叶内后基底段点状及斑片状实密影，沿肺纹理分布；B. 两下肺散在小点状模糊影

三、间质性肺炎

支气管血管束增粗，双肺磨玻璃样阴影，严重者伴有斑片状密度增高阴影。肺门、纵隔淋巴结可增大（图 7-3）。

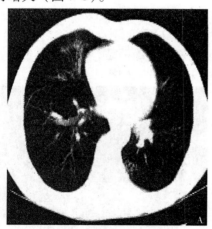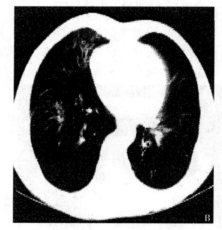

图 7-3　间质性肺炎

A、B. 右中叶及双下肺淡薄密度增高，伴有斑片状实变影，中叶支气管血管束增粗

四、病毒性肺炎

病毒性肺炎常是上呼吸道感染向下蔓延的结果，患者多为婴幼儿、免疫功能缺陷患者和老年人。原发性呼吸道感染病毒有流感和副流感病毒、呼吸道合胞病毒、麻疹病毒、腺病毒等，机会性呼吸道感染病毒有巨细胞病毒、水痘—带状疱疹病毒、EB 病毒等。病毒性肺炎一年四季均有发生，以冬春季多见。病毒侵入细支气管上皮可引起细支气管炎，感染播散至肺间质和肺泡可引起肺炎。病毒性肺炎多为间质性肺炎。

病毒性肺炎 CT 表现如下。

（1）细支气管炎的小叶中心结节、树芽征。

（2）多灶性磨玻璃影或实变区，实变区可有边界模糊、斑片状或结节状，可快速融合。

（3）病灶双侧分布不对称。

（4）可有小叶间隔增厚、网状结构。

（5）可见气体潴留。

（6）胸腔积液少见。

五、金黄色葡萄球菌性肺炎（图7-4）

1. 片状影

呈分布于多个肺段的散在片状影，边界模糊、大小不等。

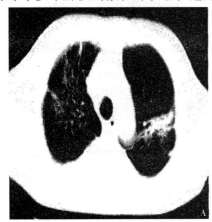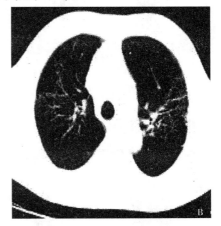

图 7-4　金黄色葡萄球菌性肺炎
A. 1 个月经治疗病变逐渐消散；B. 过 4 天后病灶进一步吸收

2. 团块状影

多见于血行感染者，多肺段分布，病灶呈多发、大小不一、边界较清楚的团块影。

3. 空洞影

多发、大小不一的厚壁空洞，可有液—气平面。

4. 气囊影

常呈位于片状和团块状影间的多个类圆形薄壁空腔，有时可见液—气平面。肺气囊变化快，一日内可变大或变小，一般随炎症的吸收而消散。

5. 脓气胸

气囊或脓肿穿破胸膜，出现脓胸或脓气胸。

上述表现具有多样性，可一种为主或多种形态同存，短期内变化明显。

六、球形肺炎（图7-5）

（1）呈孤立圆形或类圆形病灶，以双肺下叶背段和基底段、近胸膜面多见，且邻近胸膜的病变，病灶两侧缘垂直于胸膜，呈刀切样边缘，为特征性改变。

（2）边缘毛糙、不规则，呈长毛刺状和锯齿状改变。

（3）密度中等，均匀或不均匀，通常病变中央密度较高，周边密度较淡，呈"晕圈"样改变。

（4）周围血管纹理增多、增粗、扭曲；局部胸膜反应显著、广泛增厚。

（5）有感染病史，抗感染治疗 2~4 周，病灶可缩小或吸收。

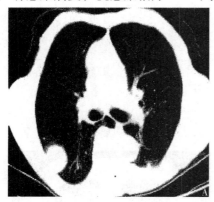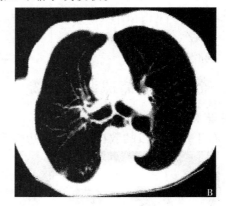

图 7-5　球形肺炎

A. 老年患者，右下叶背段临近胸膜孤立类球形病灶；B. 抗感染治疗后基本吸收

七、机化性肺炎（图 7-6）

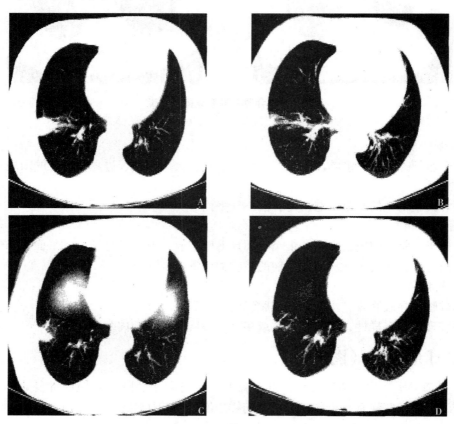

图 7-6　机化性肺炎

A. 右下叶外基底段贴近胸膜面楔形病灶，沿支气管血管束分布，邻近胸膜增厚粘连；B、C、D. 治疗 1 月余的不同阶段，病灶逐渐吸收

（1）呈楔形或不规则形病灶，贴近胸膜面或沿支气管血管束分布，可见支气管充气征，支气管血管束进入病灶为其特征性改变。

（2）病灶边缘不规则，呈粗长毛刺状或锯齿状，灶周常伴有斑片状影、索条状影、小支气管扩张及肺大疱形成。

（3）邻近胸膜增厚粘连。

八、鉴别诊断

1. 大叶性肺炎与肺结核、肺癌鉴别

（1）按叶段分布、不同病理阶段有不同表现，支气管充气征及支气管通畅、无肺门与纵隔淋巴结肿大、抗感染治疗有效等都有利于大叶性肺炎的诊断。

（2）合并空洞、索条影、钙化、卫星灶、抗感染治疗无效等都有利于肺结核的诊断。

（3）病变累及范围局限、支气管狭窄或闭塞伴管腔外壁肿块、肺门及纵隔淋巴结肿大、抗感染治疗效果不佳等都有利于肺癌的诊断。通常结合病史和实验室检查鉴别不难，鉴别困难时建议短期复查有利鉴别。

2. 金黄色葡萄球菌性肺炎与肺脓肿、急性脓胸鉴别

金黄色葡萄球菌性肺炎早期 CT 改变不明显，仅有小片状肺部浸润，且早期临床表现与胸部 CT 表现不一致，即临床症状已很严重，而肺部 CT 表现不明显。金黄色葡萄球菌性肺炎病变发展极快，出现大叶性炎症改变或肺段性浸润，常以双下肺野多见，随后病灶内或其周围出现空腔或蜂窝状透亮区，并可发展为肺脓肿。

肺脓肿是多种病原菌引起的肺实质化脓性感染，临床常起病较急，有寒颤、高热、胸痛等全身中毒症状，咳脓稠痰。慢性肺脓肿表现为厚壁空洞，可有液—气平面，周围见絮状、索条状高密度影。血源性肺脓肿表现为两肺多发类圆形的阴影，病变中心可有小空洞和液平面，CT 增强扫描空洞壁可有环状的强化。

继发于肺部感染的急性脓胸往往是在肺部感染症状好转以后，再次出现高热、胸痛、呼吸困难、咳嗽、全身乏力、食欲不振等症状。CT 表现为与胸壁平行的弓形均匀致密影，变动体位可以确定积液能否移动。大量积液进入肺裂，可将下肺向内向后压迫移位。

3. 球形肺炎与结核球、周围型肺癌鉴别

（1）结核球呈球形，边缘清晰锐利，密度高，可有钙化，邻近肺野有卫星灶或纤维条影及肺纹理纠集等慢性纤维化改变。球形肺炎形态上虽大体呈球形，但多数为楔形，其中贴近胸膜的楔形病灶具有特征性。球形肺炎边缘较毛糙、模糊，可有长毛刺状和锯齿状改变，有时可见"晕圈征"，反映了病变的急性渗出性改变。

（2）肺癌形态呈较规则球形，其毛刺细短，边缘多较清晰，不见"晕圈征"，代表肿瘤的浸润性生长。球形肺炎增强后病灶中央可见规则、界面清晰的无强化区，反映了炎性坏死的特点，此征少见于肺癌，较具特征性。

（3）周围型肺癌有分叶、毛刺、"胸膜凹陷征""空泡征"等，可伴有肺门及纵隔淋巴结肿大，球形肺炎没有上述表现。

4. 球形肺炎与肺内良性肿瘤、肺梗死鉴别

肺内良性肿瘤多形态规则、边缘光滑，邻近肺野及胸膜无异常改变，早期常无明显临床症状。肺梗死表现为在肺的外围以胸膜为基底的楔状致密影，内部常有小透亮区，于薄层

CT 扫描可见楔状影的顶端与一血管相连，此征对肺梗死的诊断很有价值。肺梗死的临床症状以气急、胸痛为主，咯血较少见，常伴有心肺疾患。

5. 机化性肺炎与周围型肺癌、肺结核鉴别

（1）机化性肺炎因病灶内和周围纤维增生可引起支气管血管束增粗、扭曲、紊乱、收缩聚拢，并直接进入病灶。周围型肺癌引起的支气管血管束异常表现为支气管血管束呈串珠状增粗，至病灶边缘呈截断现象，常伴有肺门及纵隔淋巴结肿大，周围型肺癌还可以有其他肿瘤征象，如分叶、毛刺等。

（2）机化性肺炎呈多边形或楔形，边缘呈锯齿状，可见粗长毛刺；周围型肺癌呈类圆形，边缘不规则，有分叶征及细小毛刺。

（3）机化性肺炎发生在结核的好发部位并且与结核有类似征象时，鉴别诊断十分困难，须依赖病理诊断。

（李文红）

第二节　肺结节

一、肺实性结节

肺内圆形或类圆形边界清楚的软组织密度病灶，≤3 cm 称为结节，≥3 cm 称为肿块（图7-7）。

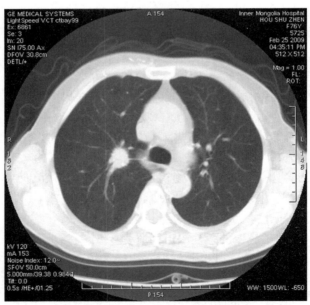

图 7-7　右肺门实性结节（炎性结节）

二、肺亚（非）实性结节

所有含磨玻璃密度的肺结节都称为亚实性肺结节。如果病灶内不含实性成分，称为纯磨

玻璃结节（pGGN），含有实性成分，则称为混杂性磨玻璃结节（mGGO）或部分实性结节（图 7-8）。

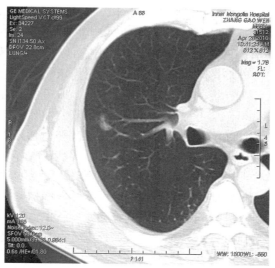

图 7-8　右上叶胸膜下混杂密度结节（磨玻璃密度中含有实性成分）

三、磨玻璃密度影（GGO）和磨玻璃结节（GGN）

磨玻璃密度影是在高分辨力 CT 上局部肺组织呈模糊的轻度密度增高，但是不影响其中支气管血管束的显示。GGO 的病理基础为肺泡内气体减少，细胞数量增多，肺泡上皮细胞增生，肺泡间隔增厚和终末气囊内部分液体填充，且肺泡尚未完全塌陷。如果病变局限，称为局灶性磨玻璃影（fGGO）；如果病灶边界清楚呈圆形或类圆形，表现为结节状，则称为磨玻璃结节（GGN）。GGN 中无实性成分且 GGO 比例大于 95% 的称为 pGGN，其病理基础是病变组织沿肺泡壁伏壁生长，不伴肺泡结构的破坏，肺泡含气比较充分。GGN 可由多种病变引起：炎性病变、局限性纤维化、出血、腺癌或不典型腺瘤样增生等。

四、周围型肺癌薄层 CT 分类

由于周围型肺小腺癌缺乏一般肺癌的影像学表现，褚志刚等参考国外一些研究 Yang 与 Suzuki 提出的方法，将肺癌的 CT 表现分为以下六种类型：Ⅰ型，纯磨玻璃密度结节；Ⅱ型，均匀的稍高密度结节；Ⅲ型，密度不均匀结节；Ⅳ型，晕状结节，表现为中心高密度而周围磨玻璃密度；Ⅴ型，实性结节伴少量磨玻璃密度成分；Ⅵ型，密度均匀一致的软组织密度结节。

五、肺结节 CT 强化的意义

多数关于肺癌血供及肺癌 CT 支气管动脉与肺动脉造影分析的研究认为，肺癌由支气管动脉供血（营养性血管），肺癌的生长依赖于体循环相关的瘤血管生长，但同时也对背景肺（肺的结构和功能血管肺动脉）造成影响，这种影响大多数是侵袭性、破坏性的。多数学者认为原发性肺癌的血供主要来自支气管动脉等体循环分支，肺动脉一般不参与供血，而部分学者认为肺动脉、肺静脉均参与肺癌的供血，支气管动脉供血以中心为主，肺动脉供血以边缘为主。关于周围型肺癌的血供，有些研究认为，主要是支气管动脉供血，当肿块生长较大时其周边存在肺动脉供血，甚至以肺动脉供血为主。通过 CT 血管期成像可以直观地评价肺癌血供来源、肿瘤血管，进一步定性诊断分析。CT 增强研究肺癌瘤内血管的同时，还可测定强化程度，间接反映肿瘤内的微血管密度。发生肺癌时，相关的供血动脉增粗、分支增多，也就是瘤前血管增粗、增多，但本身无特异性，只提示病变的血供增加，供血血管进入瘤体，形成瘤血管：蚓状、斑点状、网状及血湖状染色，缺乏血管由近及远的逐渐变细，而是粗细不等、远侧比近侧增粗，与正常血管相反，未见于良性肺病变，是肺癌高特异性的影像表现，有助于肺癌的定性诊断。与瘤血管的扩张相反，肺动脉分支在肿块内部无扩张或增多，肺动脉受侵而供血减少，表现为残根征或截断征、侵蚀狭窄等，炎性病灶等良性病变中无此征象，具有很高的肺癌诊断特异性。也有研究发现支气管动脉和肺动脉混合供血、肿瘤在肺动脉期出现强化；还有见肺动脉分布于肿瘤表面或进入肿瘤，并在主动脉期强化但未见明确支气管动脉供血。甚至见肿瘤周边由新生的肺动脉血管供血，而大部分肿瘤实质有多支支气管动脉供血。掌握肺癌血供特点，对诊断及治疗方式选择尤其是介入治疗有重要意义。

（唐　诚）

第八章

脊柱疾病的 CT 诊断

第一节　正常脊柱的 CT 检查

一、椎体

MRI 影像可见低信号骨皮质。椎体内松质骨信号并不恒定，与红、黄骨髓转化有关。正常情况下随年龄增长红骨髓逐渐减少，黄骨髓逐渐增多。椎体的骨髓转化一般从中央开始，黄骨髓中脂肪组织含量较多，脂肪细胞的含量多少决定着 MRI 的信号强度，脂肪组织在 T_1WI 和 T_2WI 上呈高信号。因此，随着年龄的变化，骨髓内的脂肪含量不断改变，MRI 信号也各不相同。

二、椎间盘

MRI 影像能区分髓核和纤维环。出生时，髓核含水量高达 85% ～ 90%，随着年龄的增长，髓核含水量逐渐减少，正常情况下椎间盘髓核在 T_2WI 上表现为高信号，矢状 T_2WI 髓核内可见前后横行线条状略低信号。纤维环则表现为椎间盘周围环状低信号。T_1WI 椎间盘表现为均匀等信号，不能分辨髓核和纤维环（图 8-1）。

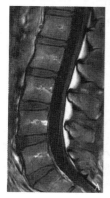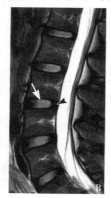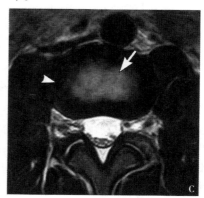

图 8-1　正常椎间盘 MRI

A. T_1WI 均匀，髓核和纤维环分界不清；B、C. T_2WI 中心髓核呈高信号（箭头），周围纤维环呈低信号（箭号），两者之间分界清楚

三、椎管及硬膜囊

MRI 影像能清楚显示椎管内解剖，包括脊髓、硬膜囊及硬膜外软组织。高分辨 MRI 能显示脊髓的灰质与白质结构。MRI 不能区分硬膜与蛛网膜，统称为"硬膜囊"，表现为环形低信号，硬膜囊内脑脊液 T_2WI 呈高信号。硬膜外脂肪表现为高信号，双侧黄韧带表现为低信号。

四、椎间孔及脊神经

磁共振能清楚显示椎间孔内的脂肪组织和脊神经，神经成像能更清楚地显示脊神经形态（图 8-2）。

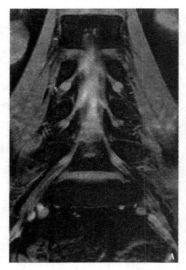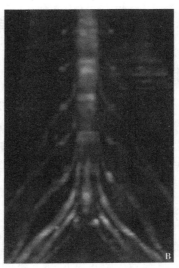

图 8-2 脊神经成像

A. 高分辨 MRI 神经成像中背景脂肪信号被抑制，硬膜囊和脊神经呈高信号，能清楚显示脊神经及神经节形态和走行；B. 背景信号抑制弥散加权成像（BWIBS）能清晰显示脊神经走行

（唐　诚）

第二节　脊柱先天性疾病

依据脊髓与脊柱的发育过程与畸形的关系，常把畸形分为开放型神经管闭合不全、隐性神经管闭合不全、尾侧细胞团管腔化与退行性分化异常、脊索分裂综合征、脊髓积水与脊髓空洞及椎体发育畸形等类型。与 MRI 相比，CT 对脊髓先天性异常及其相关的中胚层结构异常的敏感性较低。多层螺旋 CT 扫描，多方位后处理影像在一定程度上提高了 CT 对脊柱先天性疾病的敏感性。

一、开放型神经管闭合不全

开放型神经管闭合不全指神经组织、骨及其他间充质结构于中线不能完全闭合。其特点为神经组织经脊柱的缺陷突出，暴露于外。多数病例临床即能诊断。影像检查的目的在于确定病变的范围及是否合并其他相关异常。

（一）脊髓膨出

脊髓膨出为胚胎第 1～2 周时，神经管闭合不全，神经外胚层与皮肤外胚层局部未能分离。多发生于腰骶部。中线神经基板裸露，与两侧皮肤平齐。软膜、蛛网膜下隙及蛛网膜仅见于神经基板腹侧。硬膜也于背侧缺损（图 8-3）。

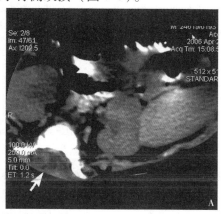

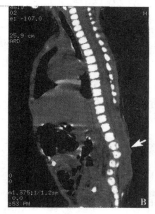
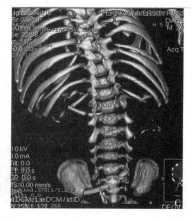

图 8-3　脊髓膨出

A. CT 平扫横轴位示 L$_5$ 水平椎管开放，神经组织直接附着于背侧皮肤（箭头）；B. 沿椎管长轴曲面 MPR 示脊髓低位，末端位于 L$_5$ 水平，附着于皮肤（箭头）；C. 脊椎骨 SSD 示背侧开放的椎管

（二）脊髓脊膜膨出

脊髓脊膜膨出来源于胚胎时期神经管闭合障碍，局部原始神经板未能演化为神经褶、神经沟，继而与皮肤外胚层分离，形成神经管，而是保留了板样结构。参与形成骨、软骨、韧带与肌肉的间充质不能填充于神经外胚层与皮肤外胚层之间，而是位于神经板两侧，神经管保持开放、外翻状态。中线结构缺损，神经板及脊膜与两侧皮下组织相延续，从而脊髓拴系固定不能上移，神经根则发自神经板腹侧表面，穿过膨大的脑脊液间隙，经椎间孔外行。与脊髓膨出不同的是同时有脊膜膨出，蛛网膜下隙增宽。

脊髓脊膜膨出多无家族史，女婴多见。临床可见血清甲胎蛋白（AFP）升高。病变常见于腰骶部，颈、胸部罕见。最常见的相关畸形为 Chiari Ⅱ型畸形（100%），其次为椎管内脊髓脂肪瘤（约 3/4），偶见皮样囊肿或上皮样囊肿。中枢神经系统积水常见，如脑积水（80%）、脊髓中央管积水（30%～75%）及无室管膜内衬的脊髓空洞（20%）。其他可能出现的神经系统并发畸形包括胼胝体发育不良、脊髓纵裂等。并发脊柱畸形以脊柱侧弯多见（20%），其次为脊柱后凸、脊柱前凸及髋的畸形。

脊髓脊膜膨出的患儿修补手术前除产前超声外，极少行影像检查。影像检查的目的主要是探明畸形范围及有无其他相关畸形，如 Chiari Ⅱ型畸形或脑及脊髓中央管积水。MRI 检查的敏感性要高于 CT。

二、隐性神经管闭合不全

隐性神经管闭合不全指表面有皮肤覆盖的、无暴露的神经组织及囊状结构的神经管闭合不全及相关中胚层结构异常，包括脑脊膜膨出、背侧皮窦、脊柱脂肪瘤等。

（一）脑脊膜膨出

脑脊膜膨出的胚胎发生机制尚不清楚，病理改变主要为经脊柱骨缺损向外疝出的脑脊膜囊，内含蛛网膜与脑脊液，不含神经组织。囊表面覆盖正常皮肤，病变大小不一。

脊柱脑脊膜膨出罕见，约为新生儿的万分之一，男女患病率无差异。80% 的病变发生于腰骶部，表现为皮下柔软的肿块。瓦氏呼吸有时可见肿块大小变化。偶可见于胸部脊柱，膨出可向前，也可向两侧，常伴有相邻脊椎的发育畸形。临床无神经系统症状或体征，因此，较小的膨出常在成年后诊断或偶然发现。

CT 可见病变处脊柱裂，缺损处椎板变薄外翻，硬膜囊经缺损处疝出，可达皮下。疝囊边缘光滑锐利，水样均匀密度。CTM 可见疝出的硬膜囊内造影剂充盈。囊内无神经根，与脊髓脊膜膨出不同（图 8-4、图 8-5）。

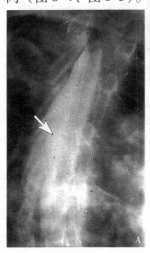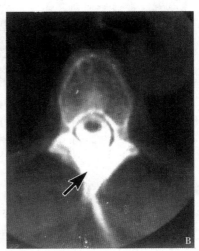

图 8-4　胸椎脊膜膨出

A. 脊髓造影，$T_4 \sim T_5$ 背侧硬膜囊增宽（箭头）；B. T_4 CTM，硬膜囊自椎板裂处疝出（箭头），脊髓位置正常

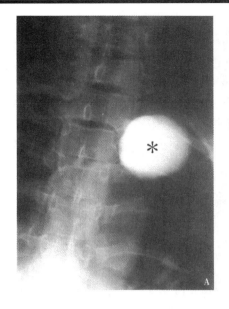
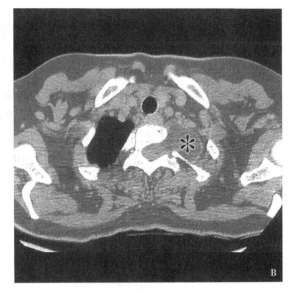
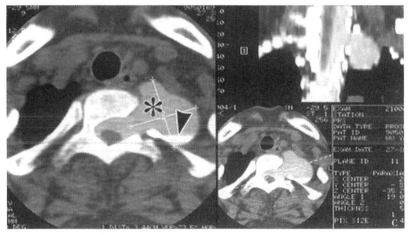

图 8-5 胸段外侧型脊膜膨出

A. 椎管造影可见 $C_1 \sim C_2$ 椎间盘水平左侧囊状影，可见内充盈造影剂（星号）；B. C_2 水平 CT 平扫，见左侧椎弓缺损（星号），脊膜自缺损向外膨出；C. CTM 与冠状 MPR，可见膨出的囊内充盈造影剂（星号）及造影剂形成的液平面（箭头）

单纯性脑脊膜膨出合并其他脊柱或脊髓畸形罕见。

（二）背侧皮窦

背侧皮窦发生于胚胎原始神经管形成期（图 8-6）。神经外胚层与皮肤外胚层局部分离失败，形成粘连。间充质随后填充于原始神经管与皮肤外胚层之间。脊髓上移过程中，粘连牵拉、延长，形成一内衬上皮，连接脊髓与皮肤的条索状窦腔。窦腔自皮肤向内延伸，距离可长可短。短者仅终止于皮下，长者则经中缝或分离的椎板与硬膜相连。1/3 ~ 2/3 的病例皮窦进入椎管。皮窦进入椎管后可向上延伸达数节段，至与病变皮肤节段相应的脊髓节段。

背侧皮窦少见，多见于儿童，无性别差异。一半以上的病变发生于腰骶部，其次为枕部与胸椎。约半数以上的病例合并有皮样或上皮样囊肿，皮样或上皮样囊肿的患者合并背侧皮窦者占20%～30%。患者多无明显症状，继发感染时可出现相应症状。合并有皮样或上皮样囊肿时，可于背侧摸到肿块。病变处皮肤可见小凹或小孔，周围常有色素沉着、毛痣或毛细血管瘤。

CT及CTM可见病变部位皮下脂肪内带状软组织密度结构横过，经开放的椎板进入椎管，深度不一，近端可止于硬膜，也可进入硬膜与圆锥及终丝相连。合并有椎管内皮样或上皮样囊肿时，带状窦的近端常止于囊肿。与CT相比，MRI显示病变更清晰，但对硬膜囊内段的皮窦显示不及CTM。

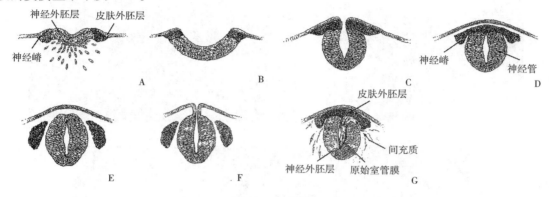

图8-6　正常神经管形成

A. 由神经外胚层构成的原始神经板与皮肤外胚层相延续，结合部细胞将分化为神经嵴；B. 神经嵴形成；C. 神经沟形成；D. 神经管于中线愈合，形成神经管，皮肤外胚层与神经外胚分离，神经嵴细胞一过性突入神经管背侧；E. 神经嵴细胞移向两侧，形成神经节及其他结构；F. 背侧皮窦形成：神经外胚层与皮肤外胚层不分离，形成窦腔，内衬上皮；G. 脊髓脂肪瘤形成：神经外胚层与皮肤外胚层分离不全，间充质进入神经管内，与原始室管膜接触，诱导发育为脂肪

MRI：矢状位能清楚显示皮下脂肪内斜行的窄带状低信号影，多向尾侧斜行。合并椎管内皮样囊肿时，根据囊肿内容物不同，MRI表现多样，囊内可见T_1WI高信号，也可以是与脑脊液相似的T_1WI低T_2WI高信号（图8-7）。

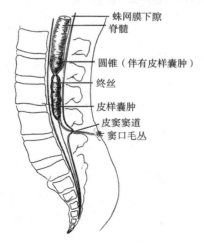

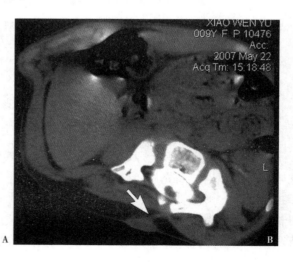

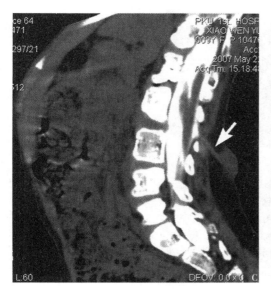
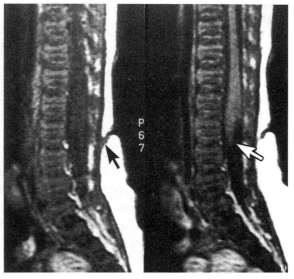

图 8-7　背侧皮窦

A. 背侧皮窦示意图，示窦道穿过硬膜与圆锥及圆锥下方的皮样囊肿相连，窦口有丛状的毛发；B、C. 脊髓分裂伴背侧皮窦，轴位（B）CTM 与沿脊柱纵轴的曲面 MPR（C）示脊柱背侧皮肤与皮下脂肪内软组织密度条索（箭头），皮肤一侧可见软组织密度结节状隆起，内侧相应硬膜囊呈三角形憩室样凸起，可见分裂的脊髓；D.（另一患者）背侧皮窦 MRI T_1WI 示软组织信号的窦道穿过皮下脂肪（黑箭头）同时伴有圆锥低位（白箭头）

（三）脊柱脂肪瘤

　　脊柱脂肪瘤为椎管或椎管内外脂肪纤维组织肿块，与脊髓或脊膜相连，为隐性骶裂最常见的并发异常（图 8-8）。传统上，脊柱脂肪瘤分为硬膜内脂肪瘤和终丝脂肪瘤。2009 年新提出的分类方法将脊柱脂肪瘤分为不伴硬膜缺陷的脂肪瘤和伴硬膜缺陷的脂肪瘤。不伴硬膜缺陷的脂肪瘤包括终丝脂肪瘤，不伴硬膜缺陷的尾端脂肪瘤、硬膜内脂肪瘤。伴硬膜缺陷的脂肪瘤包括背侧脂肪瘤、伴硬膜缺陷的尾端脂肪瘤、脂肪脊髓脊膜膨出和脂肪脊髓膨出。

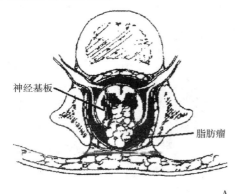
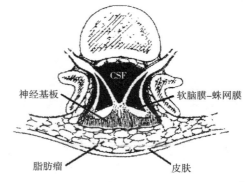

图 8-8

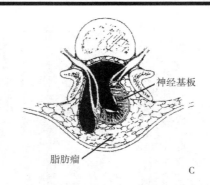

C

图 8-8　脊柱脂肪瘤与脂肪脊髓脊膜膨出

A. 软膜下（硬膜内）脊柱脂肪瘤，脊髓背侧不闭合，脂肪瘤位于神经基板两唇间；B. 脂肪脊髓膨出，脂肪瘤位于背侧与神经基板接触，脂肪瘤与皮下脂肪相延续为其特征。病变表面皮肤完整，病变多晚期被发现；C. 脂肪脊髓脊膜膨出神经基板旋转，脂肪瘤不对称时，常进入椎管使腹侧的脊膜膨出向背侧疝出，背侧的神经板转向脂肪瘤，对侧神经根被拉长，同侧神经根短缩，脊髓活动受限，使脊髓松解术的疗效差

1. 终丝脂肪瘤

终丝脂肪瘤来源于尾侧细胞团退缩性异常。临床无症状，多偶然发现，不伴有脊髓栓系。可分为终丝大纤维脂肪瘤与终丝小纤维脂肪瘤，终丝大纤维脂肪瘤多附着于终丝背侧，CT 及 CTM 显示为终丝局部增粗，脂肪密度；终丝小纤维脂肪瘤则常位于终丝内，CT 较 MRI 敏感度低，MRI 能清楚显示终丝脂肪瘤的脂肪成分（图 8-9）。

2. 硬膜内脂肪瘤

硬膜内脂肪瘤也称为软膜下脂肪瘤，少见，占脊柱肿瘤的 1%，多不合并其他脊柱、脊髓畸形。常发生于颈、胸段脊髓背侧。后中央沟呈唇状向两侧开放，脂肪瘤位于两唇间的软膜下，与脊髓相邻。有三个发病高峰年龄：5 岁以下（24%），20～40 岁（55%），50～60 岁（16%）。男女发病率无差异。临床可有进行性下肢无力与步态异常。CT 平扫可见脊髓背侧局限性脂肪密度占位，呈分叶状。小脂肪瘤 CT 的敏感度较 MRI 低。

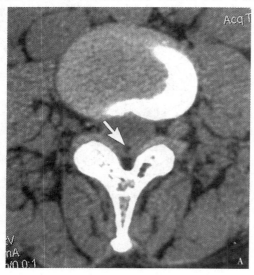

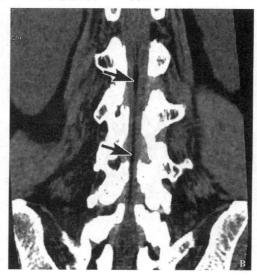

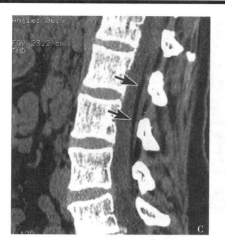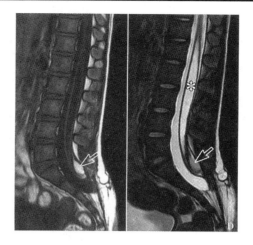

图 8-9 终丝脂肪瘤

A. $L_3 \sim L_4$ 水平 CT 平扫示硬膜囊内背侧小圆形脂肪密度终丝（箭号）；B、C. 经终丝长轴冠状 curve MPR 与矢状 curve MPR 示终丝轻度不均增粗，呈脂肪密度（箭号）；D. 另一个患者的 MRI，脂肪瘤（空箭号）位于终丝背侧，伴脊髓空洞（星号）

3. 脂肪脊髓脊膜膨出

脂肪脊髓脊膜膨出约为脊柱脂肪瘤的 84%，也为神经管闭合不全，占隐性椎管闭合不全的半数以上；表面皮肤完好的骶部肿物约 20% 为脂肪脊髓脊膜膨出。病变由脂肪瘤加上膨出的肌肉纤维囊构成，脂肪常经疝囊的缺损进入囊内。表面皮肤完整，可有色素沉着。

患者多见于 6 个月内的婴儿，女性多见。由于脊髓栓系综合征圆锥低位，临床常有神经性膀胱与鞍区感觉异常。体检可见腰骶部皮下肿物，常较大、软，触之略有波动。

CT 与 CTM 可见腰骶部皮下大的脂肪密度占位，常经腰骶部椎板裂进入椎管。脊髓低位，圆锥（神经板）与背侧硬膜囊不分离，结构不清。神经根向前穿过宽大的蛛网膜下隙进入神经根袖（图 8-10）。

25% 的患者合并有脊髓空洞，也可合并有 Chiari Ⅰ型畸形，但不合并 Chiari Ⅱ型畸形，与单纯脊髓脊膜膨出不同。

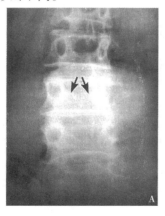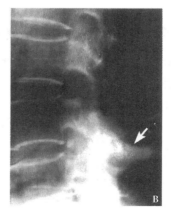

图 8-10

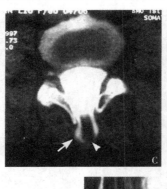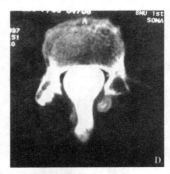

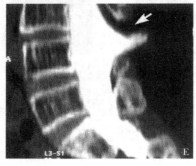

图 8-10　腰骶脂肪脊髓脊膜膨出

A. 腰椎正位片示 L_3、L_4 椎板裂（黑箭头），椎管增宽；B. 脊髓造影侧位片示水平脊膜膨出（白箭头）；C. CTM 示 L_3 水平，棘突缺如，椎板外翻，硬膜囊与脊膜膨出（白箭头），脊髓（圆锥）与背侧囊壁粘连（箭号）；D. CTM 示 L_4 水平；E. CTM 螺旋扫描正中矢状 MPR 示圆锥（神经基板）低位进入疝囊，与背侧硬膜囊不分离（白箭头）

　　MRI 能清楚显示脂肪瘤及神经基板—脂肪瘤交界，脂肪脊髓脊膜膨出需要与脂肪脊髓膨出鉴别，二者本质上的区别在于神经基板—脂肪瘤交界的位置。脂肪脊髓脊膜膨出时，扩大蛛网膜下隙将神经基板推向椎管外，神经基板—脂肪瘤交界位于椎管外（图 8-11）。而脂肪脊髓膨出的特点是神经基板—脂肪瘤交界位于椎管内，同时脊髓腹侧的蛛网膜下隙常保持正常，这一点与脂肪脊髓脊膜膨出不一样。

三、尾侧细胞团管腔化与退行性分化异常

　　脊髓尾侧的结构，包括圆锥、终池、终丝等均来自尾侧细胞团的分化。在胚胎第 26 天时，原始神经管于后神经孔闭合，一般认为闭合部位相当于以后的 T_{10} ~ L_4 节段。胚胎第 4 周半左右，神经管与脊索尾端融合，形成一团未分化细胞，称为"尾侧细胞团"。继而细胞团内出现多数小空泡，小空泡相互融合（管腔化），形成内衬室管膜的管腔，常与近侧的脊髓中央管相通。进一步退行性分化，大部分远端脊髓退化为纤维性室管膜胶质带，最终形成终丝、圆锥、终池等结构（图 8-12）。这一过程出现障碍，则会出现一系列先天性异常，包括脊髓栓系综合征（也称为终丝紧张综合征）及尾侧脊柱异常等。

（一）脊髓栓系综合征

　　脊髓栓系综合征为胚胎时期脊髓末端发育障碍，或脊髓上移过程中，神经根未能顺利延长所致。以圆锥低位、终丝短粗为其特征，多伴有相关脊柱异常。多种原因均可造成脊柱栓

系综合征，约 3/4 的病例与脊柱脂肪瘤相关。其他原因包括终丝紧张、脊髓纵裂及脊髓脊膜膨出等。

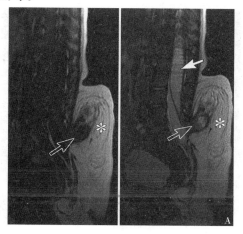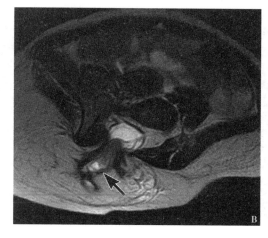

图 8-11　脂肪脊髓脊膜膨出与脂肪脊髓膨出鉴别

A. MRI 矢状位清楚显示骶尾椎椎管闭合不全，脊髓脊膜向后膨出（空箭头），后方可见脂肪瘤（星号），伴脊髓空洞（白箭头）。B. 轴位能明确神经基板—脂肪瘤交界（黑箭头）位于椎管外

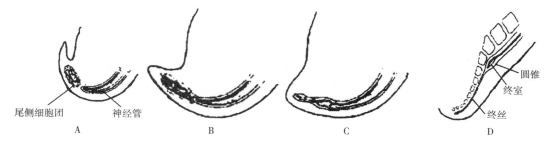

图 8-12　尾侧细胞团管腔化与退行性分化

A. 神经管形成后，部分神经上皮与脊索细胞混合形成尾侧细胞团；B. 约在胚胎 30 天时，细胞团内出现多个空腔；C. 空腔相互融合并与神经管结合；D. 退行性分化，约于胚胎 38 天，细胞团及尾侧神经管缩小，逐渐形成终丝、圆锥与终室

脊髓栓系综合征可见于任何年龄，首发症状常出现于 3～35 岁，无性别差异。临床症状表现各异，由于脊髓受牵拉，圆锥与低位脊髓血供不足，常有鞍区疼痛、下肢感觉障碍、神经性膀胱及便秘等。约 25% 的患者可有脊柱前凸或后凸。

CT 与 CTM 可见圆锥低位，常位于 L_4 水平以下；终丝增粗，直径大于 2 mm，终丝与圆锥分界不清；有时可见纤维粘连带。螺旋 CT 扫描重叠重建 MPR 显示更为清楚。因圆锥低位，MPR 显示马尾神经较短，呈聚拢状进入根袖，似颈髓。合并硬膜囊内脂肪瘤时可见硬膜囊内脂肪密度占位，圆锥常止于脂肪瘤。

MRI 能清楚显示脊髓圆锥位置以及增粗的终丝（图 8-13），对于终丝是否增粗目前主要还是主观判断，一般认为正常成人终丝直径不应超过 2 mm。

（二）尾侧脊柱异常

尾侧脊柱异常与尾侧细胞团退缩性分化不良的区别是：尾侧脊柱异常指胚胎尾侧发育障

碍而形成的异常，尾侧脊柱异常包括尾侧退化综合征、尾端脊髓囊肿状膨出、骶前脊膜膨出隐性骶内脊膜膨出、骶尾部畸胎瘤等。

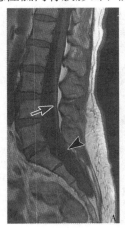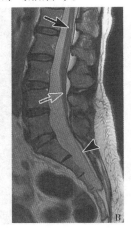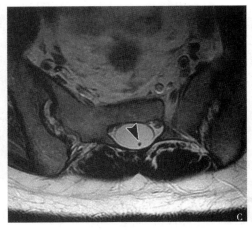

图 8-13　脊髓栓系综合征

A. 磁共振 T_1WI 示脊髓圆锥末端（箭头）位于 L_4 椎体水平以下，终丝增粗（箭号）；B. T_2WI 示脊髓圆锥位置低（箭头），终丝增粗（箭号）；C. 磁共振轴位片，能清楚显示增粗的终丝（箭号），伴脊髓空洞积水（B. 黑箭头）

1. 尾侧退化综合征

除有脊柱、脊髓与脊膜的尾侧部分异常外，尾侧退化综合征还合并有肛门闭锁、生殖器官异常、肾脏发育不良或不发育及并腿畸形等异常。畸形的严重程度可有很大差别，从单发、无症状的尾椎缺如到腰骶发育不良，极严重的病例脊柱可仅发育至 T_{11} 或 T_{12}。

2. 尾端脊髓囊肿状膨出

尾端脊髓囊肿状膨出也称为脊髓空洞性膨出，为脊髓远端囊样扩张。骶尾部表面皮肤正常的肿块中，有 1%～5% 为尾端脊髓囊状膨出。畸形的脊髓低位，中央管积水，扩大的脊髓末端（终室）同脑膜、蛛网膜下隙一起突至皮下。扩大的脊髓末端呈气球样，近皮肤侧较平坦，相应蛛网膜下隙宽大。相关的脊柱异常可有脊柱裂或部分骶骨不发育。

与 MRI 相比，CT 及 CTM 可更好地显示相关脊柱骨结构的异常。CTM 螺旋扫描重叠重建矢状 MPR 像可清楚地显示气球样扩大的脊髓末端与蛛网膜下隙突出到皮下。

3. 骶前脊膜膨出

骶前脊膜膨出为经骶尾骨前侧的缺陷或相邻椎间盘间隙的脊膜疝，表现为盆腔内骶前充满脑脊液的疝囊，可以是尾侧退缩综合征的组成部分，也有报道认为与遗传性中胚层发育不良（如Ⅰ型神经纤维瘤病）有关。CT 平扫可见骶管扇贝状增宽，边缘光滑；骶前囊状占位，可单发也可多发。CTM 可见疝囊与骶管内蛛网膜下隙同时充盈造影剂。

4. 隐性骶内脊膜膨出

隐性骶内脊膜膨出为轻度骶部硬膜的异常，主要改变为蛛网膜经硬膜的缺陷疝出，疝囊压迫骶管使骨性骶管扩大。多数疝囊与蛛网膜下隙交通，患者无症状。疝囊与蛛网膜不交通者可有症状。隐性骶内脊膜膨出可合并其他相关异常，如脂肪瘤、骶部皮肤色素沉着、骶尾部皮肤凹陷及神经纤维瘤病等。

CT 平扫可见骶管扇贝样扩大，边缘光滑。CTM 检查，交通性疝囊可见造影剂充盈的蛛网膜下隙（终池）与疝囊间的线状硬膜隔。螺旋 CT 薄层扫描重叠重建 MPR 显示清楚。非交通性疝囊则显示为骶管远侧不充盈造影剂的液体密度占位，需与其他囊性占位鉴别。

  5. 骶尾部畸胎瘤

  原发性骶尾部畸胎瘤常见于儿童，为儿童最常见的骶前肿瘤，多为成熟性畸胎瘤，恶性畸胎瘤少见。50% 的患者合并其他脊髓异常，隐性骶裂最多见，其次为脊髓纵裂或分节畸形。CT 显示为骶前或骶后边界清楚，包膜完整，密度不均的较大占位。多增强不明显。恶性畸胎瘤（少见）可见增强。MRI 上骶尾部畸胎瘤多表现为混杂信号占位，其内可见脂肪信号，为特征性改变。

四、脊索分裂综合征

  脊索分裂综合征为先天性异常。胚胎期由于脊索分裂，局部神经管也被诱导形成完全或不完全的分裂状态，并且常伴有与皮肤外胚层或原肠的永久性粘连。最严重的畸形为背侧肠瘘，但罕见；其他畸形相对常见，如脊髓纵裂、肠源性囊肿等。

（一）脊髓纵裂

  脊髓纵裂的形态特征为脊髓或终丝矢状纵裂。由于胚胎早期外胚层与内胚层粘连，形成副神经—原肠管，内间充质束于其周围填充包绕，将形成中的脊索分离为左右两部分。在两个半脊索的诱导下，形成了两个半原始神经板，最终形成了分裂的脊髓。典型的脊髓纵裂，病变多局限，50% 以上分裂的两个半髓由纤维膜、骨或软骨分隔。分裂两端的脊髓为正常的单一脊髓。两个半髓多不对称，各具中央管及一侧的前、后角与神经根，径线均小于正常脊髓。约 50% 分裂的脊髓共硬膜囊，一半以上合并脊髓积水。有学者主张将脊髓纵裂分为两型：Ⅰ型为分裂的两个半髓分别位于各自独立的硬膜囊内，椎管也为左右两个，中间为软骨或硬质骨结构分隔（图 8-14）；Ⅱ型为两个半髓处于一个共同的硬膜囊内，Ⅱ型脊髓纵裂有三种形式，即没有分隔、有纤维分隔和部分脊髓分裂，其中没有分隔最常见（图 8-15）。

  脊髓纵裂少见，多见于女性。症状初发的年龄不一。半数以上患者可出现症状，如疼痛、下肢力弱、感觉减退或消失、步态不稳、神经性膀胱等，多见于有分隔、双硬膜囊的脊髓纵裂患者，症状与脊髓栓系综合征相关。55%～75% 的患者畸形表面皮肤可有异常，如毛斑、血管瘤、痣、脂肪瘤，也可见到皮肤小凹、背侧皮窦等畸形。近 1/2 的患儿可有畸形足等骨发育异常。

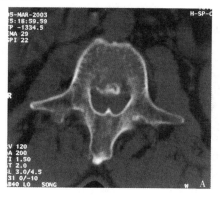
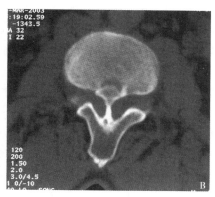

图 8-14

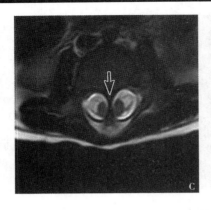
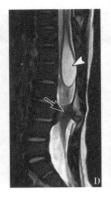
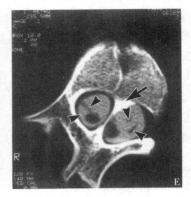

图 8-14 脊髓纵裂 I 型

A、B. L$_3$ 水平 CT 平扫示骨性分隔将椎管分为左右两个管腔；C、D. L$_3$ 水平 MRI T$_2$WI 平扫示低信号分隔（箭头）将椎管分为左右两个管腔，伴上方脊髓积水（箭号）；E. L$_3$ 水平 CTM 示分裂的两个半髓具有各自的硬膜囊，硬膜囊间可见骨性分隔（箭头）与各自的前根、后根（箭号）

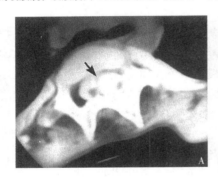
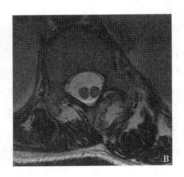

图 8-15 脊髓纵裂 II 型

A. T$_2$ 水平 CTM 示两个半髓位于一共同的硬膜囊内，之间可见不全的膜性分隔（箭头）；B. L$_1$ 椎体水平 MRI T$_2$WI 示两个半髓位于一共同的硬膜囊内，之间未见分隔

85% 的脊髓纵裂发生在 T$_9$ 到骶椎，其中腰段约占 62%，胸段约为 20%，胸腰段约占 18%，颈段罕见。15% ~20% 的患儿可同时出现胸、腰两处脊髓纵裂。多数患者同时伴有圆锥低位，约 3/4 的病例圆锥位于 L$_2$ 水平以下。

CT 与 CTM 可清楚显示分裂的两个半髓所在的椎管与骨性分隔及相关的脊柱异常，如半椎畸形、蝴蝶椎、椎间隙狭窄等，约占全部病例的 85%。60% 的患者相邻椎板融合并脊柱裂。椎管骨性分隔（骨棘）约占全部病例的 1/2。骨棘可为部分性，也可完全将椎管分隔为两处独立的管腔；骨棘可位于正中矢状线上，也可偏于一侧，两个半椎管不对称。共硬膜囊型脊髓纵裂 CTM 可见矢状纤维分隔及两侧分裂的半髓，椎管增宽，边缘光滑。多层 CT 扫描 MPR 显示畸形范围更清楚，并可很好地显示相关的畸形，如圆锥低位或栓系、终丝肥厚、中央管积水等（图 8-16A ~ D）。多排螺旋 CT 椎管造影后扫描，沿椎管曲面多平面重组多方向观察可更好地显示畸形的脊髓与椎管全貌，特别是混合型的脊髓纵裂（图 8-16E、F）。15% ~20% Chiari II 型畸形的患者合并脊髓纵裂。与 CT 及 CTM 相比，MRI 不用造影剂，可以在横轴位和冠状位上清楚显示一分为二的脊髓，并可显示相关脊髓变性等改变，但纤维性分隔与骨性分隔鉴别较困难。

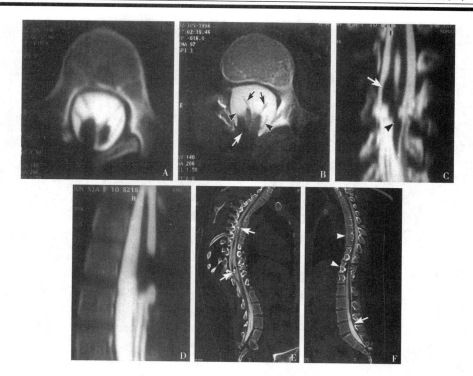

图 8-16　脊髓纵裂合并硬膜内脂肪瘤

A. L_1 水平 CTM 示分裂的两个半髓位于一个硬膜囊内；B. 较 A 向足侧 10 mm CTM 示脂肪瘤（白箭头）与两个半髓各自的前根（黑箭头）和后根（黑箭头）；C. CTM 冠状 MPR 示分裂的脊髓头侧的脊髓与无分裂的足侧终丝（箭号），白箭号示脂肪瘤；D. CTM 正中矢状 MPR；E、F. 另一患者 MDCT CTM，沿椎管长轴的曲面 MPR 示 $T_4 \sim T_{12}$ 水平脊髓纵裂，$T_4 \sim T_5$ 与 T_{11} 水平椎管内可见骨性分隔（E，箭头），侧位示圆锥低位，位于 $L_4 \sim L_5$ 水平（F，箭头），并可见 $T_5 \sim T_6$ 与 $T_{11} \sim T_{12}$ 椎分节不全（箭号）

　　脊髓纵裂主要应与双干脊髓鉴别。双干脊髓来源于不完全性双胎畸形。异常的两条脊髓均有双侧前后角及双侧神经根，径线也与正常脊髓接近，与脊髓纵裂不同。

（二）肠源性囊肿

　　肠源性囊肿，由胚胎 3 周原始肠道形成过程中，前肠与脊索粘连而不能完全分离或遗留的前肠组织残余发育而来。囊肿边界清楚，囊内含清亮液体。囊壁厚，病理上可分为三型：Ⅰ型由内层的单层柱状或立方细胞上皮与外层的纤维结缔组织构成；Ⅱ型上皮内含有黏液腺与平滑肌成分；Ⅲ型上皮内可见室管膜及胶质。

　　病变多发生于胸段椎管内（42%），其次为颈段（32%）及后颅凹及颅颈交界处，腰段脊柱罕见。85% ~ 90% 的肠源性囊肿位于脊髓或脑干的腹侧中线和髓外硬膜内，偶见囊肿部分位于髓内。

　　肠源性囊肿罕见，多见于 40 岁以下，平均发病年龄为 20 ~ 40 岁。男性略多见。临床症状轻重不一。常见间断性疼痛及相应脊髓压迫症状，偶见化脓性或化学性脑脊膜炎表现。

　　CT 与 CTM 可见脊髓腹侧髓外硬膜囊内长圆形占位，边界清楚光滑，与脊髓成锐角相交，密度均匀。静脉注射造影剂后病变无增强。需要与其他髓外硬膜内占位（如神经鞘瘤）鉴别。诊断须参考好发部位及相关脊柱发育畸形（图 8-17）。

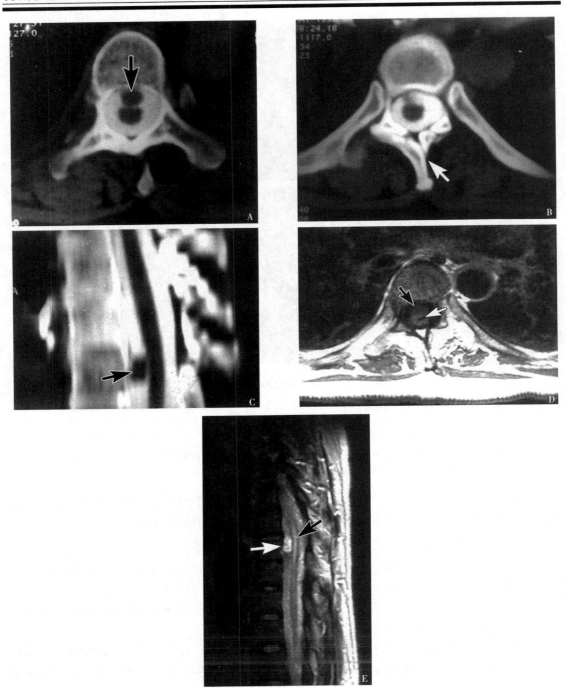

图 8-17　肠源性囊肿

A、B. T$_6$ CTM 示脊髓腹侧硬膜囊内小圆形占位（白箭头），相应脊椎椎板裂（黑箭头）；C. 上胸段 CTM 正中矢状面 MPR 示病灶轻度压迫脊髓（黑箭头）；D. MRI T$_1$WI 横断像；E. MRIT$_2$WI 正中矢状像，示病灶 T$_1$ 中等信号强度，T$_2$ 高信号强度（黑箭头），提示为囊性病变，相邻脊髓继发空洞形成（白箭头）

五、脊髓积水与脊髓空洞

脊髓积水与脊髓空洞在严格意义上并不相同：脊髓积水指脊髓中央管积水，积水周围为室管膜的"壁"；脊髓空洞为脑脊液通过室管膜的裂损聚积于中央管旁，周边无室管膜"壁"。但实际上脊髓空洞与中央管积水常同时存在并多有交通，且临床甚至病理均难于区分这两种情况，一般将脊髓积水与脊髓空洞统称为脊髓空洞症。所以"脊髓空洞症"的概念应为与脊髓中央管有交通或没有交通、占据脊髓实质含脑脊液的病理性腔隙。

脊髓空洞可分为先天性脊髓空洞与后天性（如外伤后）脊髓空洞。先天性脊髓空洞的病因尚有争论，多数学者认为先天性脊髓空洞与脑脊液流动力学的异常有关，也有学者认为原始神经管闭合缺陷为积水的原因。

15%～20%的脊髓空洞在解剖上经闩与第四脑室相交通，即所谓"交通性脊髓空洞"，多继发于蛛网膜下隙出血、脑膜炎及柔脑膜种植性转移癌等。80%的脊髓空洞为"非交通性脊髓空洞"，空洞改变的脊髓与第四脑室之间存在正常脊髓，常并发于 Chiari Ⅰ型与Ⅱ型畸形、脊柱外伤、髓内肿瘤及髓外占位性压迫等。

脊髓空洞最常见于颈段与颈至胸段脊髓，约50%的患者合并 Chiari Ⅰ型畸形。外伤性脊髓空洞部位则与损伤部位相关。

脊髓空洞典型的临床症状包括感觉异常，特别是痛温觉异常、四肢肌力弱或肌肉萎缩、上肢深反射减弱，甚至痉挛性瘫痪。症状严重程度不一，约80%的患者主诉下肢力弱或僵硬，近一半患者主诉疼痛。不予治疗，则空洞范围可逐渐增大。

CTM 可见病变的脊髓对称性增粗，也可为正常大小。病史长的患者可见脊髓萎缩。脊髓造影1～6小时延时CT扫描（CTM）可见造影剂进入空洞内，病变脊髓呈不均匀环形低密度充盈缺损，内外边缘光滑（图8-18）。部分脊髓空洞须在脊髓造影后8小时以上造影剂才能进入空洞使之显影。多层CTM扫描冠状与矢状MPR不但能更好地显示病变范围，还能显示相关畸形（如 Chiari Ⅰ型畸形），但与MRI相比，CT的敏感性差，特别是对空洞合并的髓内肿瘤、脊髓软化等病变多不能诊断。MRI：脊髓空洞积水表现为脊髓局部囊状 T_2WI 高 T_1WI 低信号，边界清（图8-19）。

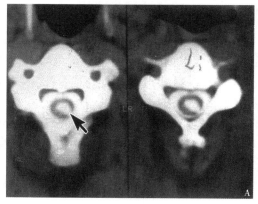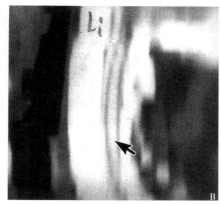

图8-18　颈段脊髓空洞

A. C_4 水平 CTM 示颈髓轻度增粗，髓内可见充盈造影剂的空洞（黑箭头）；B. 颈 CTM 正中矢状面 MPR 示空洞贯穿全颈髓（黑箭头）

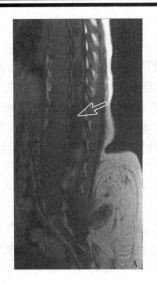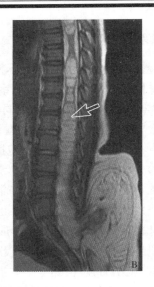

图 8-19　胸腰段脊髓空洞

A. MRI T_1WI；B. T_2WI。示胸腰段髓增粗，髓内可见多发囊状
T_1WI 低 T_2WI 高信号（空箭头），边界清

六、椎体发育畸形

（一）椎体形成不良

椎体畸形为胚胎时期椎体发育过程中形成不全所致，常见半椎体畸形和蝴蝶椎。胚胎时期椎体由间充质形成软骨时分为前后两部及左右对称的四个软骨骨化中心。若成对软骨骨化中心的一个或两对中心的各一半发育不全则形成半椎体畸形；若椎体的两个软骨中心融合不完全，伴连接处发育不全，椎体由两个尖端相对的楔形骨块所构成，其形状宛如蝴蝶的两个翅膀，称为蝴蝶椎。

椎体畸形可发生于任何年龄，以青少年多见，胸椎和腰椎多见，颈椎较为少见，患者一般无明显临床症状，常见体征为先天性脊柱侧凸或后凸。

（二）椎体分节不全

椎体分节不全是一种脊柱先天畸形，为胚胎时期间叶的原椎体分节障碍而导致脊椎的先天性骨性联合，也称阻滞椎。可累及两个或多个节段，融合可为完全性或仅限于椎体和椎弓，椎间盘可见完全缺如或被发育不完全的不规则钙化结构代替。多个椎体虽然互相融合在一起，但其总高度不变，前后径可变短，可合并椎弓融合、棘突融合、椎板融合，可合并其他椎体畸形。见于任何年龄，以婴幼儿、青少年多见。常见于腰椎，其次为颈椎，胸椎少见，最常见的体征为先天性脊柱侧凸或后凸。

（三）先天性脊柱侧凸

先天性脊柱侧凸是由脊柱的各种先天畸形而导致脊柱在冠状面侧向弯曲的畸形。在脊柱胚胎发育过程中，由于某些因素导致椎体形成不良或分节不全，则可产生脊柱侧凸（图 8-20）。脊柱侧凸在婴幼儿期即可出现或在以后生长发育的某个时期表现出来，畸形椎体的部位及数目的不同可导致脊柱侧凸表现不同。可合并神经系统畸形（18%～58%）、泌尿系统畸形（18%～34%）、肋骨及胸壁畸形（19%）和先天性心脏畸形（25%）等。

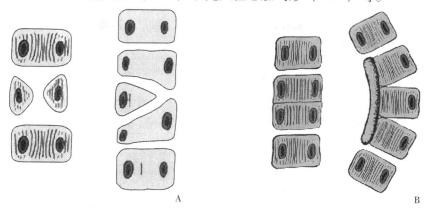

图 8-20　椎体发育畸形

A. 椎体形成不良：胚胎时期椎体软骨骨化中心发育不良，椎体形态呈半椎体畸形或蝴蝶椎；B. 椎体分节不全：胚胎时期间叶的原椎体分节障碍导致椎体骨性融合

一般情况下，X 线平片是评估先天性脊柱侧凸的首选影像检查，可以完成脊柱侧凸的各种角度测量。CT 扫描及三维重建可以准确地显示畸形椎体的部位、数量、类型及伴随的其他畸形，术前 CT 和 MRI 检查有助于发现伴随的脊髓畸形（如脊髓纵裂）（图 8-21）。

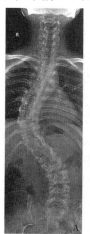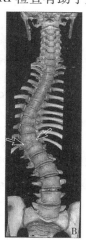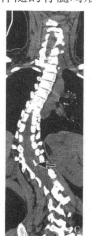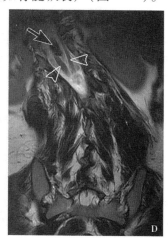

图 8-21　先天性脊柱侧凸

A. 全脊柱 X 线平片示脊柱"S"形侧凸；B. CT VR；C. MPR 表示椎体形态，T_{12} 椎体蝴蝶椎（空箭头）；

D. CT 和 MRI 示脊髓纵裂（箭号）和骨性分隔（黑箭头）

（王　丹）

第三节　脊柱与脊髓的炎症与感染性疾病

一、脊柱与间盘感染

（一）化脓性脊柱炎

化脓性脊柱炎少见，为全部骨髓炎症的 2%～4%。好发于腰椎，其次为胸椎，颈椎少见。炎症最常见于椎体（椎体骨髓炎），但脊椎骨大部分同时受累。化脓性脊柱炎的特点：附件、间盘、硬膜外间隙及棘突旁软组织均可受累。

金黄色葡萄球菌为最常见的致病菌，约见于 60% 的病例。其次为肠道菌，约为 30%，其他病原菌少见（大肠埃希菌、沙门氏菌、铜绿假单胞菌及肺炎克雷伯菌等）。感染途径多为血行播散。皮肤感染与泌尿系感染为最常见的原发感染部位，儿童则常见于上呼吸道感染与细菌性心内膜炎。脊柱的感染也可自原发感染直接蔓延而来，如咽旁脓肿合并脊柱炎，不过很少见。偶见外伤直接感染脊柱。手术后感染占脊柱手术的 1%～3%，其他医源性脊柱炎的原因包括椎间盘造影、脊髓造影及经皮椎间盘切除术等。

由于成人椎间盘缺乏血运，感染性微小栓子常经节段动脉、骶动脉至脊椎软骨下，形成小血管的感染性梗死，继而发生骨髓炎。炎症向椎间盘间隙蔓延，感染椎间盘，并沿椎间盘静脉向相邻椎体发展。偶见感染沿纵韧带下延伸累及相邻椎体。儿童椎间盘血运相对丰富，椎间盘的感染多直接来自动脉。

化脓性脊柱炎多见于中老年患者，50～80 岁多见，男性略多于女性。临床症状不特异。可有发热、背部疼痛，局部可有压痛及体重减轻等。感染或脓肿波及硬膜外间隙时，可出现神经症状、红细胞沉降率增快、白细胞升高、核左移。临床症状也可不明显，特别是慢性患者或部分治疗后的患者。

化脓性脊柱炎早期 CT 可无阳性所见。较晚期由于感染细菌释放蛋白酶，椎间盘高度下降，CT 显示椎间盘间隙变窄，相邻椎体终板骨质消失。晚期骨破坏明显，CT 示多发溶骨灶，终板裂续；并可见棘突旁软组织肿胀，脂肪间隔模糊。脓肿形成时椎体旁可见均匀薄壁环形增强，感染也可蔓延到椎管内，压迫神经组织（图 8-22）。间盘内的气体影可来自感染，但也可为椎间盘的退行性改变（间盘真空变性），所以无明确诊断意义。与 MRI 相比，CT 在感染早期骨髓炎阶段的诊断敏感性差。

鉴别诊断应包括肉芽肿性脊柱炎、椎间盘骨软骨病、脊柱转移瘤及脊柱重度退行性变。

MRI：MRI 对于早期发现椎间盘和椎体骨质炎症比较敏感，常表现为受累椎间盘和临近椎体骨质 T_2WI 高信号，T_1WI 低信号（图 8-22D）。

（二）肉芽肿性脊柱炎

肉芽肿性脊柱炎最常见的致病原为结核杆菌，其次为布氏杆菌、梅毒、白念珠菌、放线菌、诺卡菌、隐球菌、酵母菌等，常并发于免疫损害性疾病，也有不明原因的特发性肉芽肿性脊柱炎。

脊柱结核占肺外结核的 5%～6%，骨结核的 25%～60%。胸腰椎脊柱结核约占 3/4，颈椎结核较少见，为 3%～5%，多见于 $C_2 \sim C_7$。约 90% 可见相邻两椎骨受累，3 个以上椎骨受累也非少见。约 4% 的患者可见跳跃征（多个不相邻的椎骨同时感染），所以影像检查范围应足够，以避免漏诊。55%～95% 的患者可见腰大肌或咽后壁脓肿（椎旁脓肿）。脓肿可破入椎管，沿韧带下蔓延，同时有肉芽组织增生，常可造成硬膜囊受压狭窄，甚至压迫脊髓或马尾神经。偶见单纯椎体型结核，病灶限于椎体骨内。椎体可部分受累，相邻椎间盘正常，病变形成的脓肿主要位于椎管内。横突、附件也可受累，但较少见，占 2%～10%。单发附件结核罕见，不足 2%。受累脊椎骨结构破坏，结核肉芽组织增生，承压能力下降，常发生病理性骨折，椎体塌陷，造成脊柱后凸或侧凸。

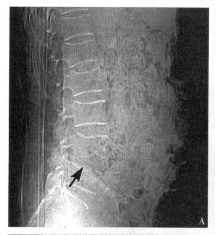
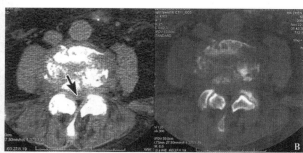
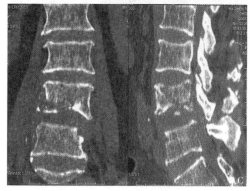
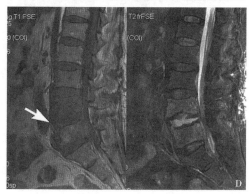

图 8-22　化脓性脊柱炎（间盘炎）

A. 腰椎 CT 定位像示 L$_4$、L$_5$ 骨质稀疏，相邻椎体终板骨质不清（箭头）；B. L$_4$ 椎体上缘终板水平 CT 平扫示终板骨质破坏碎裂，周围软组织膨出，相应硬膜囊受压（箭头）；C. CT 平扫冠状与矢状 MPR 示 L$_4$～L$_5$ 椎间隙不均匀变窄，相邻椎体终板骨质破坏；D. 同一患者腰椎矢状 MPR，T$_1$WI 与 T$_2$WI 示 L$_4$～L$_5$ 椎间盘呈长 T$_1$ 长 T$_2$ 信号的化脓性改变（箭头），相邻椎体 T$_1$WI 不均匀低信号，T$_2$WI 不均匀高信号，代表骨髓内的水肿

　　脊柱结核多见于青中年，平均诊断年龄为 40～45 岁，男女患病无差异。糖尿病、免疫抑制或免疫功能损害、酗酒、吸毒为脊柱结核患病的危险因素。脊柱结核的症状隐匿，病史常长达数月至数年。临床常有脊柱后凸或侧凸、腰背疼痛与局部叩击痛、低热、红细胞沉降率快等表现。约 20% 可发生截瘫。40% 颈椎结核的患者可出现四分之一瘫。因此，早期诊断与治疗非常重要。

　　与平片相比，CT 可更清楚显示受累椎骨的骨质破坏范围，显示死骨形成，特别是骨内型椎体结核，CT 敏感性高于平片（图 8-23）。脊柱结核早期 CT 可见椎体终板骨质碎裂状破坏，与化脓性及肿瘤性溶骨性破坏不同，可能与结核杆菌缺乏蛋白溶解酶有关。椎旁脓肿形成常位于脊柱前外侧，如腰大肌脓肿、受累肌肉肿胀、肌肉—脂肪界面消失。增强 CT 扫描可见脓肿壁薄而不规则，有中度增强，中心脓腔不增强，可有钙化。有时脓肿范围很大，与相关椎骨骨破坏不成比例，这些为脊柱结核的影像特点。脓肿常向远离发病部位蔓延，最多见为腰大肌脓肿蔓延至腹股沟、胸腔、食管旁，肝、肾、膀胱、直肠、阴道脓肿也有报道。CT 应特别注意有无死骨片进入椎管内及是否有椎管内韧带下的脓肿蔓延（图 8-24）。胸椎结核时 CT 可见相邻肋骨受累破坏。CTM 可显示相关硬膜囊受压狭窄。CT 矢状 MPR 可清楚显示病变椎体破坏压缩，相邻椎体部分嵌入其中，椎间盘破坏变薄，脊柱成角畸形。

　　鉴别诊断应包括非结核性肉芽肿性脊柱炎及脊柱转移瘤。非结核性肉芽肿性脊柱炎如局限性布氏杆菌性脊柱炎，好发部位与脊柱结核不同，常发生于下腰椎，病灶多局限于椎体终板的前部。脊柱转移瘤也可造成椎体骨质破坏，但极少累及椎间盘，且不形成椎旁脓肿，易与脊柱结核鉴别。

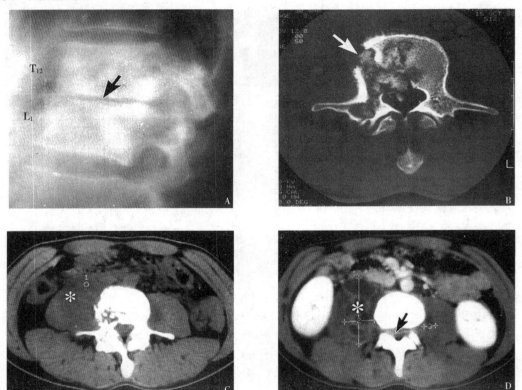

图 8-23　L_1 结核

A. 胸腰椎侧位 X 线片示 L_1 椎体轻度楔形变，$T_{12} \sim L_1$ 椎间盘明显变窄（箭头）；B. L_1 水平 CT 平扫，骨算法重建示椎体破坏，死骨形成（白箭头）；C. L_1 水平 CT 平扫；D. L_1 椎体水平增强扫描示腰大肌肿大、脓肿（星号）、不规则窄环形增强，正常肌间隙消失，部分脓肿进入椎管（箭头）

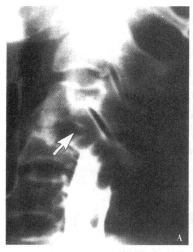
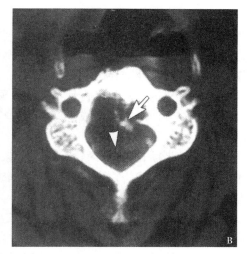
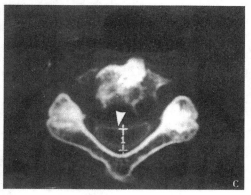

图 8-24　C₄ 结核

A. 脊髓造影示 C₄ 椎体压缩变形，C₃ ~ C₄ 椎间盘病变不明显（箭头），C₄ 水平硬膜囊梗阻；B、C. C₄ 水平 CTM 示椎管内硬膜囊前间隙脓肿压迫硬膜囊（箭号），可见死骨（箭头）

二、脊柱关节炎

（一）强直性脊柱炎

强直性脊柱炎是成人常见的一种类风湿性疾病，发生率为 0.2% ~ 1.4%，男性多见，男女患病比为（4 ~ 10）：1，有家族倾向。多青壮年起病，40 岁以上发病罕见。其中约 20% 的患者最后发展为严重功能丧失。女性患者病情与病程多轻缓。约 69% 的患者可同时出现胸部病变，高分辨率 CT 可见肺间质增厚、支气管壁增厚、支气管扩张、间隔旁肺气肿、纵隔淋巴结肿大、气管增宽及肺尖纤维化等改变。

炎症特异性地发生于韧带与骨的附着处。骶髂关节与脊柱是最常见的受累部位，早期出现骶髂关节髂侧软骨下侵蚀，继而出现相邻骨与韧带的硬化、增生。骶侧病变出现较晚，可能与骶侧关节面关节软骨较厚有关。腰椎 X 线平片与 CT 平扫可见骶髂关节模糊、狭窄、关节旁骨硬化；晚期关节间隙融合消失，骨硬化也消失。约 50% 的患者同时出现脊柱炎，常开始于胸腰或腰骶结合部脊柱，逐渐发展到全脊柱，但从不单独发生于颈椎。早期椎体边缘韧带附着处出现小的骨侵蚀与硬化，逐渐发展为脊柱韧带竹节样韧带钙化。

强直性脊柱炎时炎症可自受累韧带蔓延至脊膜，部分患者可发生蛛网膜炎及软膜炎。神经根周围软膜炎性渗出、机化，硬膜囊内神经根与硬膜囊壁纤维性粘连，神经组织出现缺血、脱髓鞘，甚至萎缩等改变，晚期可出现疼痛、下肢力弱、感觉障碍、括约肌逼尿肌功能障碍及尿潴留等低位脊神经功能进行性损害的"马尾综合征"。硬膜局部炎症可使局部硬膜强度下降，硬膜囊扩张，局部可形成憩室，引起椎管扩大，椎体后缘及椎弓根受压，骨质渐吸收形成缺损。

CT平扫可见椎间盘周围韧带钙化，胸椎受累时可见肋椎关节与肋—横突关节关节面模糊，甚至融合。合并蛛网膜炎时，CTM可见病变椎管扩大；马尾神经粘连，左右分布失去对称性，甚至出现"空硬膜囊征"（指马尾神经全部黏附于硬膜囊壁，硬膜囊内见不到神经根断面）；椎体后缘或椎弓椎板花边样骨缺损，边缘硬化明显，造影剂可进入缺损内，易与其他髓外硬膜内囊性占位鉴别（图8-25）。三种表现可同时出现，也可单独发生。

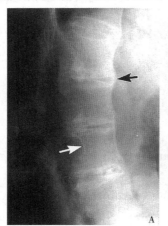
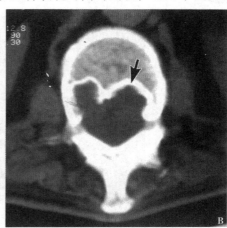
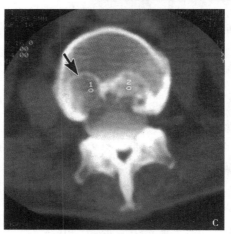

图8-25　强直性脊柱炎合并硬膜囊憩室

A. 腰椎侧位X片示前纵韧带钙化（黑箭头），椎体后缘弧形凹陷（白箭头）；B. CT平扫，椎体后缘花边样骨质缺损，缺损边缘骨硬化（箭头）；C. CTM示缺损内造影剂进入，提示为硬膜囊憩室（箭号）

MRI：强直性脊柱炎的 MRI 特征主要包括以下几种。

（1）急性炎症病变。

（2）骨髓水肿：表现为压脂 T_2WI 片状高信号 T_1WI 低信号，增强后可见强化。

（3）滑膜炎：表现为骶髂关节间隙内滑膜增厚，T_2WI 信号增高，增强后可见强化。

（4）关节囊炎：表现为关节囊 T_2WI 信号增高，增强后可见强化。

（5）附着点炎：表现为肌腱和韧带附着点 T_2WI 信号增高，增强后可见强化。

（6）慢性结构性病变。

（7）骨侵蚀：表现为骶髂关节面不规则，关节面多发虫蚀状骨质缺损，T_1WI 显示最好，局部呈边界清楚的低信号。

（8）脂肪沉积：骶髂关节面下骨质斑片状脂肪信号，T_1WI 高信号，压脂 T_2WI 呈低信号。

（9）硬化：骶髂关节面下异常信号，T_1WI 和 T_2WI 均为低信号。

（10）骨桥形成/强直：表现为骶髂关节间隙消失，局部骨质融合。

（二）银屑病关节炎

银屑病关节炎（PsA）是一种与银屑病相关的炎性关节病，有银屑病皮疹并伴有关节和周围软组织疼痛、肿胀、压痛、僵硬和运动障碍，部分患者可有骶髂关节炎和（或）脊柱炎，病程迁延，易复发，晚期可有关节强直。约 75% 的患者皮疹出现在关节炎之前，同时出现者约为 15%，皮疹出现在关节炎后的患者约为 10%。该病可发生于任何年龄，高峰发病年龄为 30～50 岁，无性别差异，但脊柱受累以男性较多。我国 PsA 患病率约为 1.23%。

银屑病关节炎除四肢外周关节病变为主外，部分可累及脊柱。依据临床特点，银屑病关节炎分为五种类型，类型间可相互转化，合并存在。

1. 单关节炎或少关节炎型

单关节炎或少关节炎型占 70%，以手、足远端或近端指（趾）间关节为主，膝、踝、髋、腕关节也可受累，分布不对称，因伴发远端和近端指（趾）间关节滑膜炎和腱鞘炎，受损指（趾）可呈现典型的腊肠指（趾），常伴有指（趾）甲病变。

2. 对称性多关节炎型

对称性多关节炎型占 15%，病变以近端指（趾）间关节为主，可累及远端指（趾）间关节及大关节，如腕、肘、膝和踝关节等。

3. 残毁性关节型

残毁性关节型约占 5%，是银屑病关节炎的严重类型。好发于 20～30 岁，受累指掌、跖骨可有骨溶解，指节常有望远镜式的"套叠"现象，关节可强直、畸形，常伴发热和骶髂关节炎。

4. 远端指间关节型

远端指间关节型占 5%～10%，病变累及远端指间关节，为典型的银屑病关节炎，通常与银屑病指甲病变相关。

5. 脊柱病型

脊柱病型约占 5%，以脊柱和骶髂关节病变为主（常为单侧或节段性），下背痛或胸壁痛等症状可缺如或很轻，脊柱炎表现为韧带骨赘形成，严重时可引起脊柱融合、骶髂关节模糊、关节间隙狭窄，甚至融合（图 8-26）。

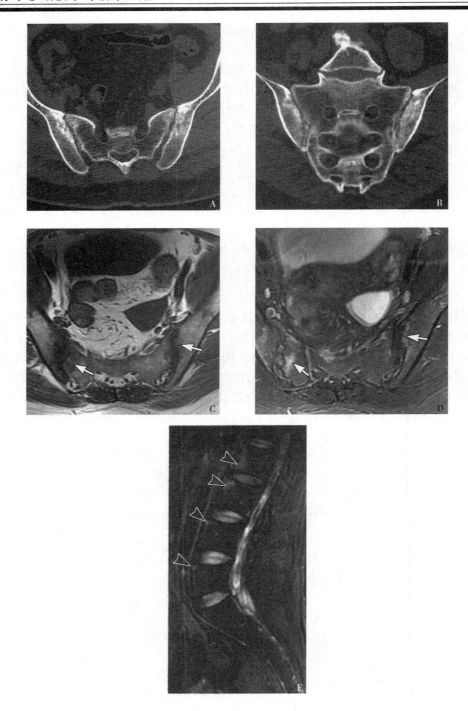

图 8-26　银屑病关节炎的 MRI 表现

骶髂关节 CT 轴位（A）及 MPR 冠状位（B）示双侧骶髂关节面不规则骨质缺损伴骨质硬化。MRI T_1WI（C）和（D）示双侧骶髂关节面多发骨侵蚀，关节面下可见片状骨髓水肿（箭头）。腰椎 MRI 矢状 T_2WI 示 $L_2 \sim L_4$ 椎体前缘骨髓水肿（箭号）

三、硬膜外与硬膜下感染

（一）硬膜外脓肿

硬膜外脓肿少见。脊柱所有节段均可受累。常发生于硬膜外间隙腹侧，可能与病变多来自椎间盘或椎体骨髓炎有关。病变范围多长，约 1/3 的病例病变在 6 个脊椎节段以上。葡萄球菌为最常见的病原菌，多经血行播散至硬膜外；也可因外伤或手术直接感染；原发感染多来自皮肤、肺及泌尿系统；其他感染少见。80% 合并有间盘炎和（或）椎体骨髓炎。

病变早期，硬膜外软组织肿胀增厚，形成炎性肉芽组织，组织内出现多量微小脓肿，为蜂窝织炎。病变进一步发展，炎性组织液化，微小脓肿相互融合、扩大，形成脓腔。

硬膜外脓肿少见。仅占住院患者的 1/10 000。任何年龄均可发病，平均发病年龄为 50～55 岁，男性患者略多。临床症状不特异，可有发热、局部压痛。延误治疗，脓肿压迫脊髓或神经根，则出现神经系统症状，最终可导致死亡。

CT 在感染及硬膜外脓肿较晚期才有阳性表现。平扫主要显示相关的椎体骨髓炎与间盘炎，表现与化脓性脊柱炎相似，可见椎间盘变窄、椎体骨皮质破坏、脊柱旁软组织水肿、脂肪层模糊消失。CTM 可见椎管内硬膜囊外脓肿与蜂窝织炎，显示脓肿壁与脓腔及病变的增强，无特异性。诊断须参考病变部位与范围。MRI 可以显示硬膜外脓肿，增强后囊壁可见环形强化。

（二）硬膜下脓肿

硬膜下脓肿罕见，与硬膜外脓肿相比，发病略多，可能与脊髓硬膜外间隙较宽、无硬膜窦、静脉血向心性流动、"滤过"作用较明显有关。临床表现与硬膜外感染不能区别。CT及 CTM 主要表现为椎管内占位，无特异性。

四、脑脊膜与脊髓感染

（一）脑脊膜炎

脑脊膜炎多并发于脑膜炎，常见细菌感染（如肺炎双球菌感染引起的化脓性脑脊膜炎与结核杆菌感染性肉芽肿性脑脊膜炎等），真菌、病毒性脑膜炎少见。

MRI 可显示脊髓及神经根周围增厚并有增强的炎性组织（图 8-27）；CT 则由于骨硬化伪影的干扰，多无阳性发现。

（二）脊髓炎

脊髓炎多见于病毒感染（如疱疹病毒、柯萨奇病毒、脊髓灰质炎病毒等），病变多累及脊髓灰质。脊髓炎也可由硬膜外脓肿、结核性脑膜炎或真菌性脑膜炎蔓延而来。

由于脊髓炎引起脊髓的外形变化轻微，仅少数可见脊髓增粗，CT 及 CTM 多无阳性所见，偶见脊髓梭形增粗，似髓内占位表现。MRI 可显示病变脊髓髓内信号改变。

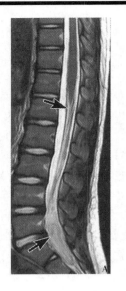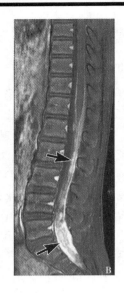

图 8-27　脑脊膜炎

A. MRI T_2WI 示马尾神经及脊膜增厚；B. 增强 T_1WI

可见明显强化（箭头）

（王　丹）

第四篇

MRI 临床诊断

第九章

妇科疾病的 MRI 诊断

第一节 子宫肌瘤

子宫肌瘤是最常见的子宫良性肿瘤，可单发或多发，其生长与女性激素有关，好发于40~50岁，育龄妇女中20%以上患有大小不等的子宫肌瘤。临床症状主要为月经过多和子宫增大。子宫肌瘤90%发生于子宫体部，少数发生在宫颈或阔韧带，体部子宫肌瘤根据其位置又分为黏膜下、肌壁间和浆膜下三种，以肌壁间肌瘤最常见，约占总数的62%。

一、MRI 诊断要点

典型的无退变的子宫肌瘤为边界清楚的圆形肿块，在 T_1WI 上为等信号或较肌层信号稍低，T_2WI 上信号较肌层为低，发生退变时 T_2WI 上出现不均匀的高信号，钙化则呈低信号灶，合并出血时在 T_1WI 及 T_2WI 上均为高信号。在 T_2WI 或增强的 T_1WI 上肿瘤边缘可出现高信号环，多数学者认为是由水肿和血管灌注所致。肌壁间肌瘤由肌层包绕，可推移和压迫子宫腔；浆膜下肌瘤为外生性，可突出于子宫之外；黏膜下肌瘤可突向子宫腔使宫腔变窄，也可突入颈管。子宫肌瘤一般不需要增强扫描，如做增强扫描，在较大的肿瘤内常见不均匀的坏死无强化区。无退变的肿瘤强化与正常子宫一致或稍低。子宫呈不同程度的增大，如为单发病灶，子宫呈局限性增大，多发病灶者表现为弥散性增大；因子宫肌瘤的存在，T_2WI 上子宫连接带常表现为局灶性中断或完全消失。肿瘤生长足够大时常压迫邻近结构如膀胱、直肠及远端输尿管等。子宫肌瘤可恶变为平滑肌肉瘤，但非常罕见（图 9-1、图 9-2）。

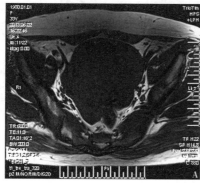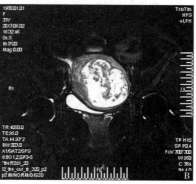

图 9-1

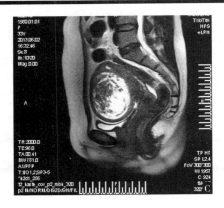

图 9-1　子宫肌瘤

A、B. 子宫体积明显增大，偏左前壁肌层内可见一团块等 T_1 混杂长 T_2 信号影，高 b 值 DWI 未见明显弥散受限；膀胱受压下移，双侧腹股沟区可见多个淋巴结影；C. 静脉注射 Gd-DTPA 后扫描，子宫肌层明显均匀强化，前臂肌层内病变呈明显不均匀强化，边界尚清

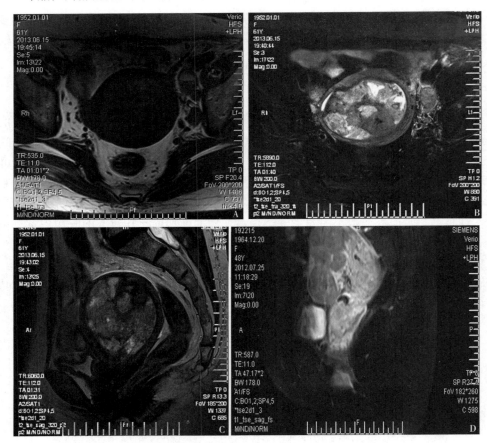

图 9-2　子宫肌瘤黏膜下型

A. 子宫增大呈球形，T_1WI 上子宫及肌瘤均为低信号，中央少许更低信号；B、C. T_2WI 示宫腔内团状高信号，内夹杂少许低信号灶，宫腔受压变形；D. 增强后肌瘤强化较肌壁稍明显

二、鉴别诊断

子宫肌瘤均呈圆形或椭圆形，边缘清楚，可与腺肌症、子宫内膜癌鉴别。

（彭　俊）

第二节　子宫腺肌症

子宫内膜组织侵入子宫肌层内称为子宫腺肌症，见于 20% 的子宫切除标本中，临床症状与子宫肌瘤类似，主要表现为痛经和月经过多。

一、MRI 诊断要点

子宫腺肌症有两种类型：弥散型和局灶型。弥散型可见子宫体弥散性或节段性增厚，外缘光滑，T_2WI 上连接带增厚，其内有高信号的内膜层，T_1WI 上信号略低于肌肉信号，子宫肌层内也可出现边缘不清的低信号影，常波及子宫全层，若有出血灶则 T_1WI 与 T_2WI 上均为高信号（图9-3）。局灶型可单独存在或与弥散型同时存在，有时难与子宫肌瘤鉴别。

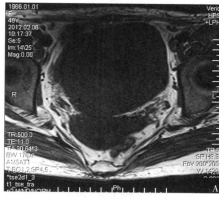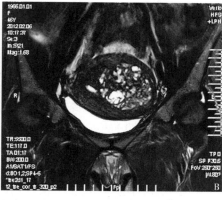
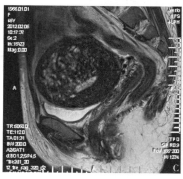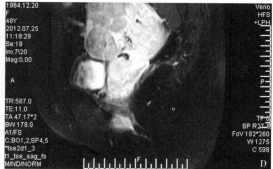

图9-3　子宫腺肌症弥散型

A、B. 子宫底部及后壁内可见多发大小不等的囊状混杂长 T_1 混杂长 T_2 信号影，边界不清，DWI 高 b 值扩散受限；C、D. 子宫内膜增厚，静注 Gd-DTPA 后扫描，子宫底部及后壁病灶可见不均匀渐进性中度强化，宫颈部病变未见明显强化

二、鉴别诊断

子宫腺肌症与子宫肌瘤的鉴别：子宫肌瘤为圆形，有包膜，界线清楚；腺肌症常为卵圆形，边界不清，与连接带相连使连接带模糊不清，且很少发生在黏膜下或浆膜下，T_2WI 上常出现点状高信号区，较有特征性。

（彭　俊）

第三节　子宫内膜癌

子宫内膜癌是子宫体最常见的恶性肿瘤，起源于子宫内膜的黏膜腺管，80% 为腺癌，其次为鳞癌和腺鳞癌，好发于绝经后妇女，首发症状为阴道血性分泌物。其早期诊断有赖于诊断性刮宫。子宫内膜癌的分期采用 FIGO 分期法。不同时期的内膜癌，其治疗方法及预后不同。MRI 应用之前，对子宫内膜癌侵犯深度的评价主要通过术后子宫病理检查确定，MRI 在判断子宫肌层受侵的深度及淋巴结转移方面较其他影像方法具有明显的优势，使在活体状态下判断子宫肌层受侵的程度成为可能。

MRI 诊断要点如下。

子宫内膜癌最常见的部位为子宫底，其次为子宫体下段，表现为息肉状，多有溃疡形成，肿块充满宫腔。MRI 对原位癌诊断困难，对局限于子宫内膜的早期癌，于 T_2WI 上可见子宫内膜（即宫腔内中心区高信号带的厚度）增厚，正常育龄妇女其厚度不超过 10 mm，绝经后不超过 3 mm，当育龄妇女 >10 mm，绝经后妇女 >4 mm 时，须考虑子宫内膜有异常。大部分肿瘤在 T_1WI 上信号与子宫肌的信号相近，不易发现，T_2WI 上肿瘤呈中等信号或低信号，介于正常内膜与子宫肌信号之间。位于黏膜与肌层之间的结合带在 T_2WI 上为低信号，它的完整与否是肿瘤是否侵犯肌层的标志，结合带中断或被肿瘤跨越并在肌层内出现异常信号，提示肿瘤已侵犯肌层，属 I B、I C 期。但对于绝经后妇女，结合带往往显示不清，此时可采用动态增强扫描观察，正常情况下，Gd-DTPA 增强后在子宫内膜与肌层之间可见一完整的强化带。

子宫内膜癌侵犯子宫肌层后表现为子宫体的不对称性增大，T_1WI 上肿瘤信号与肌层相似，T_2WI 上肿瘤信号增高，但不均匀，可混有结节状中等信号或低信号区，动态增强扫描显示肿瘤先于肌层强化，较 T_2WI 更清楚地显示肿瘤的范围及侵犯肌层的深度（图9-4）。

子宫内膜癌侵犯宫颈为 II 期，表现为 T_2WI 上宫颈内带增宽（正常为 2~3 mm），信号不均，低信号的宫颈基质环完整与否则代表基质是否受侵。病变侵犯子宫浆膜、附件或阴道为 III 期，表现为子宫浆膜面毛糙，边缘不规则，侵及宫旁组织时，宫旁结构不清，脂肪信号消失，代之以软组织块影。

子宫内膜癌侵犯膀胱和直肠为 IV 期，表现为肿瘤与膀胱、直肠黏着，两者之间的脂肪界面消失，MRI 还可显示盆腔淋巴结的转移、增大。

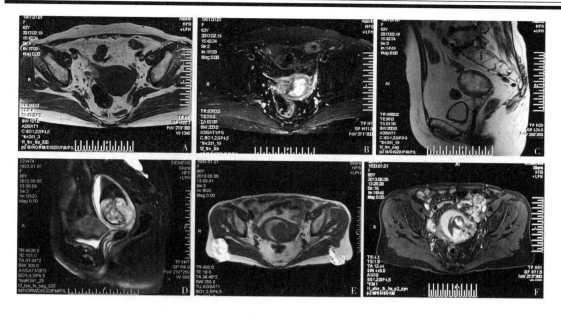

图 9-4 子宫内膜癌 II 期

A. 子宫外形增大，肌壁变薄，宫腔可见液平；B、C. 宫腔内可见片状短 T_1 长短 T_2 信号影，宫腔偏下段见团块
分叶状混杂长 T_1 不均匀长 T_2 信号，DWI 扩散受限呈高信号，边界不清；双侧附件区可见囊状长 T_1 长 T_2 信号，
边界较清；D、E、F. 静注 Gd-DTPA 后扫描，宫腔偏下段病变呈不均匀异常强化

（田　野）

第四节　卵巢肿瘤

卵巢位于盆壁的卵巢窝，前缘是脐动脉的残留，后缘是髂动脉和输尿管，两侧是腹膜和悬韧带，卵巢的动脉、静脉和淋巴管经悬韧带出入卵巢。子宫增大时可将其推入假盆腔或下腹。成人卵巢长 2.5 ~ 5 cm，宽 1.5 ~ 3 cm，厚 0.6 ~ 1.5 cm，平均大小约为 3 cm × 1.8 cm × 1.2 cm，生育期最大容积约为 6 mL，绝经后缩小一半以上，MRI 可显示育龄妇女 87% ~ 96% 的正常卵巢，T_1WI 上卵巢呈中等偏低信号，T_2WI 可显示多个高信号的卵泡，增强扫描卵巢基质强化，卵泡仍保持低信号。由此可将卵巢和周围的肠管及淋巴结鉴别开来。初经前卵巢虽体积偏小，但信号强度与生育期相仿，绝经后因卵巢纤维组织含量的增加 T_2WI 上信号会降低，而且缺乏特征性卵泡，此时卵巢的检出率下降为 47%。囊内有出血、绝经后信号增高及囊壁厚度超过 3 mm 时提示异常。

一、卵巢囊腺瘤

卵巢囊腺瘤为最常见的卵巢肿瘤，占所有卵巢肿瘤的 60% ~ 70%，为薄壁囊性肿瘤，分为浆液性囊腺瘤和黏液性囊腺瘤两种，发病率相近，但前者恶变率高于后者。病理学上浆液性囊腺瘤的壁主要由单层纤毛柱状上皮构成，内容物为富含蛋白质的浆液；黏液性囊腺瘤的壁主要由类似于肠黏膜或宫颈管内膜的单层柱状上皮构成，囊内容物黏稠，富含黏蛋白和黏多糖。

(一) 浆液性囊腺瘤

多发生在单侧，MRI 表现为大的单房结构，也可为双房，囊壁薄而规则，边缘光滑，囊内容物 T_1WI 上为低信号，T_2WI 上为高信号，46% 的肿瘤内可见低信号的分隔，其厚度 < 3 mm，囊壁内结节状突起较少见（图 9-5）。当囊壁增厚且有结节状突起时不能排除交界性癌。

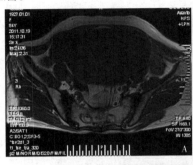 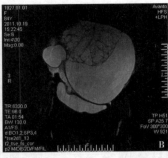 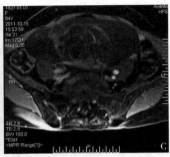

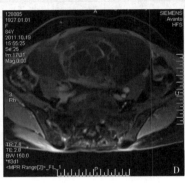 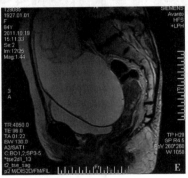

图 9-5　浆液性囊腺瘤

A. 盆腔膨隆，盆腔及下腹部可见一巨大囊性长 T_1 混杂长 T_2 信号，病灶部分呈短 T_1 信号，DWI 弥散未见明显受限；子宫颈部可见类圆形长 T_1 长 T_2 信号影；B、C、D、E. 静注 Gd-DTPA 后扫描，病变呈多发环状及网格状强化

(二) 黏液性囊腺瘤

MRI 表现为发生在单侧的多房性肿物，壁薄而光滑，囊内容物信号与其成分有关，可类似于浆液性囊腺瘤，也可为 T_1WI 及 T_2WI 上均为较低信号，有时 T_1WI 上可呈高信号，合并出血则 T_1WI、T_2WI 上均为高信号。各囊之间的信号可不一致。囊肿内均可见低信号的分隔，囊壁可略不均匀，但结节样突起少见（图 9-6）。

二、卵巢畸胎瘤

卵巢畸胎瘤包括卵巢囊性畸胎瘤和卵巢实性畸胎瘤。卵巢囊性畸胎瘤又称为皮样囊肿或成熟性畸胎瘤等，占全部卵巢肿瘤的 20%～25%，80% 发生于育龄妇女，但初次月经前和绝经后的妇女也可发病。病理学上卵巢囊性畸胎瘤通常由 2～3 个胚层组织组成，以外胚层为主，绝大多数肿瘤主要由囊性（占大部分）和实性（小部分）两部分构成，囊内容物为上皮碎屑、毛发及液态的脂类和胆固醇等，实性成分为骨、软骨和脂肪等。CT 的特征性征象为病灶内脂肪、钙化和脂液平面。

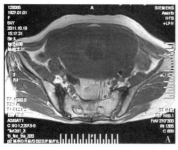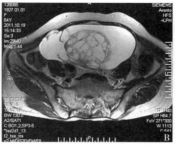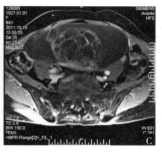

图 9-6　黏液性囊腺瘤

盆腔前部有一巨大占位灶，A. T_1WI 上呈多个囊状，囊内分别为低、中、高信号；B. T_2WI 上囊内为高及偏高信号；C. 增强后无明显强化，分隔薄而均匀，未见有壁结节

（一）MRI 诊断要点

MRI 表现为卵巢区或盆腔、腹腔内边界清楚的肿块，发现病变内的脂肪可明确诊断。脂肪可存在于肿瘤的囊性部分或实性部分。囊性部分内可出现分层和漂浮现象，主要由囊内液态成分与碎屑间的重力不同所造成，前者其 MRI 信号与其脂类含量有关：若脂类含量少而含水丰富，T_1WI 和 T_2WI 上分别表现为低和高信号；若含脂类多，则信号与脂肪相近。碎屑则表现为不均匀的 MRI 信号，但在 T_2WI 上以高信号为主体。T_2WI 上由于脂肪界面的存在，可出现化学位移伪影。囊壁可见结节状或棕榈叶样突起。较少见的征象还有多发脂肪球征等。肿瘤实性部分由骨、软骨、毛发和软组织组成，呈不均匀信号，增强扫描，其实性部分和间隔可明显强化（图 9-7）。

（二）鉴别诊断

卵巢囊肿合并出血及卵巢子宫内膜异位症，因其在 T_1WI 和 T_2WI 上也可出现类似脂肪样的高信号，有时较难与卵巢囊性畸胎瘤鉴别，采用脂肪压抑技术可鉴别 T_1WI 上为高信号的脂肪、出血和高蛋白液体，对含脂类物质的畸胎瘤可予确诊。

三、卵巢囊腺癌

卵巢癌可来源于卵巢上皮、性索间质、生殖细胞等，在女性生殖系统恶性肿瘤的发病率中排第二位，发病的高峰期是在绝经后，仅 15% 发生在 45 岁以下。因其临床症状出现较晚，且有很强的早期转移及向周围结构侵犯的倾向，故发现时往往已到晚期。卵巢癌中以囊腺癌最常见，包括浆液性囊腺癌和黏液性囊腺癌。

MRI 诊断要点如下。

肿块可呈囊性、囊实性和实质性，以后两种多见。小的肿块位于盆腔，大的可占据至腹腔，肿瘤直径常 >4 cm，囊壁多个结节状突起是其特征性表现。结节状突起部分及肿瘤的实质性部分在 T_1WI 上呈中等信号，T_2WI 上实体区和赘生物呈中等信号至高信号，增强扫描后有不同程度的强化，囊液的信号则因其蛋白含量的不同有多种信号。有时交界性肿瘤也会出现类似改变，此时以下特征提示恶性：①肿瘤壁增厚超过 3 mm；②肿瘤内分隔增厚超过 3 mm；③壁内或分隔内出现结节；④大的实性块影或伴内部坏死。同时需仔细寻找有无转移及邻近结构受侵的征象。卵巢囊腺癌种植到腹腔、盆腔和网膜囊时在腹膜和网膜上形成转移性结节，表现为增厚的、结节状或局灶型的、累及腹膜表面的中信号至高信号肿块，增强扫描时可强化，常合并腹水；肿瘤也可直接扩散侵犯附近结构包括子宫、膀胱、乙状结肠和盆腔侧壁等，表现为肿瘤与相邻器官及盆壁界面模糊，肿瘤占据器官实质及盆壁等；淋巴结转移至盆腔、主动脉旁；血行转移仅发生在末期。卵巢肿瘤在 MRI 的检查中特别强调增强扫描，可较好地显示其内部结构，从而准确鉴别良、恶性，凡是实质性成分多且强化明显的，均倾向于恶性，文献报道准确率为 86% ~ 95%。但增强扫描不能判定恶性肿瘤的病理类型，也不能由增强程度来判定肿瘤的恶性程度。动态增强扫描有利于显示囊壁和壁结节，对良、恶性的鉴别也有一定价值。MRI 在卵巢癌的诊断中的另一作用是分期，分期标准参照 FIGO 制定的分期标准，卵巢癌分期扫描的范围包括盆腔和腹腔，脂肪压抑技术有助于发现上腹部腹膜和脏器表面的病变。

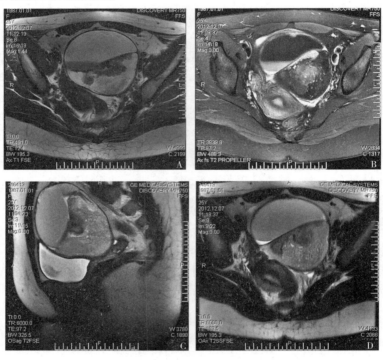

图 9-7　良性畸胎瘤

A. 盆腔内左侧附件区可见巨大囊实性病灶，呈混杂 T_1 混杂 T_2 信号；B、C、D. DWI 可见部分弥散受限呈稍高信号，边界清晰，内部可见液平；子宫受压变形，呈后倾后屈位

（田　野）

第十章

产科疾病的 MRI 诊断

第一节　正常胎盘

在目前的临床实践中，要求对胎盘进行专门的 MRI 评估意味着存在超声检测的异常（或潜在的异常）。这增加了疾病检出的概率，并导致 MRI 胎盘评估的偏倚。然而，在所有的成像方式中，超声仍然是有缺陷的，受制于从业人员的技巧和经验。因此，分析胎盘 MR 影像学检查的医师应该客观地回顾这些资料，以期获得所有可用的影像学和临床数据。

T_2WI 多平面单次激发/快速自旋回波序列（如属于 RARE 序列的 HASTE）在显示胎盘和子宫肌层的内部结构及胎儿解剖结构等方面有较强的优势。矢状位是评估子宫浆膜和膀胱表面非常重要的方位，但是由于子宫解剖结构弯曲且胎盘位置多变，轴位和冠状位也往往是有所帮助的。在检查开始时我们常用非屏气状态下 T_1WI 梯度回波图像对整个妊娠子宫进行初步评估，以确保至少有一个 T_1MI 序列可用于在患者不能忍受或继续治疗的情况下进行复查。在成像后期，高质量屏气 $3DT_1WI$ 脂肪饱和 GRE 图像被用来进一步评估胎盘出血、胎盘内脂肪和静脉流量。整个胎盘可以在三次短屏气矢状位得到最佳的评估。应注意尽量减少在妊娠期患者屏气次数和屏气持续时间，特别是在晚期妊娠期的患者，因此，屏气时间常设定为 16 秒以内。平衡 SSFP 序列在显示胎盘陷窝、血管和肿块方面有优势（图 10-1）。

建议医生对胎盘异常进行 MRI 检查时可以根据需要进行额外序列的检查，如怀疑有含脂肪的病变时，可选择脂肪抑制和同反相位成像，如进一步评估血管结构还可以进行 TOF 成像。DWI、磁敏感加权成像（SWI）和其他功能 MRI 已应用于胎盘 MRI 评估，但临床适用性仍在研究中。

在妊娠早期和中期，正常胎盘 T_1WI、T_2WI 呈现相对均匀信号。随着胎盘的成熟，胎盘表面出现凹凸不平、内部出现圆形小叶使得其信号变得不均匀。应当注意不要把正常的子叶误认为是疾病（图 10-2）。在妊娠早期，$T_2MIRARE$ 序列上，胎盘与子宫肌层呈相对均匀的等信号；在妊娠中期，胎盘相对子宫肌层呈稍低信号。胎盘小叶多在 24~31 周形成，因此，在妊娠中期之前，胎盘常表现为等信号。随着胎盘小叶的形成，胎盘表面信号变得不均匀，表现为在 T_2WI 上胎盘小叶间出现线状低信号影。子宫内膜随着妊娠的进展而变薄，这并不意味着胎盘侵入。平滑肌瘤或子宫肌收缩导致肌层局灶性增厚，且常表现为子宫肌壁 T_2 值缩短。子宫肌层的收缩与平滑肌瘤的区别在于收缩是短暂性的（图 10-3）。T_1WI 对胎盘和子宫肌层的软组织分辨不足，但其也有助于异常胎盘的诊断。

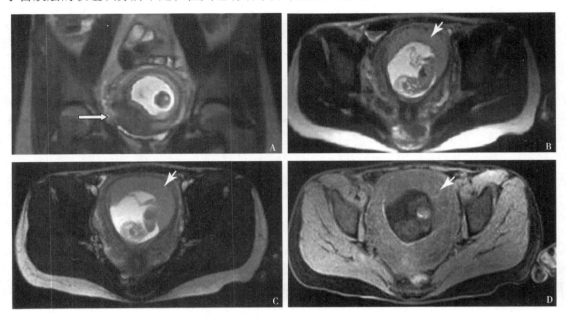

图 10-1　正常胎盘

25 岁孕妇，孕 13 周，冠状位（A）和轴位（B）T_2WI 显示为后段的早期妊娠。子宫前壁类似肿块样区域（箭头）在后续的图像被证实是子宫局限性一过性收缩所致。轴位平衡 SSFP 序列（C）和脂肪抑制 T_1WI GRE（D）图像显示这个胎龄的正常胎盘外观（小箭头）。胎盘位于子宫前壁，信号均匀、轮廓光滑。胎儿在这个层面也可以看到。在妊娠早期，许多胎盘位置低下，但大多数情况下，随着胎龄增加，胎盘和子宫颈内口之间的距离会增大

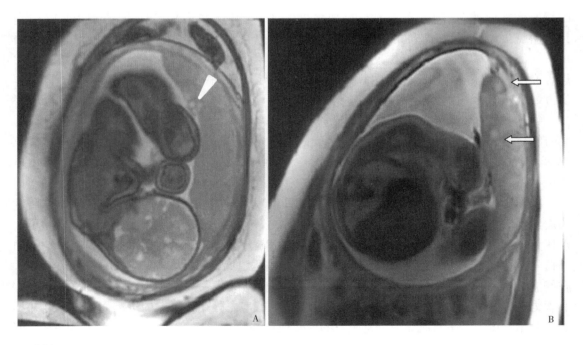

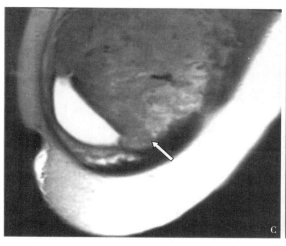
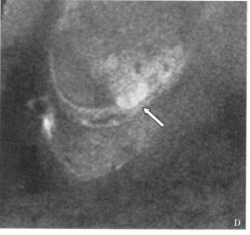

图 10-2 妊娠 36 周正常胎盘，胎儿脑室扩大和羊水过多

25 岁，胎儿胼胝体发育不全。冠状位平衡 SSFP 序列（A）显示了一个略偏心但仍然正常的脐带（箭号）及成熟的分叶状的胎盘。轴位 T_2WI（B）显示早期子叶发育（黑箭头）。虽然在冠状位 T_2WI（C）上很难看到子叶（箭头），但在同一层面的 DWI（D）上可以显示器官信号增高，这是妊娠晚期圆形子叶形成的典型影像表现（箭头）

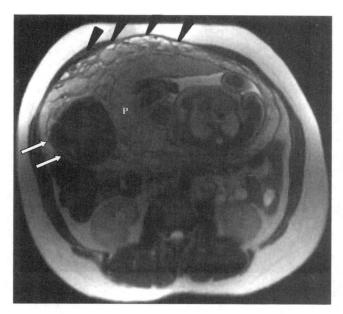

图 10-3 子宫肌瘤

孕妇 39 岁，妊娠 32 周时腹盆腔 MRI 检查。RARE 轴位 T_2WI 显示子宫肌层内边界清楚的低信号肿块（白箭头），这个肿块在整个妊娠期一直存在，最终确诊为子宫肌瘤。胎盘（"P"）在靠近平滑肌瘤附近处有植入。右前外侧胎盘轮廓光滑、部分信号不均，这都是妊娠晚期正常胎盘成熟的表现。子宫突出和胎盘前的血管（黑箭号）应当被注意，这在早产中并不罕见

在胎盘 MRI 评估中，子宫颈内管中的高信号在 T_1WI 上可以被识别。通常这可能与正常的子宫颈黏液有关，但出血也可能是此种表现。尤其在前置胎盘中，宫颈管内少许 T_1WI 高

信号很常见，应当引起注意。尽管正常状态下妊娠晚期宫颈管长度会缩短，但也要注意妊娠早期宫颈管的长度，特别是那些宫颈成漏斗形或有早产史的孕妇。

（姜振兴）

第二节　异常胎盘

一、胎盘血肿

胎盘血肿可分为发生在近胎儿面的前血肿和发生在近母体面的后血肿。当血肿沿着胎盘边缘渗透时，称为边缘性血肿；而胎盘内血肿则出现在胎盘实质中。在超声检查中，胎盘亚急性期血肿可呈等回声，但典型的急性或慢性期血肿则表现为低回声或无回声。彩色多普勒成像血肿内缺乏血流信号。在 MRI 上，血肿有不同的信号表现，常表现为 T_1 值的缩短且弥散受限。

胎盘早剥是一种临床诊断，包括急性起病的阴道出血、腹痛、子宫收缩和胎心监护提示的胎儿心率不稳。临床疑似早剥认为是一种医疗紧急情况，因为它往往提示母体急性动脉性胎盘后出血，而其临床处理是基于临床标准而不是影像学检查结果。虽然 MRI 对亚急性出血比超声更敏感，但它也不太可能改变基于临床特征的治疗方法。无症状妇女的出血区域被认为是由远处静脉自发出血引起的，治疗预后通常比较好。在妊娠中，早期出血并不少见，一旦发现，应该详细描述，包括多方位测量，确定出血位置及与脐血管起始部和宫颈的距离。产科医生将利用这些信息制订合适的临床和超声随访间隔，以评估胎儿生长、母体贫血和压力情况（图 10-4）。

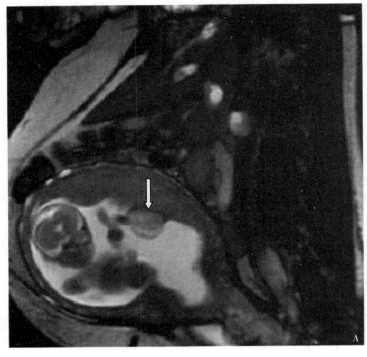

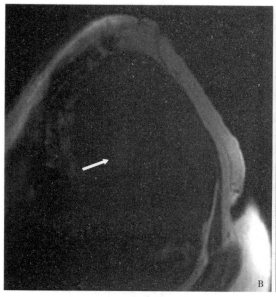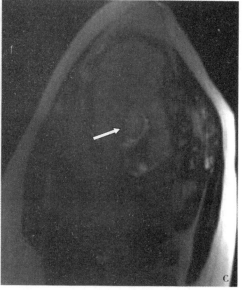

图 10-4　胎盘血肿

36 岁，G4P3，孕 21 周，在评估胎儿多囊性肾发育不良时发现的胎盘小血肿。在矢状位平衡 SSFP 序列（A）上，沿着胎盘（箭头）发现了一个肿块，在随后的轴位 T_1WI（B）和 T_2WI（C）上显示该肿块与小亚急性血肿信号一致。血肿位于胎盘的胎儿面，即胎盘前。应提供血肿与胎盘血管起始部的关系，并建议进行超声随访

二、胎盘侵入

胎盘侵入包括胎盘粘连、胎盘植入和胎盘穿透，分别包含滋养细胞侵入越过底蜕膜并绒毛膜附着于子宫肌层、侵入子宫肌层或穿透子宫浆膜。据报道，胎盘侵入的孕产妇死亡风险高达 7%。此外，超过一半的女性住院时需要进重症监护病房和（或）签署大量输血协议，高达 40% 的患者会出现术后并发症。

需要注意的是，在讨论胎盘侵入时，产后的病理评估是有限的，也有可能因为组织病理学的取样误差导致不能识别胎盘侵入。一组 653 例剖宫产产妇中，15 例因出血并发症而需要做子宫切除术，然而仅 9 例胎盘侵入经病理证实。理论上，侵袭性胎盘在组织学上与非侵袭性胎盘不同，然而，出于各种目的，外科医生的观点可能比最终的组织学诊断更重要。在临床实践中，我们通过参考妇产科手术医生的反馈来加强对胎盘侵入的认识，因为它通常具有最大的临床相关性，妇产科医生可在术中确定胎盘侵入的深度（粘连、植入或穿透）。区别局限性胎盘植入在于其在术中可以人为从深部子宫肌层或浆膜层侵袭处取出，这对剖宫产子宫切除术是一项具有挑战性的任务，也是 MRI 的一个很好的目标（图 10-5）。

胎盘侵入最常发生在前置胎盘中。这些患者往往有子宫前切口或子宫内膜基底层损害（刮除术、肌瘤切除术或消融术）的手术病史。在前置胎盘患者中，先前剖宫产的次数与胎盘侵入的风险有相关性。例如，在一次剖宫产后，胎盘侵入的风险为 11%，而在 4 次或 4 次以上的剖宫产后，风险为 67%。胎盘侵入的其他危险因素包括高龄产妇、吸烟、多胎妊娠、剖宫产后妊娠间隔时间短和子宫前照射。在有子宫内膜消融病史的女性中，因为其基底

层已经被热损坏，因此应该认为是有胎盘侵入。虽然并非所有子宫内膜消融术后的妊娠都有胎盘侵入的组织学证据，但胎盘发育异常、与胎儿生长有关的妊娠并发症和产科大出血所致的产科高级护理及大量的患者咨询可能与其高度相关。

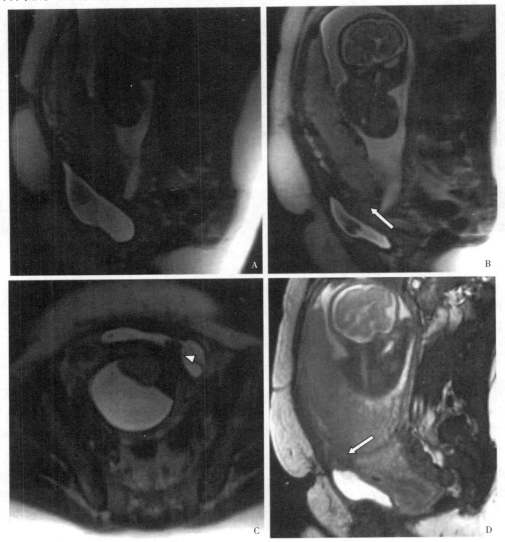

图 10-5 胎盘侵入

35 岁，G7P3，妊娠 26 周，矢状位 T_2WI（A、B）显示不完全性的前置胎盘。在胎盘的下边缘（细箭头）有极小的局部暗线带影。轴位 T_2WI（C）显示膀胱腔内肿块影（箭号），在随后的矢状位平衡序列中仍可显示（D，箭头）。胎盘本身在外观上是相对均匀的，没有明显的继发性侵袭征象。由于担心侵犯膀胱因而准备行剖宫产子宫切除术。手术时胎盘没有侵犯且容易切除

除了建立概率预测机制，了解患者病史可能有助于对先前子宫完整性破坏的定位。例如，有剖宫产病史的患者可以采用垂直的子宫切口代替传统的低横切子宫切口。在子宫成形术或子宫肌瘤切除术后，由于术区常存在手术相关的材料，在 T_1WI 梯度回波序列利用相对较长的 TE 值使其更加容易显示。

对怀疑胎盘异常须进行 MRI 检查的患者，应在妊娠晚期进行 MRI 检查，以帮助制订分娩计划。其早期诊断困难，但在剖宫产子宫切除术之前应当先考虑患者的存活率。我们通常不使用静脉注射的钆对比剂来评估胎盘异常，尽管有些学者认为这是有用的。在对胎盘侵入的 MRI 评估中，适当的膀胱充盈是非常重要的（过度的充盈或膀胱充盈不佳都将掩盖真实表现）。为使母体膀胱适度充盈，我们常要求患者进入 MRI 室后不上卫生间。检查前开机及序列准备大约需要 30 分钟，在此期间让患者喝一大杯水。无论是在成像开始时或成像结束时，这通常都能使膀胱足够充盈。图像采集的顺序是根据母体膀胱的外观而定的，例如，如果第一张图片上的膀胱没有充分充盈，那么首先获得胎儿生物指标测定，而如果在成像开始时膀胱已经充盈，则快速进行子宫浆膜—膀胱界面的评估。

理想情况下，胎盘的 MRI 应该利用现有的超声数据进行解释。胎盘陷窝是胎盘侵入的声像图表现，虽然两者相似，但胎盘陷窝的血流通常是环状的层流，而侵袭性胎盘奇异的陷窝的血流通常是杂乱的湍流。Finberg 等提出的侵袭的其他标准包括：表现为低回声的胎盘后子宫肌层的缺失、高回声的子宫浆膜—膀胱界面变薄或中断及局部外生的肿块。巨大的线性胎盘陷窝与胎盘侵入有关，但陷窝的位置并不一定与组织学上的侵袭区域相关。在 Rac 等的回顾性研究中，胎盘粘连指数（PAI）被确定，其为胎盘侵入的超声特征提供了权重。在预测胎盘侵入的回归方程中，大的、形状奇特的（3 级）陷窝权重最高。然而，在最近的 Meta 分析中，发现陷窝对侵袭的灵敏度和特异度（分别为 77% 和 95%）与其他超声参数主要包括血管分布和子宫—膀胱界面异常不一样。在 Twickler 等的一系列报道中，彩色多普勒显示的子宫浆膜—膀胱界面与胎盘后血管之间的距离小于 1 mm 的所有病例都经病理证实了有子宫肌层侵袭，但这一发现并没有出现在所有需要剖宫产子宫切除术的女性身上，而且只有 72% 的特异度。

三、前置胎盘

妊娠 28 周后，若胎盘仍附着在子宫下段，其下缘达到或覆盖宫颈内口，位置低于胎先露部，称为前置胎盘。发病率为 0.3% ~ 0.5%。前置胎盘病因目前尚不明确，可能与剖宫产及多次分娩、子宫手术、多胎妊娠、吸烟、产妇年龄大等因素密切相关。根据胎盘移行理论，临床上诊断前置胎盘以妊娠 28 周后为宜，过早诊断前置胎盘会增加假阳性率，中孕期无任何临床症状的前置胎盘，多数学者提出称为胎盘前置状态较为合适。

前置胎盘主要通过腹部超声、阴道超声、MRI 等检查方法诊断，目前超声仍为诊断前置胎盘的首选检查方法，但超声检查无前置胎盘时，临床并不能排除。对于超声不能作出明确诊断的，尤其是对于胎盘位置靠后下者宜采用 MRI 检查。矢状位 T$_2$WI 序列是观察前置胎盘的最佳序列，尤其是位于后壁的胎盘。当胎盘边缘与宫颈关系不明确时，应结合冠状位及横断位图像全面观察以作出正确诊断。

正常胎盘一般位于子宫底前或子宫底后壁，弧带状，远离宫颈内口 ≥ 20 mm。根据胎盘与宫颈内口的关系，前置胎盘分为四型。

1. 胎盘低置

胎盘附着于子宫下段，边缘距宫颈内口的距离 <20 mm（国际上尚未统一，多数定义为距离 <20 mm）。

2. 边缘性前置胎盘

胎盘边缘附着于子宫下段，甚至达宫颈内口，但不超越宫颈内口。

3. 部分性前置胎盘

胎盘组织覆盖宫颈内口的一部分。

4. 完全性前置胎盘

胎盘组织完全覆盖宫颈内口（图10-6）。

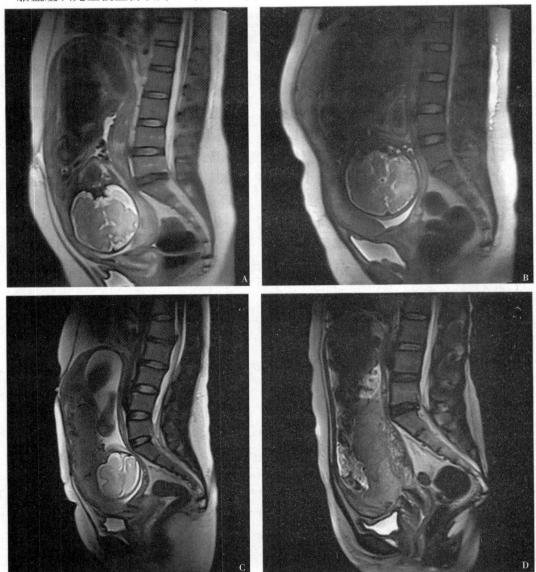

图10-6　前置胎盘

A. 胎盘低置，T_2WI 矢状位示胎盘边缘距宫颈内口的距离小于20 mm；B. 边缘性前置胎盘，T_2WI 矢状位示胎盘边缘达宫颈内口但未超过宫颈内口边缘；C. 部分性前置胎盘，T_2WI 矢状位示宫颈内口部分被胎盘组织覆盖；D. 完全性胎盘植入：T_2WI 矢状位示宫颈内口完全被胎盘组织覆盖

四、胎盘植入

胎盘植入（PA）是指由于子宫底蜕膜减少或缺如，胎盘与子宫之间蜕膜海绵层的生理性裂隙线消失，导致一个或多个胎盘母体叶紧密粘连于蜕膜基底层甚至子宫肌层的一组疾病，严重者甚至穿透浆膜侵入周围脏器，膀胱最易受累。植入可发生于子宫体部、子宫角等胎盘着床部位，但多发生于子宫前下壁，也可见于后壁。常与子宫内膜创伤、子宫内膜发育不良等不良因素有关。剖宫产史及前置胎盘是胎盘植入的两个重要危险因素，其他高危因素包括高龄妊娠、既往子宫穿孔史、胎盘植入史及多次流产史等。

根据胎盘组织植入子宫肌层的深度，以及是否侵入子宫毗邻器官，胎盘植入分为三级：①胎盘粘连，绒毛组织粘连于子宫肌壁未侵入肌层；②胎盘植入，绒毛组织侵入子宫肌层；③胎盘穿通，绒毛组织侵及或穿透子宫浆膜层，累及周边器官。根据植入面积分为完全性胎盘植入和部分性胎盘植入。

超声是胎盘植入诊断的首选影像学检查方法，MRI 能更清楚地显示胎盘侵入肌层的深度、局部吻合血管的分布及宫旁侵犯情况，是辅助胎盘植入诊断的有效补充手段。但最终确诊仍需根据手术或分娩时所见或分娩后的病理学诊断。目前，MRI 在胎盘植入的诊断多用于评估子宫后壁胎盘植入情况、胎盘侵入子宫肌层的深度及宫旁组织和膀胱受累程度。经研究证实，DWI 成像结合胎盘器官轴位扫描能更准确地观察胎盘组织与子宫肌层的关系，能显著提高胎盘植入的诊断效能。

胎盘植入的产前 MRI 诊断尚未形成统一标准，国内外多数学者将胎盘植入的 MRI 诊断标准分为直接征象和间接征象。Baughman 等提出胎盘植入的直接征象包括子宫结合带信号模糊中断、肌层内见胎盘信号影、膀胱壁受侵等。不同的病理类型在 MRI 上的表现如下：胎盘粘连，胎盘肌层分界不清，子宫结合带低信号消失；胎盘植入，胎盘与子宫壁分界不清，局部可见胎盘组织侵入子宫肌层，胎盘穿通，胎盘组织穿透子宫肌层，内外侧低信号均消失，胎盘侵入膀胱或周围组织。

MRI 间接征象包括：①下段子宫膨大，胎盘疑呈向外膨出性改变；②T_2WI 中胎盘内条状低信号影；③胎盘信号不均匀；④胎盘内增多增粗的血管影，直径大于 6 mm。由于剖宫产切口多位于子宫下段，切口导致子宫蜕膜缺乏，阻止了胎盘继续向上生长，故胎盘"堆积"在子宫下段，导致胎盘局部向外膨出性改变，下段子宫膨大。这也是胎盘植入好发于子宫下段的原因。在妊娠期间，尤其是孕晚期，子宫不规则收缩导致侵入子宫肌层的胎盘组织供血不足，胎盘组织容易发生缺血坏死，形成纤维素沉着或钙化，在 T_2WI 上表现为条状低信号影。且胎盘植入时，相应部位结构紊乱，血管扭曲、增粗，在 MRI 图像上胎盘信号极不均匀。部分学者认为剖宫产手术可能导致局部瘢痕组织的增生，难以给予胎盘足够的血供，故出现异常扩张的血管。Derman 等认为胎盘内血管直径≥6 mm 为异常血管，且血管异常程度可能与胎盘植入的程度相关，但目前仍需要进一步研究证实。

其中胎盘内条状低信号影是胎盘植入最具诊断价值的间接征象。因此，当孕晚期或者瘢痕子宫 MRI 直接征象难以作出判断时，需结合间接征象进行观察诊断（图 10-7、图 10-8）。

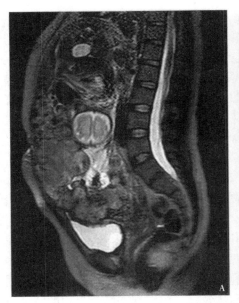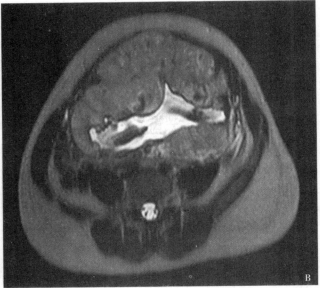

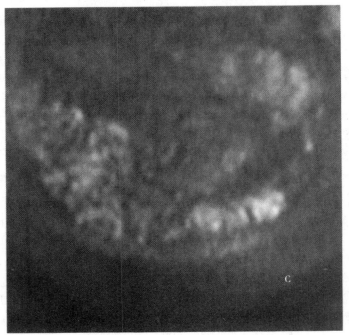

图 10-7　胎盘植入

A、B. T_2WI 矢状位及横轴位见子宫肌层低信号带不连续，胎盘组织与子宫肌层分界不清，局部胎盘组织向外膨
出性改变；胎盘信号极不均匀，见条状低信号影及斑点状高信号影；胎盘内也可见异常增多增粗血管流空影；
C. DWI 见胎盘组织呈高低混杂信号，以高信号为主，局部胎盘组织向外膨出性改变，与子宫肌层分界欠清

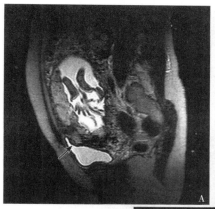
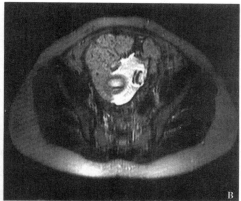
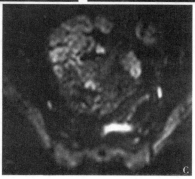

图 10-8 胎盘穿通

A、B. T$_2$WI 矢状位及横轴位见子宫肌层低信号带不连续，局部胎盘组织与子宫肌层分界不清；局部胎盘组织向外膨出性改变，与膀胱壁分界不清，膀胱壁呈"帐篷"样改变（箭头所示）；胎盘信号不均匀，可见条状低信号影及斑点状高信号影。C、D. WI（b 值 800）见胎盘组织呈高低混杂信号，以高信号为主，局部胎盘组织向外膨出性改变

五、前置血管

前置血管是指胎儿血管穿越胎膜位于宫颈内口，发病率约为 1/2 500。前置血管相伴的危险因素与胎盘异常的关系较多，在前置胎盘、双叶胎盘、副胎盘、多胎妊娠中易发生前置血管，特别是在双胎中脐带帆状附着者约占 10%，易伴发前置血管。

前置血管发生破裂，胎儿失血可致胎儿窘迫，胎儿死亡率极高，及时剖宫产终止妊娠是前置血管的有效治疗方法，故前置血管的产前诊断至关重要。超声是诊断前置血管的主要手段，应用经阴道超声多普勒检查发现脐带插入点的位置较低有助于诊断。超声诊断困难时，可借助产前 MRI 进行有效评估。

前置血管的 MRI 表现：跨过宫颈内口的脐带血管在黑血序列上表现为黑色流空信号影，在亮血序列上表现为高信号，常伴有前置胎盘、脐带插入点异常、副胎盘或双叶胎盘。

根据脐带与胎盘的关系，前置血管主要分为四型。

1. 脐带帆状附着型（图 10-9）

脐带根部的血管远离胎盘边缘，进入胎膜内，并在胎膜内延伸，跨过宫颈内口进入胎盘组织。

2. 副胎盘型

连接主、副胎盘的血管位于胎膜内，跨过宫颈内口。

3. 双叶胎盘型

两叶胎盘分别位于子宫前、后壁，连接两叶胎盘间的血管横跨宫颈内口。

4. 脐带胎盘边缘附着型

胎盘边缘处血管横跨子宫颈内口。

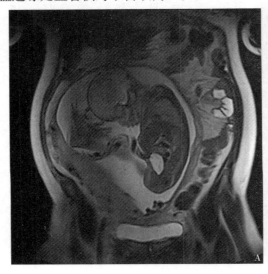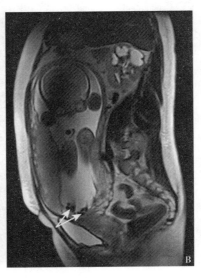

图 10-9　前置血管

A. T_2WI 冠状位上示脐带远离胎盘边缘；B. T_2WI 矢状位上宫颈内口上方可见黑色流空信号影（箭头所示）

六、胎盘并发症

正常的胎盘附着于子宫前壁或子宫后壁。脐带通常是从中央起源的，但也可能发生偏心性和帆状的起源。整个胎盘的外观在妊娠过程中会随着时间而发生变化，胎盘的中央部通常在 2 ~ 4 cm。妊娠可并发胎盘形态、位置或着床异常。

（一）胎盘早剥

胎盘早剥是指正常附着胎盘的过早分离，新生儿中发生率为 0.4% ~ 1%。胎盘早剥的危险因素包括先兆流产、吸烟、外伤、可卡因滥用、多胎妊娠、高血压、子痫前期、血栓形成、高龄、胎膜早破、宫内感染和羊水过多。妊娠 24 ~ 26 周时胎盘早剥发病率最高，随妊娠期进展而降低。孕妇若发生较小的腹部创伤，5% ~ 6% 会出现胎盘早剥，较大的腹部创伤，多达 20% ~ 50% 会引起胎盘早剥。

根据出血部位将胎盘早剥分为三个亚型：胎盘后（出血发生在胎盘后方）（图 10-10），边缘或绒毛膜下（仅为胎盘的边缘剥离），胎盘前（出血液发生在胎盘前方，由于脐带压迫而受限）。临床上胎盘早剥多表现为阴道出血、腹痛和子宫压痛。胎盘早剥可导致孕产妇低血容量性休克、DIC、肾衰竭，甚至死亡。更严重的是可导致胎儿早产、出生低体重和胎儿宫内窒息。

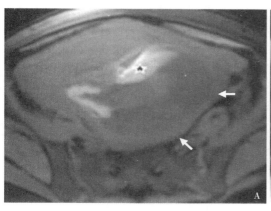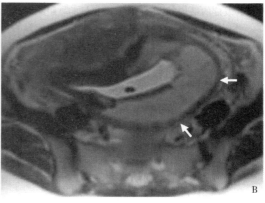

图 10-10　胎盘早剥

横断位 T_1WI（A）和 T_2WI（B）MRI 显示胎盘后区线性 T_2WI 低信号，相应区域 T_1 呈稍高信号（箭头），符合胎盘后出血。同时还可见宫腔内高 T_1WI 信号，提示羊膜内出血（＋）

　　超声检查通常是对阴道出血进行评估的首选检查手段，它可以显示胎盘前液体（胎盘和羊水之间）；胎儿活动引起的绒毛膜运动；边缘、绒毛膜下或羊膜内血肿；以及胎盘早剥患者的胎盘不均匀增厚（垂直平面 >5 cm）。然而，超声检查具有低灵敏度（24% ~53%）和高特异度（85% ~96%）。对于高度怀疑早剥而超声检查评估为阴性的患者，MRI 是进行进一步评估的首选成像方式。MRI，特别是 T_1WI 结合 DWI，对胎盘早剥诊断的敏感度可达到 100%。宫内血肿一般边界清楚（图 10-11）；信号强度随时间的变化而变化。根据 T_1、T_2 和 DWI 图像的信号强度变化，特别参照高铁血红蛋白的顺磁效应，可以估计出血和血肿的时期，准确的分类如下：超急性期（最初数小时，细胞内氧血红蛋白），急性期（1 ~3 天，细胞内脱氧血红蛋白），亚急性早期（3 ~7 天，细胞内高铁血红蛋白），亚急性晚期（>14 天，细胞外高铁血红蛋白），慢性期（>4 周，细胞内含铁血黄素和铁蛋白）。超急性/急性血肿和较大的血肿很危险，需要紧急治疗。

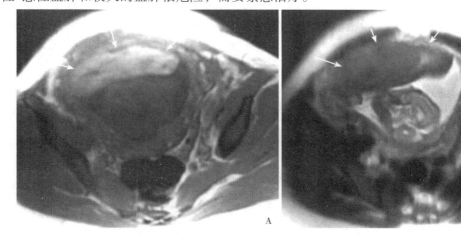

图 10-11　绒毛膜下血肿

横断 T_1WI（A）和 T_2WI（B）MRI 显示妊娠合并腹部钝挫伤的患者胎盘后区（箭头）的绒毛膜下血肿，呈 T_1WI 高信号，T_2 稍低信号

对胎盘早剥的处理取决于其临床表现、患者胎龄和有无母胎损害。

（二）胎盘异常附着

前置胎盘是指胎盘附着在子宫下段，可以分为完全型/中央型或部分型。前置胎盘的发生率为 0.3% ~ 1%。前置胎盘常见于经产妇、多胎妊娠产妇、高龄产妇（>40 岁），既往有剖宫产史（高 1.5 ~ 5 倍的风险）、流产史和前置胎盘病史的孕妇。胎盘前置会导致胎盘早剥、出血、胎儿畸形、胎儿生长受限、早产、宫颈出口阻塞，需要进行剖宫产或子宫切除术。胎盘前置常伴有脐带入口异常、轮状胎盘和胎盘植入（在前置胎盘患者中的发生率为 3% ~ 5%）。胎盘前置（70% 病例）的临床表现是妊娠中晚期的无痛性阴道出血（鲜血）。总之，前置胎盘能使围产儿死亡率比正常妊娠增加 3 ~ 4 倍。

在影像学上，前置胎盘通过胎盘部分或完全覆盖宫颈内口来确诊。在显示胎盘位置时，超声检查通常是首选。但 MRI 可以解决一些疑难问题，它能准确发现病变位置，包括后壁前置胎盘，以及合并的一些异常，如胎盘粘连、胎盘穿透或者胎盘早剥，这些通常对超声是个挑战（图 10-12）。在诊断时考虑孕周非常重要，因为大多数（>90%）在孕 20 周诊断出的前置胎盘，在足月时会自动好转。

对前置胎盘的管理包括仔细监测孕妇和胎儿直到足月或胎儿成熟和选择性剖宫产。只有在妊娠 35 周时，宫颈内口到胎盘距离大于 2 cm 时，才建议进行阴道分娩。

（三）胎盘粘连性疾病

胎盘粘连性疾病（PAD）是由基底膜异常导致绒毛膜直接侵入子宫肌层。根据胎盘黏附程度和肌层穿透程度，可进一步分类为胎盘粘连（仅粘连，无肌层浸润）、胎盘植入（侵及肌层而不穿透浆膜层）和胎盘穿透（侵及浆膜和邻近结构）。胎盘黏附异常的发生率在 1/2 500 ~ 1/500。既往有剖宫产史、子宫手术史和前置胎盘史是导致胎盘粘连异常的危险因素。

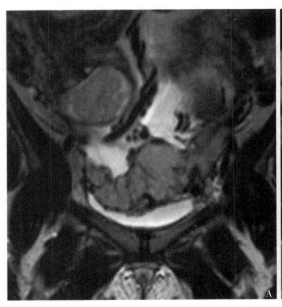
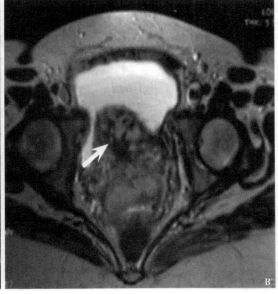

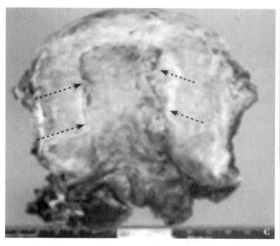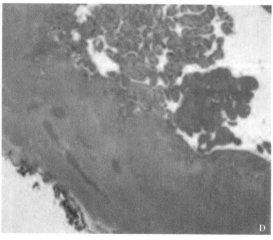

图 10-12 前置胎盘伴胎盘植入

冠状位（A）和轴位（B）T$_2$WI 显示子宫丧失正常梨形，前下段胎盘内可见随机分布低信号条带（粗白箭头），提示胎盘植入可能；C. 大体病理标本显示胎盘组织附着粘连到子宫肌层（黑色虚线箭头）；D. 同样的组织病理学切片证实了妊娠晚期绒毛在子宫内膜层面侵入子宫肌层，中间没有蜕膜结构

影像学在早期识别这些胎盘疾病中发挥着重要作用，这些疾病可能导致产后出血和（或）妊娠物残留。超声检查和 MRI 在诊断胎盘植入异常方面都是互补的，在文献中报告 MRI 诊断的灵敏度和特异度分别为 72% ~90% 和 81% ~94%。正常的子宫肌层在 T$_2$WI 上呈现三层，中间的一层是血管层，呈不均匀高信号，两侧较薄的肌层呈低信号。胎盘黏附异常有多种影像学表现，包括子宫肌层变薄、子宫肌层中断、胎盘母体分叶、胎盘内暗带、胎盘血管异常、胎盘向外膨胀导致子宫外轮廓畸形或不光整，以及子宫下段扩大呈沙漏形子宫。治疗方式是剖宫产术，有时需要行子宫切除术。

（姜振兴）

第三节 子宫相关疾病

一、子宫破裂/瘢痕裂开

子宫破裂占孕产妇死亡病例的 20%。低位横向切口的子宫破裂发生率为 0.2% ~1.5%，经典切口的子宫破裂发生率为 4% ~9%。子宫破裂的其他危险因素包括子宫手术史（图 10-13）、多胎妊娠、多次妊娠、羊水过多、胎盘摘除术及其他侵入性手术，如刮宫术。

子宫破裂的临床表现为腹部疼痛和阴道出血伴休克，胎儿监护显示胎儿心率的变化，而且子宫测量仪常显示子宫缺乏收缩或过度刺激，没有分娩进展时应怀疑子宫破裂。

经阴道超声通常是首选的影像检查手段，可显示与子宫相关的腹腔内或腹膜外血肿、胎儿部分位于子宫外、羊膜腔内出血、子宫破裂处的膜性膨出。MRI 可以显示无痛性的不典型病例中是否存在破裂及破裂的程度。瘢痕裂开和子宫破裂的区别在于，瘢痕裂开是旧的子宫肌层瘢痕的断裂，而没有穿透子宫浆膜层（图 10-14）。MRI 上剖宫产后切口部位的正常表现显示信号强度与假定切口部位的子宫肌层内亚急性血肿一致；但子宫内膜和浆膜层是连续的，未见肌层缺损。子宫破裂的主要 MRI 征象包括子宫内膜或浆膜层断裂伴切口部位积液或积血；切口部位低信号表明有产气性感染。

子宫破裂通常需要紧急手术，包括手术分娩和子宫修复。

膀胱瓣血肿是指发生在手术切口下方及靠近子宫下段切口的腹膜反折部位的产后血肿。虽然在剖宫产术后常出现膀胱瓣区的血肿，但其大小一般不超过 5 cm。在 MRI 和 CT 上，膀胱瓣血肿表现为膀胱与子宫下段之间（膀胱子宫陷凹）不同信号强度/密度和大小的不均匀性病变。矢状面图像有助于定位病变位置和评估邻近结构（如膀胱）。为了更好地显示子宫肌层的间隙，建议垂直于切口平面进行扫描。如果在血肿中发现气体，表明合并感染。如果血肿引起临床症状或合并感染，通常需要手术干预。

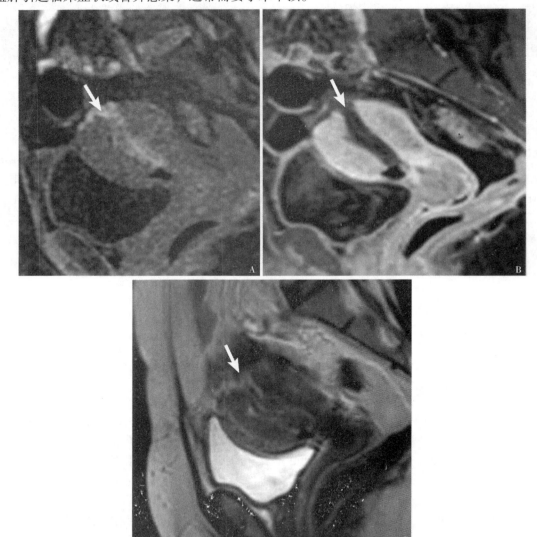

图 10-13　子宫扩张刮除术后子宫底部破裂

矢状位 T_1WI 平扫（A）和增强图像（B）及矢状位 T_2WI（C）显示子宫底部不连续（箭头），提示子宫破裂。此 MRI 检查是在宫内妊娠物残留行子宫扩张刮除术后进行的

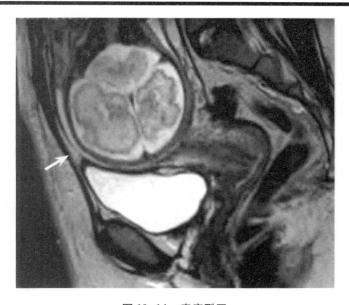

图 10-14 瘢痕裂开

有剖宫产史的患者矢状位 T_2WI 显示子宫下段肌层变薄，浆膜连续（箭头）提示瘢痕裂开

二、急性子宫肌瘤变性

子宫肌瘤是一种良性的平滑肌肿瘤，在妊娠期间发生率为 11%。它们可能完全无症状，在妊娠期间由于激素变化而增大。子宫肌瘤在妊娠期间由于快速生长、扭转或红色变性而有症状。子宫肌瘤在妊娠期间的其他并发症包括疼痛、出血、自然流产、胎盘早剥、胎儿畸形和宫颈机械性阻塞。

红色变性是一种由静脉血栓形成或瘤内动脉破裂引起的出血性梗死，通常发生在妊娠后期或产褥期。在 MRI 中表现为黏膜下、子宫肌层内或浆膜下的边界清晰的低信号肿块。由于变性程度不同，大于 3 cm 的肌瘤信号通常不均匀。体积增加超过 200 cm³ 以上的肌瘤并发症发生率明显增加。红色变性在 T_1WI 上表现为弥漫或周围高信号，在 T_2WI 上表现为可变的信号，这取决于瘤内出血的程度。这些影像表现与病变周围充满红细胞的大量扩张血管一致，肌瘤红色变性采取保守治疗，包括卧床休息、镇静和镇痛，症状在 7~10 天内消除。

三、宫内妊娠物残留

宫内妊娠物残留（RPOC）最常发生在妊娠中期分娩或终止后，临床表现为疼痛、发热和阴道出血。彩色多普勒超声是首选的超声检查方法，其影像表现为子宫内膜回声增厚（>10 mm），血流增加，提示妊娠物残留。但超声检查的假阳性率高达 17%~51%，血凝块是最常见的误诊原因。其他富血供病变如子宫动静脉畸形（AVM）、子宫内膜息肉、黏膜下肌瘤和侵袭性葡萄胎等，均与妊娠物残留难以鉴别。MRI 有助于诊断该病，在 T_2WI 和平扫 T_1WI 上表现为信号可变的肿块，其信号强度取决于出血和组织坏死的程度，可能表现为不同强化程度的内膜肿块伴子宫形态紊乱，因此与妊娠滋养层疾病难以区分（图 10-15）。然而，β-hCG 水平有助于临床区分这两种疾病。MRI 也有助于显示疑似妊娠物残留患者的阻碍宫腔探查的解剖变异。妊娠物残留的治疗方案包括子宫药物治疗、甲氨蝶呤、动脉栓塞、扩刮宫术及宫腔镜取出术。

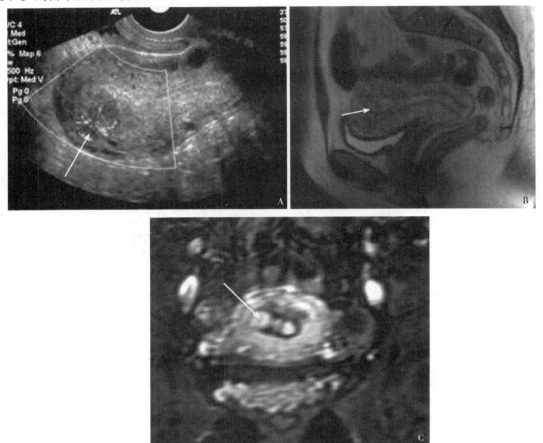

图 10-15　宫内妊娠物残留

彩色多普勒（A）子宫超声图像显示，子宫内膜见不均匀回声肿块，其内见丰富的血流信号（箭头）。矢状位 T_2WI（B）与冠状位钆对比增强的 MRI（C）显示不均匀强化的子宫内膜（箭头）与妊娠物残留一致

四、子宫内膜炎/伤口感染

子宫内膜炎是指子宫内膜或蜕膜的感染，伴或不伴有子宫肌层和子宫旁组织受累。它常为多菌性的混合感染（75%），由阴道菌群上行感染导致。阴道分娩后子宫内膜炎的发生率为 1%～3%，剖宫产后子宫内膜炎的发生率约为 20%。剖宫产、产程侵入性操作、胎膜早破、早产和胎盘残留是产后感染的危险因素。产后子宫内膜炎可分为早期（48 小时内）或晚期（产后 3 天至 6 周）。如果不对产妇进行治疗，子宫内膜炎可能发展为子宫肌炎、盆腔脓肿或化脓性血栓性静脉炎。子宫内膜炎根据临床表现诊断，其临床症状包括：发热、下腹痛、阴道分泌物恶臭、阴道出血、心动过速和白细胞增多。

MRI 显示子宫内膜腔内的积气和积液；子宫内膜厚而不均匀的异常强化（图 10-16）；子宫旁受累、盆腔脓肿及合并盆腔感染的卵巢血栓性静脉炎。伴有浅表伤口感染可导致脂肪受累和脓肿形成（图 10-17）。盆腔脓肿表现为形态不规则的异常强化的厚壁肿块，内部液体成分在 T_1WI 上呈低信号到中等信号，T_2WI 上呈高信号。子宫内膜炎的治疗包括使用广谱抗生素，伴发脓肿可行脓肿清除术。

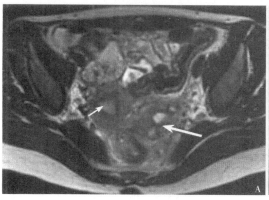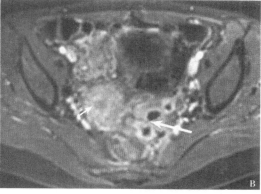

图 10-16　急性子宫内膜炎

轴位 T_2（A）和 T_1 增强（B）图像显示子宫内膜管腔内积液伴子宫内膜线样强化（细箭头）。注意子宫周围及附件区炎性改变（粗箭头）

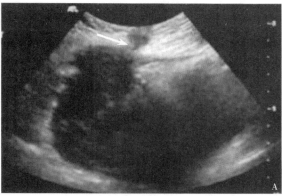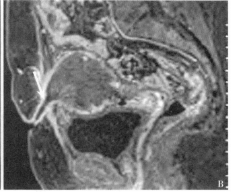

图 10-17　慢性子宫内膜炎引起的子宫腹壁瘘

横切面灰阶超声（A）和矢状位增强 MR（B）显示，由于慢性子宫内膜炎，皮肤和子宫内膜腔直接以瘘管相沟通（箭头）

五、产后出血

产后出血（PPH）是指阴道分娩者出血量超过 500 mL，剖宫产分娩者出血量超过 1 000 mL。该病可由子宫收缩乏力、妊娠物残留（图 10-18）或分娩创伤（血管和非血管性损伤）所致，常发生于产后 24 小时内，属于原发性产后出血。延迟出血发生在产后 24 小时至 6 周之间，为继发性产后出血，可能与子宫复旧不全、子宫内膜炎或绒毛膜癌有关。

超声检查是产后出血的首选影像学检查。疑似病例可选择 MRI 或 CT 检查，以评估子宫损伤或感染等隐匿性疾病，以及评估血管因素，如假性动脉瘤和动静脉畸形。患者临床表现为疼痛、血红蛋白下降，严重时出现血流动力学不稳定。由于 CT 血管成像能够快速和易于评估血管因素，常作为首选检查手段。在 MRI 上，正常的产后子宫常表现为子宫增大，然后在 6 ~ 11 周内逐渐恢复到无妊娠状态。子宫腔可能有少量的血液或液体，但 MRI 增强检查没有发现宫腔内有对比剂外渗现象。

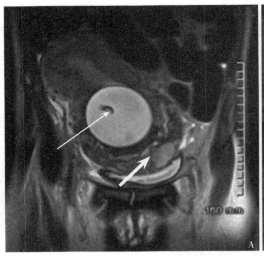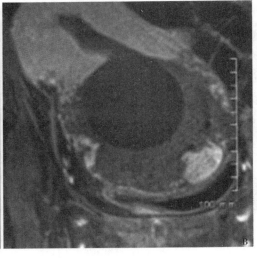

图 10-18　产后出血

冠状位 T_2WI（A）和增强后 T_1WI 显示妊娠物残留（箭头，B），用球囊填塞（细箭头）治疗产后出血时间延长

　　子宫动静脉畸形在 MRI（SE 序列）上表现为蜂窝状流空信号伴宫旁扩张的血管（图 10-19）和结合带的局灶性破坏。而 MR 血管成像显示子宫动脉瘤为局灶性对比剂填充。血流动力学稳定的患者可行子宫动脉栓塞术，成功率达 95%。当血流动力学不稳定，患者无法手术时，子宫动脉栓塞术常成为其第二选择。

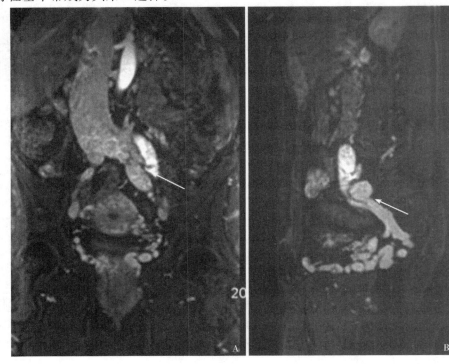

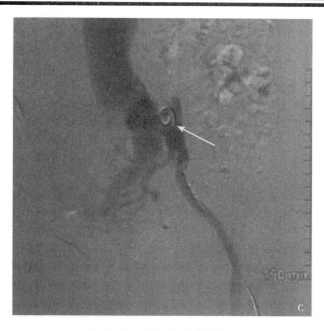

图 10-19　剖宫产后动静脉瘘

冠状位（A）和矢状位（B）MRI 显示左髂内动脉和静脉之间有直接的瘘管相通
（箭头），并经导管造影证实（C）。盆腔内有多条侧支血管及下腔静脉扩张，患
者接受血管内支架治疗

（王万军）

第四节　异位妊娠

囊胚植入在子宫内膜以外部位的妊娠称为异位妊娠。据报道，异位妊娠占妊娠病例的
1%～2%，占所有妊娠所致的死亡病例的 9%。异位妊娠的主要危险因素包括异位妊娠史、
盆腔炎、体外受精、宫内节育器、先天性子宫畸形、子宫内膜异位症和妇科手术。异位妊娠
的临床表现通常在月经周期后 6～8 周出现。异位妊娠的典型三联征包括腹痛或盆腔疼痛、
阴道出血和附件包块。异位妊娠破裂的患者常伴有休克症状，如低血压、心动过速、反跳痛
和血细胞比容降低。

超声检查通常是妊娠试验阳性患者确诊宫内妊娠的首选方式。在血清 β-hCG 试验阳性
的患者中，未见明显宫内妊娠提示可能为妊娠早期、妊娠失败或异位妊娠，最初的超声检查
可以是隐匿性的。由于患者体型、声窗差和操作者经验不足的影响，超声检查可能受到限
制。超声对不典型的异位妊娠（附件肿块方面）的诊断也是有限的，在这种情况下，MRI
显得非常有用。在患者血流动力学和临床稳定的情况下，MRI 能够获得更多的信息来指导
患者的治疗决策。

异位妊娠可发生在腹部和盆腔的不同部位。95% 的异位妊娠是输卵管异位妊娠，最常发
生在输卵管壶腹部（图 10-20）。其他受累部位依次为间质部/宫角（2%～4%）、卵巢
（3%）、宫颈（<1%）、腹腔（1.4%）或剖宫产瘢痕区（0.15%）。MRI 表现因病灶部位
不同而异。输卵管异位妊娠的 MRI 表现包括输卵管积血伴或不伴输卵管扩张、出血性或混

杂性肿块、腹水或腹腔积血和壁强化。异位妊娠最特异的表现是宫外孕囊，典型表现为一个厚壁的包绕的囊状结构，与声像图上所见的输卵管环征相对应。这种囊状结构的壁在 T_2WI 上常呈高信号，出血区域 T_2WI 上呈明显低信号，T_1WI 上呈等信号或高信号，还能观察到出血性肿块中代表胎儿胎盘组织的实性成分强化。盆腔内 T_1WI 上呈高信号的液体提示出血。10% 的病例可显示子宫腔内的液体，代表假孕囊。不明确的复杂性附件肿块伴盆腔内游离液体/出血，应怀疑异位妊娠破裂。不连续的输卵管壁异常强化并周围急性血肿提示输卵管破裂。复杂出血性肿块的其他 MRI 鉴别包括黄体囊肿、脓肿或肿瘤。输卵管间质部或宫角妊娠表现为结合带连续，孕囊与子宫内膜分离。卵巢异位妊娠表现为卵巢上或卵巢内的孕囊样结构，常伴有 T_2WI 上明显低信号的急性血肿。宫颈妊娠（图 10-21）在 T_2WI 上可能表现为混杂信号的分叶状肿块和边缘部分或完整的低信号环。

对于腹腔妊娠的病例（图 10-22），MRI 可以在子宫浆膜、网膜、盆腔壁、阔韧带、直肠子宫陷窝、盆腔大血管、腹部器官和膈肌等不同部位确定腹腔妊娠的位置。MRI 对胎盘的准确定位、动脉供血的检查和胎盘对周围器官黏附性的评估等方面具有重要意义。瘢痕妊娠（图 10-23）发生在有剖宫产史的女性，在再次妊娠的时候，孕囊着床在子宫原瘢痕处，导致孕囊被子宫肌层和纤维组织包围。在子宫下段的前壁内可见孕囊，可通过观察剖宫产瘢痕扩大和瘢痕部位的混合肿块或孕囊来作出诊断。母体膀胱壁和孕囊间可见非常薄的子宫肌层。瘢痕组织内植入孕囊，滋养细胞侵入可能导致子宫破裂出血，危及生命。异位双胎妊娠是指在两个不同的着床部位同时发生妊娠，通常是宫腔内妊娠和异位妊娠的结合。这种情况非常罕见，在有过辅助生殖治疗史的妇女中相对常见。

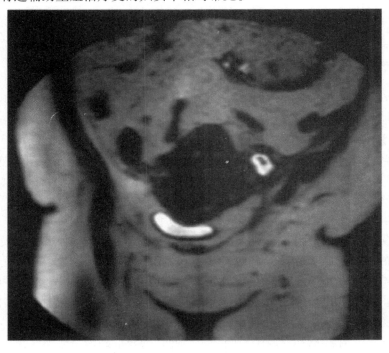

图 10-20　输卵管异位妊娠

冠状位 T_2WI 显示左侧输卵管异位妊娠。超声证实了有胎心搏动（未显示）

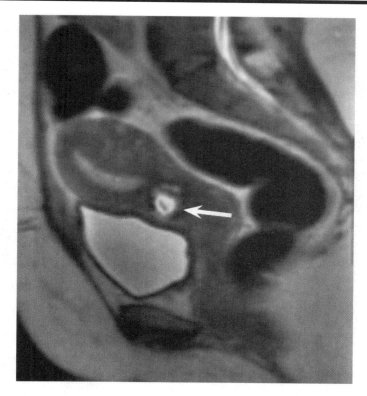

图 10-21　宫颈异位妊娠

矢状位 T_2WI 上显示子宫内膜腔空虚，子宫颈内有孕囊（箭头）

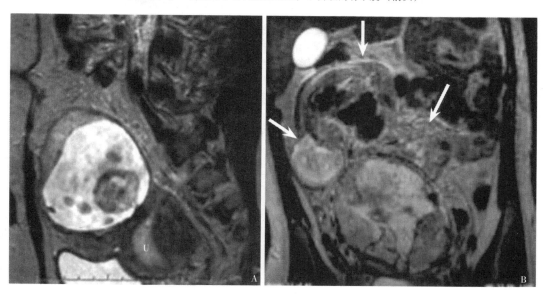

图 10-22　腹腔妊娠

A. 患者闭经初期的矢状位 T_2WI 显示胎儿和胎盘位于子宫腔外（U）。患者失访，并于 3 个月后再次出现腹痛；

B. MRI 检查显示腹腔内游离漂浮的胎儿（箭头）提示腹腔妊娠

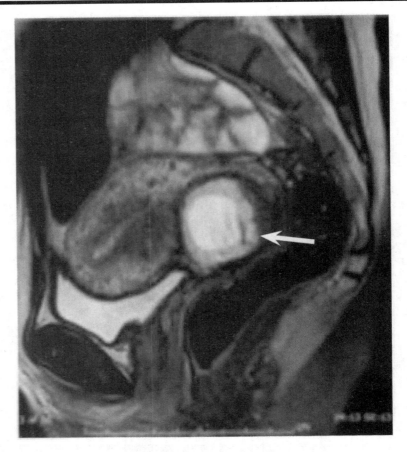

图 10-23　剖宫产异位妊娠

矢状位 T_2WI 上显示孕囊位于子宫前段，相邻肌层变薄。孕囊的中心位于剖宫产瘢痕处，提示剖宫产瘢痕妊娠

（王万军）

第五节　卵巢疾病

一、卵巢扭转

妊娠期卵巢扭转约占卵巢肿块的 7%。妊娠期卵巢扭转的发病率为 1/1 800。卵巢扭转最常发生在妊娠早期。成熟囊性畸胎瘤是卵巢扭转最常见的原因（图 10-24），其次是黄体囊肿。临床上，患者常伴有急性腹痛或盆腔疼痛。如果首次超声检查没有明确诊断，则可进行 MRI 检查。典型的 MRI 表现为卵巢增大、中线移位、水肿，周围小卵泡。卵巢间质在 T_2WI 上呈中等信号。晚期卵巢扭转由于发生坏死及卵巢周围脂肪浸润，在 T_2WI 上表现为信号增高。另一个特征性影像学表现为输卵管增厚、扭曲。T_1WI 上卵巢扭转信号强度与卵巢内是否存在出血有关。对宫内妊娠的识别有助于卵巢扭转与异位妊娠的鉴别。卵巢扭转的治疗包括急诊肿瘤切除及卵巢复位。

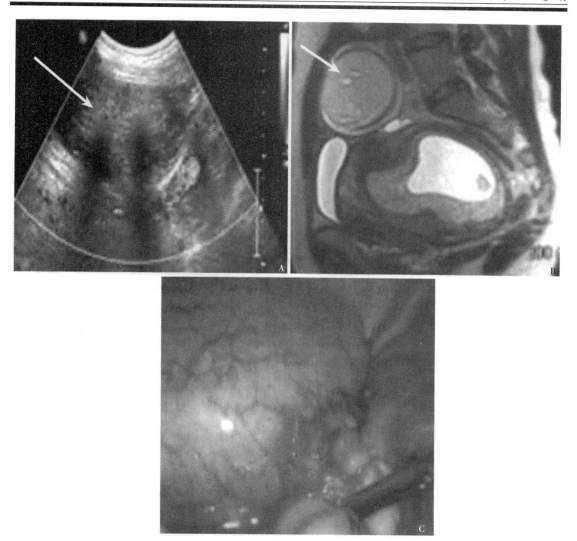

图 10-24　卵巢畸胎瘤扭转的孕妇突发右下腹痛

横断位彩超（A）和矢状位 MRI（B）显示右中腹可见含脂肿块（箭头）。彩超显示肿块内血流信号稀少。手术病理
（C）证实为卵巢畸胎瘤扭转

二、卵巢静脉血栓

卵巢静脉血栓多数发生在右侧。产褥期脓毒症患者可伴发血栓。临床上，当患者在产后出现发热、白细胞计数增加及急性的单侧腹痛而无感染源时，放射科医师应该评估卵巢静脉是否存在血栓。及时的诊断可及早进行抗凝治疗，避免血栓延伸到下腔静脉而引起肺栓塞。MRI 是最重要的检查手段，其灵敏度和特异度均为 100%。增强 CT 或 MRI 更容易发现卵巢静脉内的充盈缺损并评估下腔静脉是否受累。卵巢静脉壁增厚伴腔内血栓和静脉周围侧支循环建立有助于诊断血栓性静脉炎（图 10-25）。MRI 上亚急性血栓呈 T_1/T_2WI 高信号，有助于急性血栓与亚急性血栓的鉴别。治疗主要包括应用抗生素和抗凝血治疗。

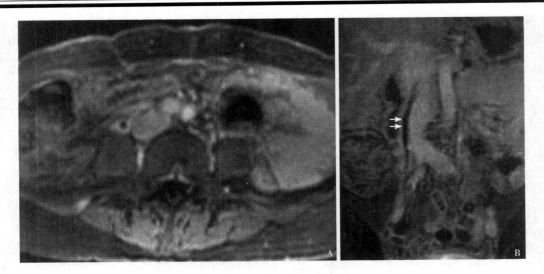

图 10-25　卵巢静脉血栓

轴位（A）和冠状位（B）T₁WI 脂肪抑制序列显示右侧卵巢静脉内充盈缺损（B，箭头），与卵巢静脉血栓表现相符

（朱光宇）

第五篇

超声临床诊断

第十一章

甲状腺疾病的超声诊断

第一节　甲状腺解剖、检查方法与正常声像图

一、解剖

甲状腺是成年人体内最大的内分泌腺，由左右两侧叶和连接两侧叶的峡部组成，呈 H 形横跨于气管上段。有 30% ~ 50% 的人在峡部上缘有一尖端向上的锥体叶。甲状腺前方为胸骨舌骨肌及胸骨甲状肌，外前方为胸锁乳突肌，两侧叶后方为颈长肌。两侧叶的后内侧与喉和气管、咽和食管，以及喉返神经等相邻，后外侧为颈总动脉和颈内静脉。甲状腺表面覆盖有两层被膜，外层称为甲状腺假被膜，覆盖甲状腺的前面和两侧；内层称为甲状腺真被膜，贴于腺体组织表面，并伸入腺体实质内，将腺体组织分隔为若干小叶。

甲状腺的血供非常丰富，主要由双侧的甲状腺上、下动脉及少数人存在的甲状腺最下动脉构成。甲状腺的静脉起自甲状腺腺体的表面和气管前面的静脉丛，分为上、中、下三对静脉。

甲状腺主要分泌甲状腺激素和降钙素，生理功能十分广泛，主要是促进人体的能量代谢和物质代谢，促进生长和发育。

二、超声检查方法

（一）仪器条件

一般使用具有高频线阵探头（5 ~ 10 MHz）的彩色多普勒血流显像（CDFI）仪对甲状腺和甲状旁腺进行扫查，必要时采用扇形探头结合吞咽动作对锁骨后或胸骨后甲状腺肿或异位甲状旁腺病变进行观察。

（二）体位

患者取仰卧位，在肩及颈后垫枕，头向后仰充分暴露颈前区域。如果甲状腺肿物较大，可嘱患者头偏向对侧或调整为侧卧位。

（三）检查方法

（1）测量甲状腺大小：沿侧叶纵切扫查，取最大切面测量上下径，横切扫查时取最大横切面测量横径和前后径；用同样的方法测量峡部各径。

（2）从上至下、从外向内做一系列横切和纵切扫查，观察甲状腺实质及结节的灰阶超声表现。

（3）CDFI 检查：观察腺体和结节的血流信号的分布和丰富程度，测量结节内动脉血流的峰值流速和阻力指数。必要时，测量甲状腺上、下动脉的内径、峰值流速和阻力指数。

三、正常声像图

（1）正常甲状腺左右侧叶上下径为 4～6 cm，左右径为 1.5～2 cm；峡部前后径为 0.2～0.4 cm。正常甲状腺大小存在较大个体差异，但侧叶前后径的个体差异相对较小，若侧叶前后径大于 2 cm，可诊断为甲状腺肿大。

（2）甲状腺被膜为一薄而规整的高回声带，实质为分布均匀的细而密集的中等回声，回声水平明显高于邻近的胸锁乳突肌回声。高档彩色多普勒血流成像（CDFI）显示腺体内弥漫性分布的较为丰富的点状、条状血流信号。

（3）甲状腺上、下动脉的平均内径约为 2 mm，为搏动性动脉血流频谱，收缩期峰值流速为 30～50 cm/s。甲状腺的三对静脉为连续性低振幅频谱。

（秦海燕）

第二节　甲状腺疾病的超声诊断

一、单纯性弥漫性甲状腺肿

单纯性弥漫性甲状腺肿是单纯性甲状腺肿的早期阶段，甲状腺两侧叶呈对称性弥漫性肿大，一般不伴有甲状腺的功能变化和全身症状。

（一）临床表现

甲状腺过度肿大者可压迫周围器官组织而产生相应的症状：①压迫气管造成呼吸困难；②压迫食管引起吞咽困难；③压迫颈静脉、上腔静脉造成头面部及上肢水肿；④压迫周围神经引起声音嘶哑或霍纳综合征。

（二）超声检查

1. 灰阶超声图像

甲状腺呈弥漫性、对称性肿大，表面平整。腺体肿大明显时可出现压迫气管、颈部血管等现象。病程早期腺体内部回声基本正常；病程后期除腺体实质回声普遍不均外，由于滤泡内充满胶质而高度扩张，腺体内显示弥漫分布的多发薄壁无回声区伴囊内点状强回声。

2. 彩色多普勒血流成像（CDFI）

CDFI 显示腺体内血流信号无明显增多，甲状腺上动脉内径正常或稍增宽，频谱形态无异常改变，流速在正常范围内或轻度增高。

（三）鉴别诊断

1. 结节性甲状腺肿

腺体增大呈不对称性，表面不光滑，并伴有多个大小不等的结节。而单纯性甲状腺肿腺体呈弥漫性对称性增大，表面光滑，内无囊性结节以外的其他类型结节形成。

2. 毒性弥漫性甲状腺肿

甲状腺呈对称性、均匀性肿大，被膜规则。腺体回声受病程和治疗的影响，未经治疗的初发者，腺体回声可分为两种类型：弥漫回声减低型与散在回声减低型。前者表现为双侧腺体弥漫性回声减低、不均，腺体弹性好，后者见于年龄较大者，表现为双侧腺体多发散在、局灶性回声减低，边界模糊，探头挤压后回声减低区回声增强和范围偏小。而对于病程较长或反复发作者，腺体回声水平可与正常腺体回声相当或者稍强，部分治疗后患者腺体内可见稍强回声带。

二、单纯性结节性甲状腺肿

单纯性结节性甲状腺肿是单纯性甲状腺肿发展至后期的表现。

（一）临床表现

本病一般无明显症状，但肿大的甲状腺可压迫周围组织如气管和食管而产生相应的症状。

（二）超声检查

1. 灰阶超声图像

甲状腺正常大小或两侧叶不对称性增大，表面不平整。内见单个或多个回声不等的结节，边界清晰或模糊，可伴有形态不同的钙化。结节以外的腺体回声可能表现为均匀、不均匀或散在的点状或条状高回声。

2. 彩色多普勒血流成像（CDFI）

CDFI 显示结节内血供状态不等，有的增生结节内部血流丰富，甚至呈彩球状；以退化为主（如囊性变、液化、坏死等）的结节内部无信号或有少许血流信号。结节以外的腺体血供无明显增多。甲状腺上动脉内径正常或稍增宽，流速在正常范围内或稍加快。

（三）鉴别诊断

1. 与单纯性弥漫性甲状腺肿鉴别

见单纯性弥漫性甲状腺肿。

2. 甲状腺腺瘤

多为单发，边界清晰，有完整包膜。内部回声均匀，可有晕环，甲状腺轮廓整齐、光滑。而结节性甲状腺肿结节常多发，大小不一，无包膜，周围甲状腺组织回声不均匀，甲状腺轮廓不平。

3. 甲状腺癌

结节有恶变的可能，如发现生长迅速，颈淋巴结肿大，超声显示结节边界不整呈锯齿样改变、并发微钙化等恶性特征应想到恶变的可能，必要时进行穿刺活检。

三、亚急性甲状腺炎

亚急性甲状腺炎又称为肉芽肿性或巨细胞性甲状腺炎，是一种自限性非化脓性炎性疾病，发病初期有上呼吸道感染的表现，一般认为病因是病毒感染或变态反应，多见于 20 ~ 50 岁的女性。

（一）临床表现

早期可有发热、甲状腺肿大、疼痛，伴有上呼吸道感染的表现。开始时病变仅局限于甲状腺一侧或一叶的某一部分，不久累及另一侧或甲状腺全部。可出现甲状腺功能亢进；晚期如果甲状腺有严重的破坏乃至出现纤维化，可出现甲状腺功能低下。病程一般持续 2~3 个月，可自行缓解消失。

（二）超声检查

1. 灰阶超声图像

患侧甲状腺肿大，被膜下病灶常使甲状腺与颈前肌之间的间隙模糊或消失。甲状腺腺体内见边界模糊的散在性或融合性片状低回声，称为"洗出征"（图 11-1），为本病的特征表现。病程初期低回声区常有压痛。病灶回声随病程而变化，炎症恢复期回声增强、不均，低回声区缩小甚至消失，恢复为正常腺体回声。

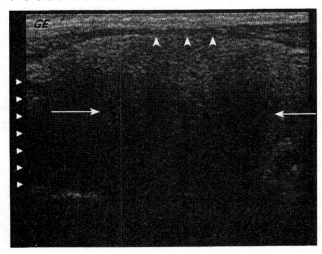

图 11-1　亚急性甲状腺炎

大箭头所示为融合性低回声带（"洗出征"），箭号所示为甲状腺与颈前肌之间的间隙模糊

2. 彩色多普勒血流成像（CDFI）

CDFI 显示病灶内原有血管自如穿行，周边无明显环绕血管。

（三）鉴别诊断

1. 急性化脓性甲状腺炎

本病有高热、白细胞增高、红细胞沉降率快、疼痛及压痛症状重。超声显示不均质低回声区，边界模糊、不清。形成脓肿时，可见不规则的无回声区。

2. 甲状腺癌

亚急性甲状腺炎如为单侧性，常形成 2~3 cm 大小的结节，此时应与甲状腺癌相鉴别。前者的结节有触痛，形态不规则，后方无声衰减，周边无血管绕行，可见原有的甲状腺血管在病灶内穿行。动态观察可发现病灶开始位于一侧叶，不久累及另一侧叶，3~6 个月后，病灶逐渐缩小甚至完全恢复正常。后者的结节形态不规则，边缘可呈"蟹足样"改变，内部可有微小钙化，后方可有声衰减，周围血管移位、绕行。鉴别困难时，可行细针抽吸细胞学检查或组织学活检。

3. 慢性自身免疫性甲状腺炎

本病一般表现为双侧腺体弥散性回声减低，局限性慢性自身免疫性甲状腺炎少见。甲状腺无触痛，不发热，血中甲状腺球蛋白抗体和微粒体抗体滴度远高于亚急性甲状腺炎。亚急性甲状腺炎晚期在声像图上与慢性自身免疫性甲状腺炎难以鉴别。

四、甲状腺癌

甲状腺癌通常分为乳头状癌、滤泡癌、髓样癌和未分化癌四种。乳头状癌占所有甲状腺癌的75% ~90%。

（一）临床表现

甲状腺癌占头颈部恶性肿瘤的1.5% ~2%，占所有恶性肿瘤的1% ~4%，多见于年轻人或老年人，年轻人中女性多于男性，老年人中无性别差异。颈部放疗史、Graves病患者、地方性甲状腺肿患者罹患甲状腺癌的危险性增高。由于甲状腺癌有多种不同的病理类型和生物学特征，其临床表现各异。一般来说，分化良好的甲状腺癌发展缓慢，尤其是乳头状癌，可多年缓慢生长而无任何症状。未分化癌和少数髓样癌发展迅速，很快浸润周围组织，出现晚期症状。

（二）超声检查

1. 灰阶超声图像

（1）边界：较大癌灶常表现为边界模糊，未分化癌可呈"蟹足样"改变，但髓样癌和微小癌（直径＜1 cm）表现为边界清晰。癌灶周边"晕环"常不完整或厚薄不均。

（2）内部回声：癌灶常表现为实性不均质低回声，较少出现囊性成分。微钙化（≤1 mm的点状强回声）预测恶性的特异性较高，但敏感性低（图11-2）。

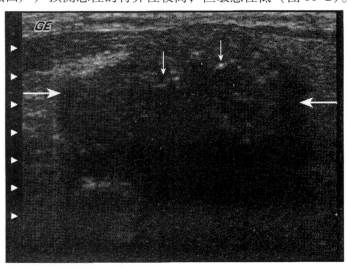

图11-2　甲状腺乳头状癌

大箭头指向癌肿，其边界模糊、形态不规整，周边见宽窄不一的不完整"晕环"，内部见许多微小钙化（小箭头所示）

（3）形态：较大癌灶常表现为形态不规则，前后径与横径比值≥1。

（4）颈部淋巴结肿大：转移性淋巴结的超声特征与甲状腺内原发病灶的超声特征类似。灰阶超声特征为淋巴结门消失或部分消失，出现囊性回声、钙化或局限性高回声。

2. 彩色多普勒血流成像（CDFI）

CDFI 显示部分血流丰富或局限性丰富、分布杂乱，可见穿支血管。但部分恶性结节可出现周边部分环绕血流或无血流信号。转移性淋巴结彩超表现为血流杂乱，达皮质边缘或沿被膜走行。

（三）鉴别诊断

1. 甲状腺腺瘤

多形态规则，边界整齐，有完整包膜，内部回声均匀，后方回声无衰减，无微小钙化。无浸润周围组织表现及颈部淋巴结肿大。

2. 亚急性甲状腺炎（单侧性）

本病有低热，局部有压痛，红细胞沉降率快等。肿大的甲状腺回声均匀，无浸润现象。抗炎对症治疗后，炎症区回声可恢复正常。

（王大龙）

第十二章

产科疾病的超声诊断

第一节　流产

妊娠不满28周自行终止者，称为自然流产。终止于12周以前称为早期流产，发生在12周后称为晚期流产。早期流产为一发展过程，可分为先兆流产、难免流产、不完全流产、完全流产、胚胎停育。

一、病因病理

根据妊娠的不同阶段和发展过程，临床症状不同。

1. 先兆流产

子宫颈口未开，妊娠物未排出，仍有可能继续妊娠。

2. 难免流产

阴道流血增多，腹痛加重，宫颈口已扩张，临床诊断并无困难，超声检查的目的是了解妊娠物是否排出完全。

3. 不完全流产

妊娠囊已排出，宫腔内仍残留部分组织物及血块，初期阴道出血较多，妇科检查宫颈口可见活动性出血或组织物堵塞。不完全流产组织物残留时间较长时，表现为不规则少量阴道流血，妇科检查没有阳性体征。如果组织物残留时间过长，可并发感染，临床上出现发热、白细胞增多等表现，为感染性流产。

4. 完全流产

阴道出血停止，宫颈口闭合，子宫缩小。

5. 胚胎停育

胚胎停育是指胚胎已经死亡但未自然排出，也属于难免流产。

二、先兆流产

（一）超声表现

宫腔内见妊娠囊，孕囊位置正常，可见胎心搏动，胚胎大小符合孕周。宫颈内口紧闭。胚囊与子宫壁之间可见少量液性暗区（绒毛膜下血肿）（图12-1）。

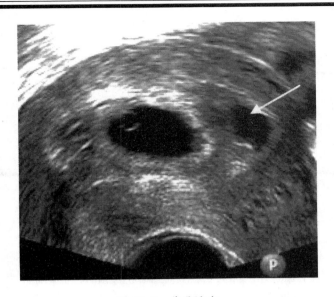

图 12-1　先兆流产

子宫纵切面图显示胚囊外的液性暗区（箭头），孕囊位置、卵黄囊形态正常

（二）鉴别诊断

1. 难免流产

孕囊变形，孕囊位置下移或无胎心搏动，宫颈口已开。

2. 双胎妊娠

先兆流产伴宫内局限性液性暗区时需与双胎妊娠鉴别，双胎妊娠可见两个孕囊声像，形态规则，呈圆形或类圆形，周边可见强回声环，囊内可见卵黄囊、胚芽。先兆流产时宫内的局限性液性暗区形状呈新月形，周边为子宫内膜回声，暗区内无卵黄囊、胚芽。

三、难免流产

（一）超声表现

可见剥离征象，宫颈口已开，妊娠囊下移达子宫下段或颈管内，胚胎可存活，也可无胎心搏动。

（二）鉴别诊断

宫颈妊娠：宫颈妊娠时，宫颈膨大，与宫体比例近 1：1，甚至大于宫体，宫腔内膜增厚并蜕膜化，宫颈内口闭合，胚芽可见胎心搏动。

四、不完全流产

（一）超声表现

子宫小于孕周，宫腔线粗细不均，宫腔内可见不规则斑状、团状高回声（图 12-2），彩超示宫腔内不均质高回声区内无血流信号，但相邻局部肌层内可见丰富的血流信号，为低阻力的类滋养层周围血流频谱。

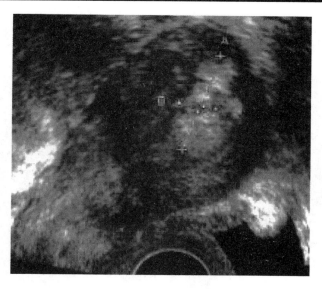

图 12-2 不完全流产

人流术后一周，仍有阴道流血来诊，子宫正常大小，宫腔内可见不均质高回声团，与子宫肌层分界清，CDFI 检测无明显血流信号

（二）鉴别诊断

1. 子宫黏膜下肌瘤

形状呈类圆形，边界清楚，CDFI 检查可见环绕周边走行的血流信号。

2. 子宫内膜息肉

形状呈类圆形，边界清楚，常为高回声，CDFI 可见血流信号自蒂部走向团块中心。

3. 子宫内膜炎

宫腔线连续，内膜增厚，回声增强，并见少量液性暗区。

4. 子宫内膜癌

内膜不均匀增厚，常呈局灶状，可伴宫腔内积液，侵犯肌层时与肌层分界不清，CDFI 检查子宫内膜内或内膜基底部可见条状或点状彩色血流信号，RI 小于 0.4。

五、完全流产

超声表现：子宫大小接近正常，宫腔内膜已呈线状，宫腔内可有少许积血声像。

六、胚胎停育

（一）声像图特征

经阴道超声显像见不到胚胎心跳和以下任一项可确诊。

（1）声像图显示胚胎的长度超过 5 mm（图 12-3）。

（2）已确知妊娠囊在 6.5 孕周以上（孕龄确定依据以前的超声检查及体外受精胚胎移植时间）。

怀疑有胚胎停育而不能确定诊断的超声所见有以下几点。

（1）平均妊娠囊直径 >8 mm，而见不到卵黄囊。

（2）平均妊娠囊直径 >16 mm 而见不到胚胎。

（3）β-hCG 在 1 000 mIU/mL 而见不到妊娠囊。怀疑有胚胎停育时，应进行超声随访，以明确诊断。

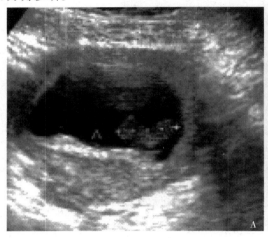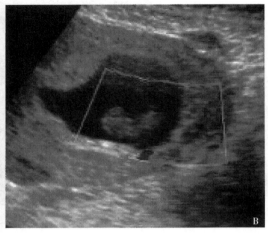

图 12-3　胚胎停育

A. 顶臀长 22 mm，未见胎心搏动；B. CDFI 未见胎心闪烁

（二）检查技巧

可经腹或经阴道扫查，经腹扫查时，被检查者适当充盈膀胱，检查者将探头置于下腹部，对子宫进行系列纵切面及横切面扫查，扫查后位子宫时，探头可适当向足侧偏斜，避免声束与宫腔平行造成回声失落。经阴道扫查时，被检查者排空膀胱，探头置入阴道紧贴宫颈及阴道穹隆，重点观察宫腔内有无孕囊，孕囊位置、形态，孕囊内有无胚芽及胎心搏动，宫颈是否闭合，最后扫查双侧附件区。

超声能向临床提供重要的辅助诊断信息，如妊娠囊的位置、形态、胚胎的大小及是否存活、宫颈口闭合等情况，以便临床医生对患者流产类型作出快速正确的诊断及处理，例如，先兆流产可行积极保胎治疗，难免流产及不全流产应及时清除宫腔内容物，而完全流产则可以避免不必要的清宫。

（张晓宇）

第二节　异位妊娠

异位妊娠是指受精卵种植在子宫体腔以外部位的妊娠。在所有妊娠中，0.5% ~1% 是异位妊娠，以输卵管妊娠最为多见，约占 95%，其中以输卵管的峡部和壶腹部最多。

输卵管有瘢痕的妇女或是通过辅助生殖技术怀孕的妇女，异位妊娠的危险度增加。由于盆腔炎症发病率升高以及辅助生殖技术的增多，异位妊娠发病率增加。

患者可出现停经、阴道淋沥出血、腹痛，内出血也不少见。未破裂的输卵管妊娠无明显腹痛；流产型有腹痛但不剧烈；破裂型腹痛较剧烈，伴贫血；陈旧性输卵管妊娠不规则阴道流血时间较长，曾有剧烈腹痛，后呈持续性隐痛。体征：腹部压痛或反跳痛，宫颈举痛，宫体增大，宫旁可触及包块。

一、输卵管妊娠

（一）声像图特征

（1）宫腔内无胎囊，内膜增厚，可出现假妊娠囊（异位妊娠妇女宫腔内的血液或分泌物称为假妊娠囊。它与真妊娠囊的区别在于其内部没有卵黄囊及胚胎，囊的周围也没有双环征回声）。

（2）附件区包块：当宫外孕未破裂时，可表现为类妊娠囊的环状高回声结构，内为小液性暗区（图12-4）。有时可见妊娠囊，囊内可见有胎心搏动的胚胎或卵黄囊（图12-5）（停经6周以上）。在类妊娠囊的周围可记录类滋养层周围血流频谱。宫外孕破裂时，附件区包块根据病程长短可表现为实性或囊、实性混合回声。经腹扫查不如经阴道扫查清晰，彩超有助于判断胚胎是否存活，存活胚胎可见小囊内有闪烁的血流。

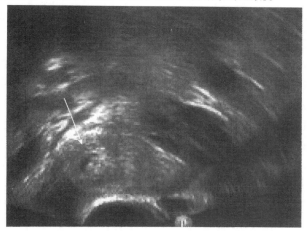

图12-4　异位妊娠的输卵管光环

卵巢内侧见一包块，包块内见环状高回声结构（箭头）

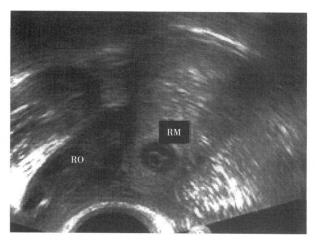

图12-5　异位妊娠胚胎存活

RM：右侧附件区包块，其内见妊娠囊，囊内见卵黄囊、胚芽及胎心搏动；RO：右侧卵巢信号

（3）有时患者腹腔内见大量的游离液体。

（4）彩色或频谱多普勒扫查时，附件包块周围的血流常常是高速低阻的血流。不过，多普勒对于异位妊娠的诊断意义不大，因为，无论有无多普勒血流特征，在"拟诊病例"中超声显示附件包块和子宫内没有妊娠囊的图像，诊断异位妊娠的概率已经高达 90%。

（二）鉴别诊断

1. 宫内早早孕

早早孕时子宫稍增大，内膜明显增厚，宫内未见明显妊娠囊声像，与输卵管妊娠的子宫声像表现一致，但附件区无明显包块回声，动态观察，宫内可出现孕囊声像。

2. 黄体破裂

黄体破裂一般无停经史，腹痛突起。超声表现子宫未见明显增大，子宫内膜无明显增厚，宫内未见明确妊娠囊，患侧卵巢增大，部分附件区可见低回声包块，对称卵巢正常，盆腹腔可见积液。有时声像图上很难鉴别，可通过仔细询问病史及血 β-hCG 检查协助诊断。

（三）检查技巧

建议采用经阴道检查法，提高早期异位妊娠的检出率。先获取宫颈正中矢状切面，排除宫颈妊娠，再获取宫体矢状切面及横切面了解宫腔情况，然后探头向两侧摆动，在宫旁显示双侧卵巢声像，并在双侧附件区仔细寻找类妊娠囊结构或肿块。有时卵巢内黄体与卵巢外肿块鉴别困难，可用手推压腹部或移动探头，卵巢外肿块与卵巢间有相对运动。对于辅助生殖技术的患者，扫查发现宫内妊娠时，仍应仔细扫查双侧卵巢旁，排除宫内宫外同时妊娠的情况。

当一个育龄期妇女出现盆腔疼痛和阴道出血，妊娠试验又是阳性，行超声检查时，超声的解释应考虑临床表现。在临床拟诊病例有复杂附件包块时最有可能是异位妊娠，但是对于妊娠试验阴性的病例同样的超声所见却不能诊断异位妊娠。多普勒对异位妊娠诊断意义不大。

二、输卵管间质部妊娠

输卵管间质部妊娠是妊娠物种植在输卵管的壁内部分，即输卵管通过子宫角的部分。这是一种少见的异位妊娠，在辅助生殖技术妊娠的妇女中其发病率比自然怀孕的妇女要高。

（一）临床特征

输卵管间质部肌层较厚，妊娠可维持至 14~16 周才发生破裂。临床表现多为妊娠 14~16 周时突然腹痛，伴有脸色苍白、手脚冰冷、大汗淋漓等休克症状。妇科检查：子宫不对称性增大，一侧宫角明显突起。

（二）声像图特征

子宫增大，内膜增厚，宫腔内无孕囊结构，一侧宫角向外膨大突出，其内见妊娠囊。妊娠囊的侧方或上方肌层极少或根本就没有肌层。子宫内膜线在角部呈闭合状，与包块无连续关系（图 12-6）。彩色多普勒在妊娠囊的周围可看到丰富血流信号。

（三）鉴别诊断

间质部妊娠和偏心位置的子宫内妊娠可能有诊断上的困难，但是对它们的鉴别诊断特别重要。最能鉴别它们的超声图像是妊娠囊周围肌层的显像。若是偏心部位的妊娠囊，周围始终都包绕着正常厚度的肌层（5 mm 或更厚），即为子宫内妊娠；若是包绕妊娠囊的肌层极少或根本没有，则诊断为输卵管间质部妊娠。

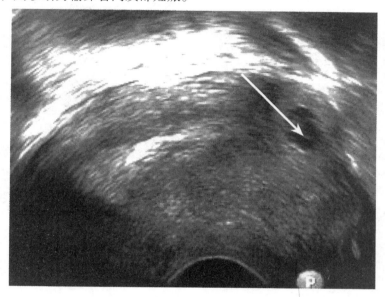

图 12-6　输卵管间质部妊娠

左侧宫角外侧可见一包块回声（箭头），包块内可见孕囊结构，包块外侧未见明显子宫肌层回声，包块与子宫内膜未见明显连续关系

（四）检查技巧

经阴道超声行子宫纵切面及横切面扫查，在横切面图上比较左右宫角的对称性，如果一侧宫角向外膨大突出，内见孕囊结构，孕囊周围肌层极少则应考虑输卵管间质部妊娠。

输卵管间质部妊娠破裂会造成大出血，甚至危及生命。由于临床上较难诊断间质部妊娠，故超声辅助诊断变得十分重要。超声可以较早地作出诊断，指导临床及时处理。

三、宫颈妊娠

宫颈妊娠即妊娠物种植在宫颈，这种妊娠在自然怀孕中非常罕见。种植在宫颈内的妊娠囊可以生长到早期妊娠的中期，由于包绕妊娠囊的宫颈部分随妊娠囊的增长而过度伸展，患者出现疼痛及阴道流血，若不迅速处理，严重出血足以威胁孕妇的生命。

（一）临床特征

有停经史、早孕反应、阴道流血，起初为血性分泌物或少量出血，继而出现大量阴道流血。出血多为孕 5 周开始，在孕 7 周至 10 周出血常为多量出血。

（二）声像图特征

宫颈径线增大，妊娠囊位于宫颈内，囊内常有卵黄囊及胚胎（图 12-7）。CDFI 显示宫颈肌层血管扩张，血流异常丰富，可见滋养层周围血流，宫颈内口关闭。早早孕时期，宫颈可不明显增大。

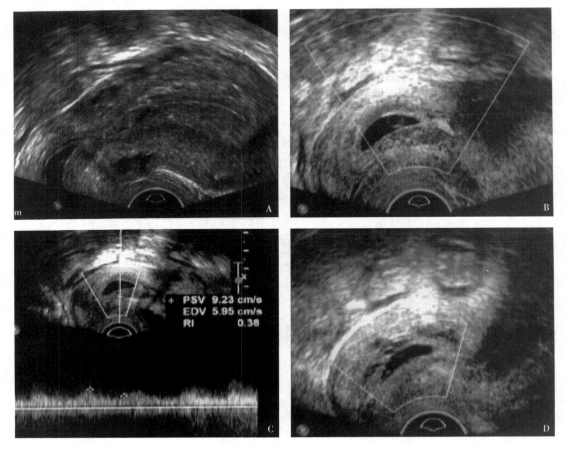

图 12-7　宫颈妊娠

A. 经阴道超声扫查，宫腔内未见孕囊，子宫内膜增厚，宫颈内口闭；B. 经阴道超声扫查，宫颈管膨大，其内见妊娠囊，囊内见卵黄囊及胚芽，CDFI 宫颈肌层内血流信号异常丰富；C. PW 显示滋养层周围血流频谱；D. 宫颈妊娠介入治疗后第二天，妊娠囊形态欠规则，囊内回声不清晰，滋养层周围血流消失

（三）鉴别诊断

宫颈妊娠容易与进行中的自然流产相混淆。通常根据宫颈内的妊娠囊的显像作出诊断。宫颈内有一个完整的、卵圆形的或周围有厚厚的轮状回声囊，高度提示宫颈妊娠。若是囊内见到胚胎的胎心搏动，则宫颈妊娠的诊断更加可靠。相反，若是囊塌扁，周围没有或几乎没有轮状回声，囊内也没有胚胎或是仅有死亡的胚胎，多半应诊断为进行中的自然流产。在不能确定诊断的时候，隔一天再重复扫查有可能作出清楚的诊断，显像没有改变者为宫颈妊娠，若是妊娠囊不显像或是显像有明显的改变，则表明是进行中的自然流产。

（四）检查技巧

在行超声检查时，对宫颈纵横切面扫查一般都能作出诊断。在不能明确诊断的时候，隔一天再重复扫查有可能作出清楚的诊断。

临床早期诊断宫颈妊娠比较困难，超声是诊断宫颈妊娠的重要辅助手段。

四、剖宫产术后子宫瘢痕处妊娠

剖宫产术后子宫瘢痕处妊娠是一种宫内异位妊娠，胚胎着床于剖宫产子宫的瘢痕处，由于此处无正常的子宫肌层和内膜，绒毛直接侵蚀局部血管，局部血流异常丰富，如不警惕，宫腔操作时极易大出血，危及孕妇生命。

（一）临床特征

患者有剖宫产病史，有停经、早孕反应及阴道流血等。临床症状与宫颈妊娠及难免流产相似，容易误诊。

（二）声像图特征

孕早期表现为宫腔及宫颈管内无孕囊，宫颈管为正常形态，内外口闭，子宫峡部可向前突出，可见妊娠囊声像或杂乱回声结构，该处子宫肌层变薄，CDFI 检查局部肌层血流信号异常丰富，可记录到高速低阻的血流频谱（图 12-8）。

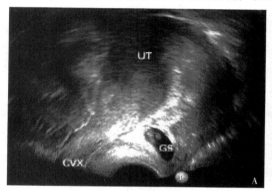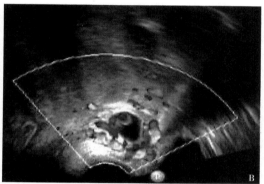

图 12-8 剖宫产术后子宫瘢痕处妊娠

剖宫产术后一年，停经 47 天，尿 hCG（＋），经阴道超声检查，子宫稍增大，剖宫产切口处可见孕囊声像，其内可见胚芽及胎心搏动，该处子宫肌层变薄，宫颈管为正常形态。CDFI 检测局部肌层血流信号异常丰富（UT：子宫；GS：妊娠囊；CVX：宫颈）

（三）鉴别诊断

1. 难免流产

宫腔内孕囊变形，妊娠囊下移达子宫下段或宫颈管内，宫颈内口可处于张开状态，孕囊周围肌层厚度正常，CDFI 检查无异常血流信号。

2. 宫颈妊娠

宫颈膨大，宫颈管内见孕囊结构，宫颈内口闭合，子宫峡部不突出。

（四）检查技巧

对于有剖宫产病史、临床拟早孕患者行超声检查时，如果发现孕囊位置位于峡部，应警惕瘢痕处妊娠。重点观察前壁肌层的厚度及局部肌层血流信号的情况。如果肌层菲薄，肌层血流信号异常丰富，应考虑此病。

剖宫产术后瘢痕处妊娠时胚胎着床于瘢痕处，此处无正常肌层及内膜，绒毛直接侵蚀局部血管，局部血流异常丰富，如不警惕，行人工流产时极易大出血、穿孔，甚至危及患者生命。准确地超声诊断对临床处理起到决定性的作用。

五、残角子宫妊娠

(一) 临床特征

残角子宫为先天发育畸形，由一侧副中肾管发育不全所致。残角子宫往往不与另一侧发育较好的子宫腔相通，但有纤维束与之相连。残角子宫妊娠是指受精卵种植于子宫残角内生长发育。残角子宫妊娠受精方式可能有两种情况：一是精子经过对侧输卵管外游至患侧输卵管内与卵子结合而进入残角；二是受精卵经对侧输卵管外游至患侧输卵管而进入残角着床。残角壁发育不良，不能承受胎儿生长发育，常于妊娠中期发生残角子宫破裂，引起严重内出血，症状与输卵管间质部妊娠相似。

(二) 声像图特征

子宫稍增大，宫腔内见增厚的蜕膜回声，子宫一侧见一包块，内有妊娠囊，可见胚胎或胎儿，囊外有肌层回声，包块与子宫紧贴或有蒂相连（图 12-9）。

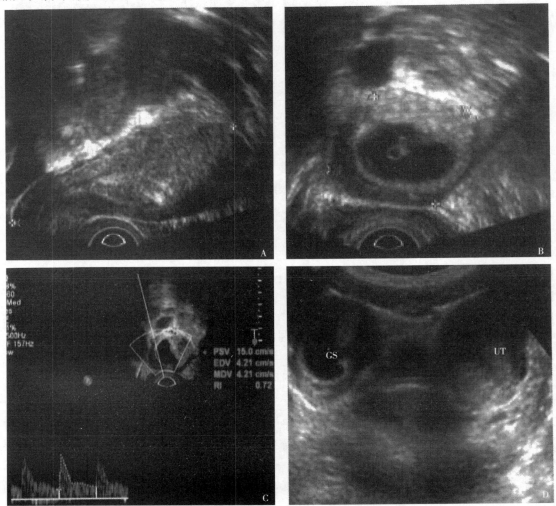

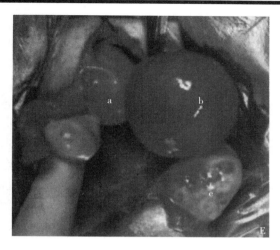

图 12-9　残角子宫妊娠

A. 经阴道超声扫查宫腔内未见妊娠囊；B. 子宫右侧包块，其内见妊娠囊，囊内见胚芽及胎心，妊娠囊外有低回声肌层包裹；C. CDFI 妊娠囊外低回声内探及子宫动脉频谱；D. 经腹部超声扫查，包块距离子宫较远；E. 术中见残角子宫妊娠（b），右侧卵巢增大，内见黄体（c），残角子宫与子宫（a）间见索带相连

（三）检查技巧

对于临床拟早孕行超声检查时，如果宫内未见妊娠囊，应重点扫查左右盆腔，范围尽可能大，如果在子宫一侧见到球形包块，包块内见孕囊回声，孕囊周围见低回声的肌层回声即可诊断。

残角子宫妊娠少见，如果不及时诊断，继而发生残角破裂会导致大出血，甚至危及患者生命。超声检查可早期发现残角子宫妊娠，确诊后应及早手术，切除残角子宫。

六、腹腔妊娠

（一）临床特征

腹腔妊娠是一种罕见的妊娠囊种植在腹腔的妊娠。这类妊娠的发生有两种途径：一种是妊娠囊直接种植在腹腔；另一种是异位妊娠先发生在输卵管，以后由于输卵管妊娠破裂或者妊娠囊从输卵管伞端排出，妊娠囊再种植于腹腔。

（二）声像图特征

在早期妊娠的前、中期，超声不可能区分腹腔妊娠和其他异位妊娠。在早期妊娠的晚期或更晚一些的时候，只要显示子宫外有存活的胎儿就高度提示腹腔妊娠。因为输卵管妊娠不可能达到如此巨大的妊娠囊。由于腹腔妊娠可以接近子宫底部，必须仔细确定子宫的轮廓，才能确定妊娠囊是在子宫的外面。有时为了明确这一点需要行阴道超声扫查。

（张建俊）

第三节　多胎妊娠

一次妊娠宫腔内同时有两个或两个以上胎儿时称为多胎妊娠，双胎妊娠多见。由于辅助生殖技术广泛开展，多胎妊娠的发生率明显增加。

一、概述

多胎妊娠的成因有两个：一是由于超过一个卵子排出并受精而成，这类多胞胎儿的基因各异，并且都具有独立的羊膜（多羊膜型）、绒毛膜及胎盘（多绒毛膜型）；二是由单一受精卵形成的胚胎质分裂为两个或以上基因相同的胎儿。这类多胞胎儿则可能共享同一个胎盘（单绒毛膜）、同一羊膜囊（单羊膜），甚至胎儿器官，视分裂在何时出现。

以单卵双胞胎而言，有 1/3 的胚胎质在受精三天内分裂，每个胎儿各有独立的胎盘及羊膜囊（双绒毛膜双羊膜）。若胚胎在受精第四天或以后才分裂，胎儿各自有其羊膜囊但共享一个胎盘（单绒毛膜双羊膜型），单绒毛膜型胎盘可能带有互通双胎的血管。若在第九天或以后分裂，则会造成单绒毛膜单羊膜胎盘；而在第十二日以后分裂，则可能会造成连体双胞胎。

二、声像图特征

妊娠 6 周前超声还不能清楚地检出胚胎及其心跳，可以通过计数妊娠囊（图 12-10A）和卵黄囊的数目来判断胎儿的数目。大多数情况是每一个妊娠囊内都有和胚胎个数一样多的卵黄囊。妊娠 6 周以后则以计数有心跳的胚胎（或胎儿）数来确定胎儿的个数（图 12-10B）。随着孕周增加，各个胎儿分辨清楚，检查各胎儿时分别从胎头沿脊柱追踪观察头、颈、胸、心脏、腹部、肢体，分别测量，注意胎儿间有无胎膜相隔，胎儿间有无联系，排除联体双胎。

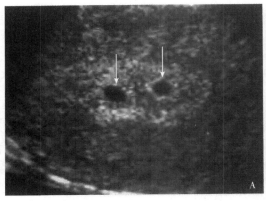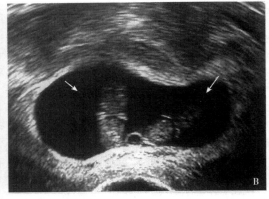

图 12-10 双胎妊娠

A. 妊娠 5 周，子宫横切面声像图显示两个妊娠囊，囊内未见卵黄囊及胚胎，囊之间有厚隔膜；B. 妊娠 8 周子宫横切面声像图显示两个胎儿，每一胎儿都有羊膜包绕（箭头），仅有一个妊娠囊

通过声像图追踪发现，妊娠 6 周以前检出的胎儿个数可能少于或多于实际妊娠的胎儿个数（图 12-11）。早期声像图计数的胎儿个数可能多于以后妊娠的胎儿个数，这是由于会有 1 个或更多个胚胎不发育，甚至连同其妊娠囊也被吸收。早期的声像图计数少于以后的妊娠胎儿个数，这是因为早期的妊娠囊大小有差异，在超声图上有的能看到有的还不能看到。

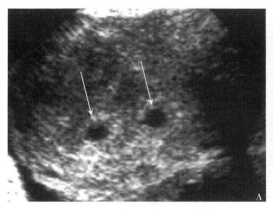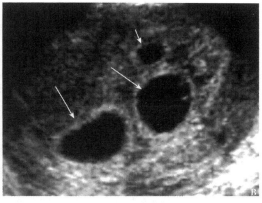

图 12-11　三胎妊娠

A. 孕 5 周时声像图显示子宫内为两个妊娠囊，囊内未见卵黄囊及胚胎（箭头）；B. 10 天后仍能见到原来的妊娠囊（长箭头），并能见到第三个较小的妊娠囊（短箭头），三个妊娠囊内均见到有胎心搏动的胚胎，后来的声像图显示三个胚胎正常发育，并分娩三个正常的新生儿

三、产前判断绒毛膜性的重要性

（1）妊娠临床结局的主要决定因素是绒毛膜性，而非同卵/异卵性。

（2）在单绒毛膜双胎中，流产、临产死亡、早产、胎儿生长迟缓及胎儿畸形的发生率远高于双绒毛膜双胎。

（3）若单绒毛膜双胎的其中一个胎儿死亡，另一个胎儿有很大机会突然死亡或出现严重的神经受损。

四、超声多胎妊娠绒毛膜性的判断

要验证是单卵或双卵双胞，唯一方法是 DNA 纹印鉴证，而这要借助羊膜腔穿刺、绒毛取样或脐带穿刺等侵入性检查。而判断绒毛膜性，则可透过超声检查胎儿性别、胎盘数目及双胎间的隔膜而得知。异性别双胞胎必然是双卵双胎，因此也必是双绒毛膜双胞胎；然而，约 2/3 的双胞胎的性别相同，这种情况下，单卵或双卵双生均有可能。同样地，若双胞胎各有独立分开的胎盘，则胎盘必为双绒毛膜性。然而，在大部分双胎中的两个胎盘融合，故不能单靠此分辨胎盘的绒毛膜性。

在双绒毛膜双胎中，双胎间的隔膜包含一层绒毛组织，夹在两层羊膜之间；而在单绒毛膜双胎中，隔膜间并没有这层绒毛层。判断绒毛膜性的最佳方法和时间，是在孕 6～9 周进行超声检查。若在双胎之间观察有一层厚膜分隔，该厚膜便为绒毛层，可确定是双绒毛膜，否则便是单绒毛膜。这层厚隔会渐渐变薄，形成双胞膜的绒毛成分，但在膜底部则仍然保持厚度，成三角形状或"人"字状，这种超声特征又叫"双胎峰"（图 12-12）。

在 10～13 周以后超声检查双胞胎间隔膜底部是否出现"人"字状，也能可靠地分辨绒毛膜性。但随孕周增长，平滑绒毛膜会消退，"人"字状便渐渐变得难以辨认，至 20 周时，只有 85% 的双绒毛膜妊娠会出现"人"字状。因此，在 20 周及以后没有发现"人"字状并不构成单绒毛膜的证据，也不能排除双绒毛膜或双卵双生的可能性。相反，由于没有单绒毛膜妊娠会在 10～13^{+6} 周扫描后出现"人"字状，因此，在任何时候发现该特征均可作为双绒毛膜的证据。

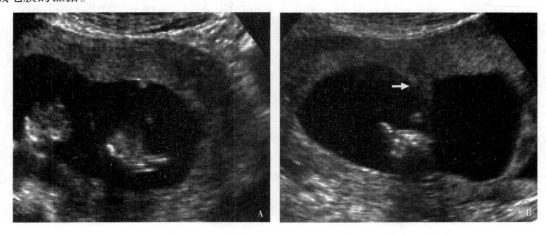

图 12-12　孕 13 周单绒毛膜（A）和双绒毛膜（B）双胎声像图

在双绒毛膜妊娠中，隔膜底部出现"人"字状声像，即"双胎峰"

五、多胎妊娠的并发症

（一）双胎体重生长不协调

1. 临床特征

双胎之间（可发生在双卵双胎或单卵双胎中）生长不协调的定义为双胎体重相差 20%以上。据报道，可发生于 23%的双胎妊娠。

2. 声像图特征

（1）双胎体重相差 20%或以上可提示双胎体重生长不协调：双胎体重相差百分比的计算方法：（A-B）×100%/A，A 为体重较重的胎儿，B 为体重较轻的胎儿。

（2）比较双胎的腹围可相对较准确地预测双胎体重生长不协调：24 周后双胎腹围相差 20 mm 或以上，对预测双胎体重生长不协调的阳性预测值为 85%（图 12-13）。

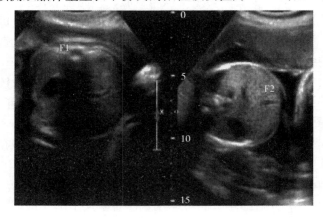

图 12-13　双胎体重生长不协调

（3）超声发现体重较小的胎儿羊水过少也是危险因素：体重和羊水均不协调的双胎预

后较单纯体重生长不协调的预后差。前者的死亡率、颅内出血、产后心肺复苏均较后者高。

3. 鉴别诊断

双胎输血综合征：常发生在单绒毛膜双羊膜双胎妊娠中，而双胎体重生长不协调可发生在各种类型的双胎妊娠中。前者除了双胎体重相差 20% 或以上外，还存在其他异常，Ⅰ期一胎儿羊水过多，一胎儿羊水过少；Ⅱ期羊水过少的供血儿膀胱不充盈；Ⅲ期供血儿脐动脉频谱异常；Ⅳ期羊水过多的受血儿出现水肿；Ⅴ期出现一胎儿或二胎儿死亡。

双胎生长不协调易发生早产、死产，较小胎儿发生低体温、低血糖等。超声能较准确判断双胎儿的大小，提示双胎儿生长不协调，对临床监测、处理等有非常重要的指导意义。

（二）双胎之一死亡

1. 临床特征

双胎之一死亡可以是双绒毛膜双胎或单绒毛膜双胎中的一胎儿死亡。

2. 声像图特征

（1）如果早孕期超声确诊为双胎妊娠，在以后的检查中仅发现一存活的胎儿，可诊断一胎儿死亡。

（2）早孕期双胎之一死亡者，宫腔内可以见两个孕囊回声，但只能显示一个孕囊内有发育正常的胚胎，而另一孕囊内胚胎组织少，无心管搏动，卵黄囊过大或消失。

（3）早孕晚期或中孕早期双胎之一死亡者，死亡胎儿可有人形，但内部结构难辨，有时可有少量羊水，有时仅能见一空囊，内见杂乱回声。

（4）中孕中晚期或晚期双胎之一死亡者，可以显示一死亡胎儿的图像，表现为颅骨严重变形、重叠、形态小，头皮或全身水肿，内部器官结构模糊，羊水少，无心脏搏动等。如能显示股骨或肱骨，可根据其测量值来估计胎儿死亡时间（图 12-14）。

早期妊娠双胎之一死亡，对孕妇及存活胎儿影响极少。但是，中、晚期妊娠双胎之一死亡，可明显增加存活胎儿的病死率和发病率，尤其是单绒毛膜双胎发病率更高，往往表现为神经系统和肾等功能受损。超声可判断绒毛膜性，双绒毛膜双胎存活胎儿绝大部分活胎儿出生后无明显并发症。同时，超声可监测存活胎儿的情况。

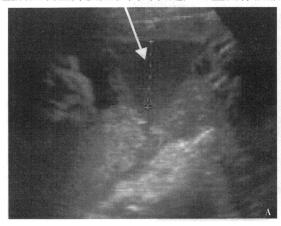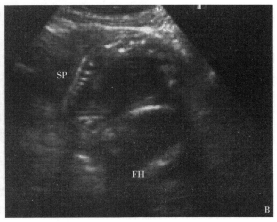

图 12-14

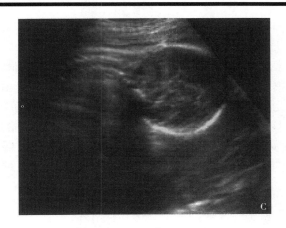

图 12-14 双胎之一死亡

A. 双胎儿羊水回声明显不同，死胎儿羊水内密集低
回声光点（箭头）；B. 死胎儿蜷曲结构不清晰；
C. 另一正常胎儿（SP：脊柱；FH：胎头）

（三）联体双胎

1. 临床特征

联体双胎是指单卵孪生体部分未分离，在身体某部位互相连接的先天畸形。联体双胎的分型有头部联胎、胸部联胎、腹部联胎、脐部联胎、臀部联胎、双上半身联胎、面部寄生胎等。

2. 声像图特征

联体双胎类型不同，表现也不同。

（1）仅有一胎盘，羊膜隔膜不能显示，仅有一个羊膜腔。

（2）两胎胎体的某一部位相连，不能分开，相连处皮肤相互延续（图 12-15、图 12-16）。

（3）胎儿在宫内的相对位置无改变，总是处于同一相对位置，胎动时也不发生改变。

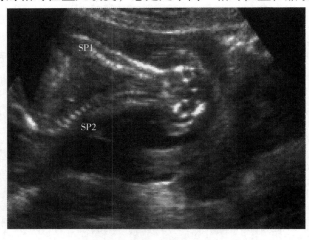

图 12-15 18 周联体双胎

双胎身体上半身颈、胸、腹部均融合，可见两个脊柱回声
（SP1、SP2），未见颅骨光环

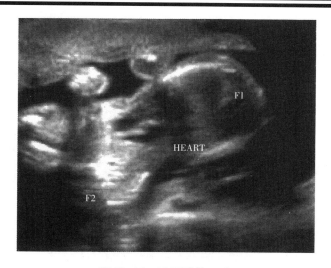

图 12-16 23 周联体双胎

横切面可见双胎儿（F1、F2）共用一个心脏（HEART）

（4）仅有一条脐带，但脐带内的脐血管数增多，超过三条。

（5）早孕期超声检查时，如果胎儿脊柱显示分叉时应高度怀疑联体双胎的可能，应在稍大孕周进行复查。

（6）寄生胎为不对称性联体双胎，表现为两胎大小不一，排列不一，一胎儿器官正常发育，而另一较小的寄生胎未能发育成形，声像图上有时类似肿物样图像。

3. 检查技巧

超声诊断联体双胎时应特别谨慎，国外专家推荐至少复查一次超声检查。扫查时注意以下问题。

（1）未分开的皮肤轮廓在同一解剖断面必须是恒定的表现，胎动时两胎之间的皮肤无错位现象，这样才能避免假阳性诊断。

（2）双羊膜囊双胎之间的隔膜超声可能显示不清，两胎儿紧挨在一体时易造成联胎的假象。如果能显示隔膜，可排除联胎的可能。

（3）双胎大小不一致时不能排除联体双胎，尤其是腹部、背部寄生胎，较小的寄生胎可能漏诊或误诊。

（4）非常严重的联体双胎可能掩盖联体双胎的声像特征而形成一个巨体单胎的假象，应引起注意。

超声能准确地诊断联体双胎，判断联胎部位及其程度，为临床处理提供帮助。超声确诊为联体儿时，如需终止妊娠，妊娠 26 周前可行引产术，妊娠 26 周后一般宜剖宫取胎。

（四）无心畸胎

1. 临床特征

无心畸胎序列征又称为双胎动脉反向灌注综合征，是单卵双胎的独特并发症。无心畸形双胎有四种不同的类型。

（1）无头无心型：最常见（图 12-17），其特征是颅骨缺失，上肢可缺失。

（2）部分头无心型：可有部分发育的头部和大脑，躯干四肢可能存在。

（3）无形无心型：胎儿为无定型团块或呈"水滴"样。

（4）无心无躯干型：头部存在，脐带直接与头部相连或头部直接附着在胎盘上。无心畸胎对双胎均是一种致死性的严重畸形。

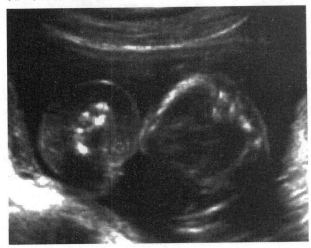

图 12-17 无心畸胎

图左侧为无心畸胎，表现为团块结构，其内可见脊柱回声；图
右侧为另一正常胎儿胸部横切面

2. 声像图特征

（1）双胎中一胎儿形态、结构发育正常，另一胎儿出现严重畸形，以上部身体严重畸形为主，可有下部身体，如双下肢等结构。

（2）无心畸胎体内常无心脏及心脏搏动。

（3）上部身体严重畸形，可表现为无头、无双上肢、胸腔发育极差。

（4）部分无心畸胎仅表现为一实质性团块组织回声，内部无内脏器官结构。

（5）无心畸胎常有广泛的皮下水肿声像，在上部身体常有明显水囊瘤。

（6）频谱及彩色多普勒血流成像可显示无心畸胎脐动脉及脐静脉内血流方向与正常胎儿相反，无心畸胎脐动脉血流从胎盘流向胎儿髂内动脉达胎儿全身，脐静脉血流从胎儿脐部流向胎盘，正好与正常胎儿脐动脉和脐静脉血流方向相反。

无心畸胎是单卵双胎特有的并发症，可以是单绒毛膜囊双羊膜囊双胎或单绒毛膜囊单羊膜囊双胎。超声可定期监测胎儿生长情况和心血管状态，及时了解泵血胎儿是否存在水肿、心力衰竭、无心胎儿脐带有无血流信号等。超声监测对临床采取保守治疗、姑息治疗、介入治疗等有指导意义。

（五）双胎输血综合征

1. 临床特征

双胎输血综合征（TTTS）是指两胎儿循环之间通过胎盘血管的吻合进行血液输注，从而引起一系列病理生理变化及临床症状，是单绒毛膜囊双胎的一种严重并发症。

2. 声像图特征

（1）两胎儿性别相同，只有一个胎盘，隔膜与胎盘连接处无双胎峰，两胎间隔膜薄。

据报道，隔膜厚度<1 mm，两胎儿性别相同时，可提示单绒毛膜性。

（2）胎儿各生长参数明显不同，两胎体重相差20%以上，腹围相差20 mm，均提示TTTS可能。

（3）出现典型的一胎羊水过多、一胎羊水过少序列征，受血儿羊水过多，最大垂直深度>80 mm，供血儿羊水过少，最大垂直深度<20 mm，严重羊水过少胎儿"贴附"在宫壁上，胎动明显受限，两胎之间的分隔常因与"贴附儿"皮肤紧贴而难以显示（图12-18）。值得注意的是，不是所有此序列征的都是TTTS，以下情况也有此种表现：①当一胎出现胎膜早破羊水外漏时，该胎儿表现为"贴附儿"；②当一胎儿有严重畸形如双肾严重畸形、羊水过少时可表现为"贴附儿"；如一胎儿近端胃肠道梗阻出现严重羊水过多时，另一正常胎儿可因为受压表现出此特征。

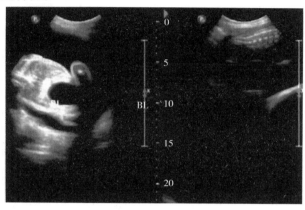

图 12-18 双胎输血综合征

左图示一胎儿羊水过多，膀胱增大；右图示另一胎儿羊水过少，贴附于子宫前壁，活动明显受限，为"贴附儿"

（4）受血儿膀胱增大，供血儿膀胱过小或不显示。

（5）受血儿脐带直径大于供血儿脐带直径。

（6）脐带附着胎盘位置异常，常表现为"贴附儿"附着在胎盘边缘，也可表现为两脐带胎盘附着处极近，此时有可能发现两胎之间的血管交通。

（7）受血儿水肿或充血性心力衰竭，表现为胸腔积液、腹水、心包积液，三尖瓣E峰>A峰，并可出现三尖瓣反流等。

3. 鉴别诊断

本病需与双胎体重生长不协调鉴别，鉴别要点见上。

双胎输血综合征的围生期病死率很高。超声对怀疑TTTS综合征的病例，可动态观察，重点观察羊水情况，双胎之间羊水的巨大差异与两个胎儿的不良预后有关。同时，超声的分期评估对TTTS手术方案的选择十分重要。

（于　璟）

参考文献

［1］ 郭万学．超声医学［M］．北京：人民军医出版社，2015.

［2］ 高波．急症影像诊断流程［M］．北京：人民卫生出版社，2017.

［3］ 中国医师协会超声医师分会．中国妇科超声检查指南［M］．北京：人民卫生出版社，2017.

［4］ 韩萍，于春水．医学影像诊断学［M］．4版．北京：人民卫生出版社，2017.

［5］ 刘延玲，熊鉴然．临床超声心动图学［M］．3版．北京：科学出版社，2014.

［6］ 王新房，谢明星．超声心动图学［M］．5版．北京：人民卫生出版社，2016.

［7］ 中国医师协会超声医师分会．中国浅表器官超声检查指南［M］．北京：人民卫生出版社，2017.

［8］ 白人驹，张雪林．医学影像学诊断［M］．3版．北京：人民卫生出版社，2014.

［9］ 姜玉新，冉海涛．医学超声影像学［M］．2版．北京：人民卫生出版社，2016.

［10］ 田家玮，姜玉新．临床超声诊断学［M］．2版．北京：人民卫生出版社，2016.

［11］ 龚渭冰，李颖嘉，李学应．超声诊断学［M］．3版．北京：科学出版社，2016.

［12］ 黄道中，邓又斌．超声诊断指南［M］．北京：北京大学医学出版社，2016

［13］ 薛玉，吕小利．超声诊断学［M］．北京：科学出版社，2014.

［14］ 余建明，石明国，付海鸿．放射医学技术高级教程［M］．北京：中华医学电子音像出版社，2016.

［15］ 张小红，王如瑛．腹部常见疾病超声诊断［M］．太原：山西科学技术出版社，2014.

［16］ 姜玉新．中国胎儿产前超声检查规范［M］．北京：人民卫生出版社，2016.

［17］ 姜玉新，张运．超声医学［M］．北京：人民卫生出版社，2016.

［18］ 王浩．阜外医院心血管超声模板［M］．北京：中国医药科技出版社，2016.

［19］ 曹厚德，詹松华．现代医学影像技术学［M］．上海：上海科学技术出版社，2016.

［20］ 冯晓源．现代影像学［M］．上海：复旦大学出版社，2016.